“十二五”职业教育国家规划教材修订版

高等职业教育新形态一体化教材

中医护理

（第2版）

主编　赵斐　高莉萍

高等教育出版社·北京

内容简介

　　本书为"十二五"职业教育国家规划教材修订版。内容共分9章,包括绪论,阴阳五行学说,藏象,病因病机,诊法与辨证,治则与治法,经络、腧穴与针推疗法,中药基本知识与用药护理,饮食疗法与护理,养生保健。主要论述了中医学的基本理论和基本技能,中医学关于人体的生理、病理、病因、诊法、疾病防治、辨证护理、护理养生等知识和技能。

　　本书注重纸质教材与数字资源的融合,通过扫描纸质教材中的二维码可以直接观看重要知识点和技能点的视频。

　　本书可作为高职高专护理专业和助产专业学生的教学用书,也可作为临床护理人员的业务参考书。

图书在版编目(ＣＩＰ)数据

　　中医护理/赵斐,高莉萍主编.--2版.--北京:高等教育出版社,2019.2

　　ISBN 978-7-04-050849-9

　　Ⅰ.①中… Ⅱ.①赵… ②高… Ⅲ.①中医学-护理学-高等职业教育-教材 Ⅳ.①R248

　　中国版本图书馆CIP数据核字(2018)第243159号

| 策划编辑 | 陈鹏凯 | 责任编辑 | 陈鹏凯 | 封面设计 | 王　鹏 | 版式设计 | 张　杰 |
| 插图绘制 | 于　博 | 责任校对 | 马鑫蕊 | 责任印制 | 田　甜 | | |

出版发行	高等教育出版社	网　　址	http://www.hep.edu.cn
社　　址	北京市西城区德外大街4号		http://www.hep.com.cn
邮政编码	100120	网上订购	http://www.hepmall.com.cn
印　　刷	三河市吉祥印务有限公司		http://www.hepmall.com
开　　本	787mm×1092mm 1/16		http://www.hepmall.cn
印　　张	19.5	版　　次	2015年1月第1版
字　　数	370千字		2019年2月第2版
购书热线	010-58581118	印　　次	2019年2月第1次印刷
咨询电话	400-810-0598	定　　价	41.00元

中医护理（第2版）编写人员

主　编　赵　斐　高莉萍

副主编　赵正梅　彭怀晴

编　者　（以姓氏拼音为序）

高莉萍　泰州职业技术学院

韩莉莉　淄博市张店区中医院

路中卫　淄博市张店区沣水中心卫生院

彭怀晴　雅安职业技术学院

史桂荣　商丘医学高等专科学校

杨敏敏　齐鲁医药学院

于建军　淄博市中心医院

于　梅　山东医学高等专科学校（济南校区）

赵　斐　淄博职业学院

张　琪　乐山职业技术学院

赵正梅　安徽医学高等专科学校

第 2 版前言

中医护理学是中医药学的重要组成部分,是在中医药理论指导下,以研究探讨中医护理理论和护理技术为主的一门学科。

本教材是"十二五"职业教育国家规划教材修订版。本次改版和升级,在内容上体现了高职教育特点,对基本理论和基本知识的要求是"实用为先、够用为度",注意把握教材内容的深度与广度。教学方法上推荐采取"任务驱动、项目导向"及"教学做"一体化的模式组织教学,力求满足学科、教学和社会三方面的需求。在编写体例上,通过临床典型病例、知识拓展注重培养学生独立思考问题的能力和创新意识。

本教材具有三大特色:一是以互联网+教育资源共享平台构建数字化教材,充分利用护理专业教学资源库,将教学资源与教材内容紧密融合;二是集成了移动学习、富媒体数字出版和云服务三大领域的前沿技术,学习者通过扫描教材二维码即可获取丰富的学习资源;三是将最新教研教改成果融于教材编写,及时更新和完善了教学资源。

为了保证质量,使教材更能满足临床护理和护士执业资格考试的要求,编者进行了反复的斟酌与修改,但由于时间与水平有限,书中难免存在不足之处,恳请广大师生和读者谅解并予以批评指正。

赵斐

2018 年 9 月

第1版前言

国家职业教育护理专业教学资源库配套教材《中医护理》，是在全国高职高专医药类专业教学资源建设专家委员会领导下统一组织编写的。《中医护理》是在中医药理论指导下，以研究探讨中医护理理论和护理技术为主的一门学科。

为保证教材的编写质量，高等教育出版社于 2011 年 8 月在浙江嘉兴召开高职高专护理专业资源库配套教材启动大会，确定了整套教材的编写思路。2011 年 10 月在福建泉州成立教材编写委员会，提出了具体的编写要求。本教材的编写是根据《国家中长期教育改革和发展规划纲要（2010—2020 年）》的精神，为满足经济社会对高端技能型人才的需要，遵从医学院校高等职业教育课程开发与教学改革的主流趋势，本着"精理论、强实践、精基础、强临床，培养实用技能型人才"的指导思想，在充分体现"三基"（基本理论知识、基本思维方法、基本技能实践），"五性"（思想性、科学性、先进性、启发性、适用性），确定专业面向和就业岗位，构建基于护理职业岗位的课程设置和教材体系，立足高职"教学做"一体化的教学特色，设计资源库和教材内容，将教材内容与资源库素材相匹配，打造立体化，能适应自主学习的新型教材。在内容上体现了高职教育特点，对基本理论和基本知识的要求是"实用为先、够用为度"，注意把握教材内容的深度与广度。教学方法上推荐采取"任务驱动、项目导向"及教学做一体的模式组织教学，力求满足学科、教学和社会三方面的需求。

本教材引用大量临床典型疾病案例及临床情景化任务等方式，拉近理论与实践的距离，注重培养学生独立思考问题的能力和创新意识。正文内容循序渐进，重点突出，文中穿插知识拓展，旨在提供相关背景知识及拓展内容，以提高护理专业学生的综合素质，并将中医养生、食疗、常用中成药物编入教材，使本教材内容更加丰富、实用。

在本书编写过程中，得到了各编者所在院校的大力支持，得到了同行专家的指导和帮助，对此我们深表谢忱。同时，在编写过程中，我们还参考了众多报刊、书籍、相关教材和有关网站的资料,特致以衷心感谢。

本教材的内容难免有疏漏或不当之处,恳请广大师生、读者及同行专家批评指正。

耿杰

2014 年 6 月

二维码资源目录

II

目　录

VI

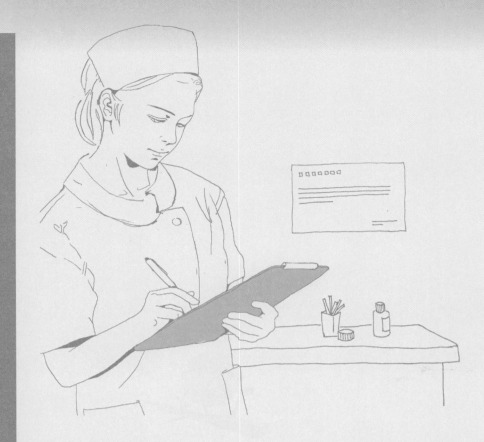

绪论

学习内容

1. 在各发展时期中医护理学的主要代表人物、著作及卓越贡献。

2. 中医"四大经典"的主要内容。

3. 中医护理学的基本特点。

4. 中医护理学的内涵。

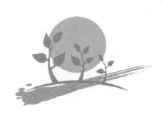

中医护理学是祖国医学的重要组成部分,是以中医理论为指导,以独特的中医护理技术,结合预防养生、保健康复等医疗活动对患者进行生理-心理-社会、全面的、多元化的护理,以保障人民健康的一门应用学科。

中医护理学的理论与方法构筑在中医理论体系的基础上,是中医临床在护理过程中的具体应用。在中国古代医籍中,护理的职责一般由医者或患者的家属所承担,称为"将护""将息""侍疾"等,往往呈现"医中有护、医护合一"的特征。在历代医家浩瀚的著作中有大量关于中医护理方法的记载,具有浓厚的中国传统文化特色,是中华民族在长期的生活、生产及医疗实践中逐渐积累的经验总结。

一、中医护理学的发展概况

在距今约 50 万年前,我们的祖先为了生存,在和自然界做斗争的过程中,逐步积累了原始的医疗卫生知识。《淮南子·修务训》记载:"神农……尝百草之滋味,水泉之甘苦,令民知所避就,一日而遇七十毒。"生动地反映了我们的祖先在觅食的过程中发现药物的艰辛。由于火的应用,有了"炮生为熟"的实践,熟食易于消化吸收,减少了肠胃疾病的发生,延长了人的寿命。在用火的同时,发现身体某一部位烤火后感到舒服,疼痛减轻,逐渐形成"烫法""灸法"。石尖、丫枝刺激身体某一部位可以止痛,于是在砭石的基础上,逐渐发展了石针、骨针、竹针等针刺治疗技术。对跌扑损伤的部位进行抚摸揉按,起到消肿散瘀止痛作用,形成了最原始的按摩术。当人们在生活实践中有目的地实施这些方法时,也就开始了最早的中医护理。

(一)春秋战国时期

随着社会的进步,生活、生产实践不断发展,人们对预防疾病、保护健康的认识和具体方法有了很大的发展。商代已经使用金属的刀、针和酒剂治疗疾病,甲骨文中已有疾、医、疥、龋、浴、沫等医用文字;以记载官制为主的典籍《周礼》,已有了食医、疾医、疡医和兽医等医学分科,医师(卫生行政官员)之下设士、府、史、徒等专职人员,"徒"兼有护理职能。《周礼》提出疾医要"以五味、五谷、五药养其病";疡医要"以五毒攻之,以五气养之,以五药疗之,以五味节之"。这反映了当时已将饮食与调养身体和医治疾病结合起来,这为后世食护和食医成为专门的学科开了先河。

春秋战国时期,我国政治、经济、文化都有显著的发展,出现了"百家争鸣"的学术气氛,是中医学理论体系形成的奠基时期,也是中医护理学的初步形成阶段。

这一时期的《黄帝内经》是我国现存最早的一部医学经典著作,包括《素问》和《灵枢》两部分,共 18 卷,162 篇。该书以伪托黄帝与其臣子岐伯的问答方式,从整体观念出发,运用阴阳五行理论系统论述了人体的结构与生理、疾病的发生与防治,确立了中医学独特的理论体系,成为中国医药学发展的理论基础和源泉。《黄帝内经》记载了很多中医护理的内容,为中医护理学的发展奠定了坚实的基础。例如,在生活起居方面,提出"顺四时而适寒暑",指出应取法于天时、地理、气候、环境等变化来调剂自己的饮食、生活及作息规律;在饮食护理方面,提出"肾病毋多食咸",为后世中医临证饮食护理提供了依据;在情志护理方面,指出"怒伤肝、喜伤心、忧伤肺、思伤脾、恐伤肾"等,认为情志过极可伤及内脏,诱发或加重疾病;对娇恣纵欲的患者,应"告之以其败,语之以其善,导之以其所便,开之以其所苦",这种开导教育的方法,对现代护理学的心理护理有深远的影响。

(二)汉唐时期

《难经》大约成书于西汉时期,该书用假设问答、解释疑难的方式,阐述了人体的结构、生理、病理、诊断、治疗及经络针灸等内容,尤其对脉学有较为详细的论述,提出了脉诊"独取寸口"法;对经络、针灸及脏腑学说中的"命门""三焦"的论述,则在《内经》的基础上有所发扬。

《神农本草经》是我国现存最早的一部药学专著,奠定了中药理论体系发展的基础。书中记述的黄连治痢、常山治疟、麻黄治喘等,是世界药物史上最早的记载。全书共分三卷,共收载药物365种,其中植物药252种,动物药67种,矿物药46种;根据药物性能、功效的不同,分为上、中、下三品;概述了药物的七情和四气五味,君、臣、佐、使的中药学理论对药物的配伍、方剂的组成具有指导意义,对临床护理观察药效和毒性反应有重要的指导价值。

《伤寒杂病论》是我国现存最早的一部临床医学巨著,由东汉末年著名医家张仲景所著,分为《伤寒论》和《金匮要略》两部,提出了系统的理、法、方、药的辨证论治原则,奠定了中医辨证论治的理论体系,开创了中医辨证施护的先河。此外,《伤寒论》记载了人工呼吸,体外心脏按摩,抢救自缢、溺死患者的具体操作过程,从而成为世界上最早开展急诊复苏护理的典范。用药护理方面,不仅有丸、散、膏、丹等用药方法的记载,还有治疗狐惑病的熏洗法、烟熏法,治疗咽痛的含咽法,对津枯肠燥、大便秘结者,用蜜煎导而通之,或用猪胆汁灌肠以排出宿粪等护理方法。强调饮食护理,指出"所食之味,有与病相宜,有与身为害,若得宜则益体、害则成疾"。

知识拓展

中医"四大经典"著作是指《黄帝内经》《难经》《神农本草经》和《伤寒杂病论》。

东汉末年杰出医家华佗,精通内、外、妇、儿、针灸各科,首创麻沸散,施行剖腹、整骨等外科手术,被后人尊称为"外科鼻祖";在古代气功导引的基础上,模仿虎、鹿、猿、熊、鸟5种动物的活动姿态,创编了一套保健体操,称为"五禽戏",使头、身、腰、四肢等各处关节都得到活动,将体育与医疗护理结合起来,开创了康复养生护理的先河。

晋代王叔和编纂的《脉经》是我国第一部脉学专著,把脉象归纳为24种,分析了各种杂病及妇女、小儿的脉证,同时改进了寸、关、尺的诊脉方法,为中医护理观察病情提供了可靠的依据。皇甫谧著述了我国第一部针灸学的专著《针灸甲乙经》,该书集魏晋以前针灸、经络之大成,在后世针灸学发展史上起到了承前启后的作用。东晋葛洪在"烧丹炼汞"的医疗实践中,促进了制药化学的发展,他撰写的《肘后救急卒方》记载了烧灼止血法、针刺法、艾灸法及热熨法等护理操作方法,在传染病的防治和临床各科疾病的中医急救方面做出了不可磨灭的贡献;他在《神仙传》中倡导:"去肥浓,节酸齿,减思虑,损喜怒,除驰逐,慎房室",对于中国传统的养生观与长寿思想有着深远的影响。

隋代巢元方所著《诸病源候论》是我国现存最早论述病因病理理论与临床证候学的专著,也是世界上第一部探讨病因病机的专著。在病情的观察护理方面有较多的补充,如"凡皮肤热甚……病温也"。

唐代"药王"孙思邈所著《千金方》包括《备急千金要方》和《备急千金翼方》两部分。该书详细地论述了临床各科的护理、食疗及养生等内容。倡导妊娠妇女"居处简静""弹琴瑟,调心神,和性情,节嗜欲";在饮食护理方面,主张"先饥而食,先渴而饮""饮食即卧,乃生百病";在预防养生保健方面,提出"湿衣及汗衣皆不可久着""浴沐后不得触风冷";对老年人的护理与养生方面倡导"养老之要,耳无妄言,身无妄动,心无妄念,此皆有益老人也"。这些在今天的长寿养生术中仍有指导意义。医德方面,著有"大医习业"和"大医精诚",告诫医护人员不能以医术作为获取钱财的手段,对患者要不分贫富贵贱,一视同仁。

(三) 宋金元时期

这一时期由于活版印刷术的出现,大批医学书籍得以刊印和流传,为医学普及、流派兴起创造了条件,是中国医学发展史上的一个高峰时期,也是中医护理学发展的充实时期。

宋代《卫济宝书》提出对所制作的刀、钩等外科手术器械要用"桑白皮、紫藤香煮一周时,以紫藤香末藏之",这是世界上对外科手术器械进行煮沸消毒,并用香料药粉作灭菌贮藏备用的最早文字记载。王惟一著《铜人腧穴针灸图经》并铸造两座针灸铜人,是世界上最早的立体针灸模型,开创了经穴模型直观教学之先河。钱乙著《小儿药证直决》,为我国第一部儿科专著,其治疗热病患儿辅以"浴体法",与现代护理学的温水擦浴相似;主张保持环境安静,"不欲惊动,弗令旁边多人",并"静以候之"。

南宋医家陈自明著的《妇人大全良方》,从妇人妊娠至产后护理一一进行了论述,极大地丰富了中医妇产科护理学的内容。在孕妇护理方面强调了饮食调护，指出妊娠前五月，胎儿吸收母体营养不多，孕妇膳食与常人无大差异；后五月，胎儿发育较快，所需营养增加，故孕妇的膳食宜调味、食甘美，增加食量，但勿大饱，以免胎儿发育过快、体重过增，造成难产。

金元时期，医学百家争鸣，百花齐放，出现了多个医学流派，其中最著名的有四派，被称为"金元四大家"。著名医家刘完素倡导火热论，在治疗中力主寒凉清热，后人称其为"寒凉派"。张从正认为"病由邪生，攻邪已病"，弘扬"汗、吐、下"三法，而成"攻邪派"之代表，提倡进食米粥素净之品，助正气以尽邪的护理方法。朱震亨倡导"滋阴降火"，后人称之为"滋阴派"，提出了"饮食谈""养老论"等许多宝贵的保健护理方法。李东垣强调"百病皆由脾胃衰而生也"，后人称其为"补土派"，并提出了一系列护理脾胃的主张，如方怒不可食，不可太饱太饥，宜谷食而肉食少，食后少动作等。各流派所主张的医学观点各有创见，从不同角度丰富和发展了中医护理学理论。

（四）明清时期

明清时期中医学理论得到了汇通和深化发展，涌现了大批集成性著作。明代朱橚所著《普济方》是我国古代规模最大的方剂大全，载方 61 739 首。世界著名医药学家李时珍所著《本草纲目》，全书共 190 余万字，52 卷，载有药物 1 892 种，收集医方 11 096 个，绘制精美插图 1 160 幅，分为 16 部、60 类，对我国和世界医药学和植物学做出了杰出的贡献。

随着对医药认识程度的深入，中医学对疾病护理重要性的认识也逐步加深，有的医著出现了专门论述护理的章节。明代王肯堂的《证治准绳·疡医》有专门一节论"将护"；陈实功的《外科正宗》有"调理须知"一节；清代袁昌龄的《养生三要》有"病家须知"的内容，介绍了生活起居护理、饮食护理以及老年患者护理的方法；钱襄的《侍疾要语》则是现存古代中医文献中，最早且较全面论述中医护理的专著。这些论述都充分体现了中医辨证施护的特色。

明清时期，温病肆虐，人们在温病的病情观察、治疗和护理方面积累了丰富经验，温病学理论的形成是这一时期中医理论的创新与突破。如明代吴有性在《温疫论》中记述，患者烦渴、大渴皆因内热、大热所致，除使用清热解毒药物外，还需在护理上辅以降温解渴之法，如饮用西瓜汁、梨汁；用冷水擦浴；用焚烧檀香、沉香之类的药物驱除室内异味，使空气清香。叶桂的《温热论》系统阐明了温病发生、发展的规律，指出了温病卫、气、营、血四个阶段辨证论治和施护的纲领，归纳了温病察舌、验齿、辨斑疹等病情观察的方法，用井水、冷水、雪水等擦浴，促进了降温措施的发展。著名医家叶桂、薛雪、吴瑭、王士雄被后人称为温病四大家。

温病是感受温邪所引起的一类外感急性热病的总称，又称为温热病。其发生具有明显的季节性，大多起病急骤、传变较快，且多数具有程度不等的传染性、流行性，属广义伤寒范畴，以发热、热象偏盛（舌象、脉象、便溺等热的征象）、易化燥伤阴为临床主要表现。温病包括范围很广，一般外感疾病中除风寒性质以外的急性热病，都属于温病的范围，常见风温、春温、暑温、湿温、伏暑、秋燥、温毒等。

在疾病的防疫隔离方面，清廷特设"查痘章京"一职，专查天花患者，并强令迁出四五十里地以外居住。此时的人们已能成功地应用人痘接种术预防天花，这种措施实为现代人工免疫法的先驱。

（五）近代及现代

1840年鸦片战争以后，中国逐步沦为半殖民地、半封建社会，我国传统医学事业停滞不前。新中国成立以后，党和政府十分重视中医的发展，制定了一系列扶持中医的政策，大力发展中医事业。全国各地相继成立了中医院校及中医院，在综合性医院中开设中医病房，并且开始了严格的医护分工。1958年，江苏省医院创办了全国第一所中医护士学校；同年，南京出版了第一本中医护理专著《中医护理学》；1984年，在南京召开了中医护理学会中医、中西医结合护理学术会议，会上成立了中华护理学会中医、中西医结合护理学术委员会。

近年来随着医学模式的改变和社会的进步，中医护理教育事业的迅速发展，涌现出一批既有丰富临床护理经验又有一定科研能力和管理能力的中医护理技术骨干，中医护理经验和护理理论不断地被发掘整理，中医护理学在不断地总结、研究与发展中逐步系统化、理论化。中医护理学作为一门新兴学科正影响着现代护理学的发展，为中华民族和世界各民族的繁衍昌盛做出积极的贡献。

二、中医护理学的基本特点

中医护理学的基本特点，一是整体观念，二是辨证施护。

（一）整体观念

中医学认为人体是一个有机的整体，人与自然息息相关，人与社会关系密切，这种内外环境的统一性，机体自身整体性的认识称为整体观念。整体观念是中医认识疾病和护理疾病的重要指导思想,贯穿于诊断、治疗和护理等各个方面。

1. 人体是一个有机的整体

中医学认为,人体是以五脏为中心,经络为连接,上下内外统一的有机整体。脏腑经络、气血津液,各有不同的生理功能,但是它们在结构上不可分割,功能上相互为用,病理上相互影响。因此,在护理过程中,可以通过五官、形体、色脉等外在变化,了解体内脏腑病变,从而做出正确的治疗和护理。如临床上见到口舌糜烂的局部病变,应考虑到其本质是心火亢盛的外在表现。因心开窍于舌,患者除口舌糜烂外,还可有心胸烦热、小便短赤等心与小肠相表里的证候表现。在护理上除局部给药外,还须叮嘱患者保持情志舒畅,宜食清淡泻火之物,如绿豆汤、苦瓜等泻小肠之热而清心火,使口舌糜烂痊愈。

2. 人与外界环境的统一性

外界环境包括自然环境和社会环境。人生活在其中,生理功能和病理变化必然受其影响。人类在适应和造自然与社会环境的斗争中维持机体的正常生命活动。

(1)人与自然息息相关:人类生活在自然界中,自然界的变化可直接或间接地影响人体,机体相应地产生生理性反应,若超越生理范围,则产生病理变化,如季节气候对人体的影响。在一年四季气候变化中,有春温、夏热、秋凉和冬寒的气候变化规律。万物在这种气候变化的影响下就会有春生、夏长、秋收和冬藏等相应的变化。人体还必须适应昼夜黄昏的阴阳变化,《灵枢》中记载:"夫百病者,多以旦慧昼安,夕加夜甚……朝则人气始生,病气衰,故旦慧;日中人气长,长则胜邪,故安;夕则人气始衰,邪气始生,故加;夜半人气入脏,邪气独居于身,故甚也。"这说明一般疾病,大多白天病情较轻,夜半加重,是因为早晨、中午、黄昏、夜半人体的阳气存在生、长、收、藏的变化规律,因而疾病也随之出现慧、安、加、甚的变化。

因此,在中医护理上应根据春生、夏长、秋收、冬藏的自然规则,做好四时的生活起居护理。如春三月应夜卧早起,夏三月应夜卧早起,秋三月早卧早起,冬三月早卧晚起,必待日光。按照自然变化的特点,做好"春夏养阳,秋冬养阴"的护理,防止六淫之邪的侵袭,确保疾病早日康复和预防病症的发生。同时,根据昼夜变化对疾病的影响,夜间应加强病情观察,以防邪气独居于身,导致病情的突变。

知识拓展

秋季以养人体阴津为本,在饮食养生方面,宜少食辛味,多食酸味,即减少食用辛辣口味的食物,如辣椒、生姜、八角、茴香等,多食用口味酸涩的水果、蔬菜。由于天气燥凉变化不同,饮食方面还可依据节气(立秋、处暑、白露、秋分、寒露、霜降)的变化,分别做相应的调整。

水土地域不同,生活环境差异都有可能明显或不明显影响着人体。人类不仅能被动地适应自然,更能主动与自然做斗争,以提高健康水平,减少疾病发生。如《灵枢》中"动作以避寒,阴居以避暑",宋代周守忠在《养生内纂》中指出:"积水沉之可生病,沟渠通浚,屋宇清洁无秽气,不生瘟疫病"等,都是古人适应和改造自然环境的具体措施,至今仍有现实性意义。

（2）人与社会关系密切:人生活在纷纭复杂的社会当中,其生命活动必然受到社会环境的影响。政治、经济、文化、宗教、法律、婚姻、人际关系等社会因素,通过与人的信息交换影响着人体的各种生理、心理活动和病理变化,而人也在认识世界和改造世界的交流中,维持着生命活动的稳定、有序、平衡、协调。一般说来,良好的社会环境,有力的社会支持,融洽的人际关系,可使人精神振奋,勇于进取,有利于身心健康;而不利的社会环境,可使人精神压抑,或紧张、恐惧,从而影响身心机能,危害身心健康。不利的社会环境,如家庭纠纷,邻里不和,亲人亡故,同事之间或上下级之间的关系紧张等,可破坏人体原有的生理和心理的协调和稳定,不仅易引发某些身心疾病,而且常使某些原发疾病如冠状动脉粥样硬化性心脏病、高血压、糖尿病、肿瘤的病情加重或恶化,甚至死亡。故《素问》说:"忧恐悲喜怒,令不得以其次,故令人有大病矣。"因此,必须通过精神调摄提高对社会环境的适应能力,以维持身心健康,在预防和治疗疾病时,加强情志方面调护,并促进疾病向好的方面转化,使身心早日康复。

（二）辨证施护

辨证施护是中医护理学的又一特点。

中医学认为,疾病的发生是由于人体内阴阳失和、气血紊乱、脏腑经络功能失调而导致,"病"可以反映某种疾病全过程的总体特性、特征和规律,如感冒、消渴、痢疾等。疾病表现出来的异常现象,如主观感受到的头痛、腹胀、乏力等症状和医者检查到的舌苔厚腻、脉滑数等体征称为"症"。"证"则是机体对疾病发展过程中某一阶段病理改变的高度概括,如感冒所表现的风寒证、风热证等。"证"和"症"是不同的概念。由于"证"包括病变的部位、原因、性质及邪正关系,因而比"症"更全面、更深刻,从而也更正确地揭示了疾病的本质。

中医对病人的护理,在辨病的基础上尤其强调"证"的分辨。运用四诊（望、闻、问、切）收集患者的症状和体征,以及其他有关疾病的所有资料,通过综合分析,确定其为何病,而辨清疾病的病因、性质、部位及邪正关系,则称为辨证;施护,是根据辨证的结果,确定相应的护理方法。因此,辨证是施护的前提和依据,施护是护理疾病的手段和方法,通过施护的效果可以检验辨证的正确与否。

如见一初起发热、恶寒、头身痛、脉浮的患者,判断为感冒（辨病）,但由于致病因素和机体反应性不同,患者表现有风寒感冒和风热感冒不同的证,如属风寒感冒,根据"寒者热之"的护理治则，应避风寒保暖，室温宜偏高，饮食上可给予豆豉汤、生姜红糖水等辛温解表之护法；如属风热感冒，根据"热者寒之"的护理治则，室温宜低而温度偏高，使患者感到凉爽舒适，减轻心烦、口干之不适感，饮食宜给绿豆汤、西瓜、藕汁、苦瓜等清热生津辛凉之品。因此，只有把感冒病所表现的"证"是风寒感冒还是风热感冒辨别清楚，才能确定施护的方法。

临床上一种病常包括几种不同的证，不同的病在其发展过程中也可以出现相同的证，在护理时就要在辨证施护原则的指导下，采用"同病异护"或"异病同护"的方法处理。

小结

中医护理学是中医学的重要组成部分，是中医临床在护理过程中的具体应用，整体观念和辨证施护是中医护理学的基本特点。《黄帝内经》是我国现存最早的一部医学经典著作，确立了中医学独特的理论体系，为中医护理学的发展奠定了坚实的基础。历代医家的著作中有大量关于中医护理方法的记载，中医护理学具有浓郁的中国传统文化特色，是中华民族在长期的生活、生产及医疗实践中逐渐积累的经验总结。

思考题

1. 中医的"四大经典"是指哪四部巨著？
2. 金元四大家代表人物分别是谁？
3. "医圣"张仲景的代表著作是什么？
4. 中医护理学的特点有哪些？
5. 怎样顺应四时气候的变化做好起居护理？
6. 在护理过程中怎样做到整体施护？

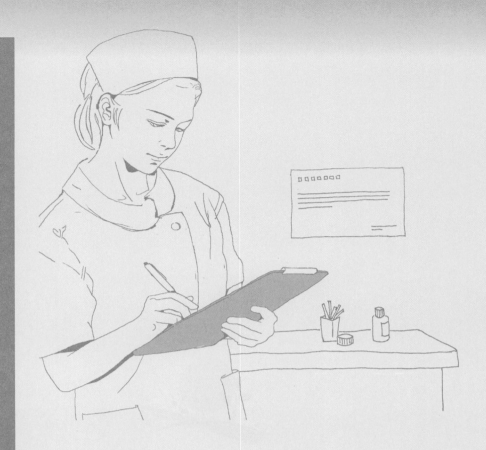

第一章　阴阳五行学说

学习内容

1. 阴阳的基本概念及属性。

2. 阴阳学说的基本内容。

3. 阴阳学说在中医学中的应用。

4. 五行的概念、特性及归类。

5. 五行学说的基本内容。

6. 五行学说在中医学中的应用。

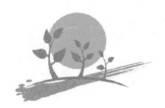

第一节　阴阳学说

　　阴阳学说是古人用以认识自然和解释自然的世界观和方法论,是中国古代朴素的对立统一理论,属于我国古代唯物论和辩证法的范畴。阴阳学说认为世界是物质的,物质世界是在阴阳二气的相互作用下资生、发展和变化着的。因此,阴阳二气的相互作用是一切事物生成、发展、变化和消亡的根本原因。

　　我国古代医家将阴阳学说应用于医学领域,借以阐明医学中的诸多问题以及人与自然界的关系,并用以指导临床的诊断和治疗,形成了中医学中的阴阳学说。但是,由于历史条件的制约,阴阳学说的唯物论和辩证法思想尚不能与现代的科学的唯物辩证法等量齐观,为此我们必须客观地对待,取其精华,弃其糟粕,使其更好地为医疗实践服务。

一、阴阳的概念及属性

(一)阴阳的概念

　　阴阳是中国古代哲学的一对基本范畴,是对自然界相互关联的事物或现象对立双方的概括和总结,即含有对立统一的概念。阴和阳既可代表相互对立的事物或现象,又可用以分析一个事物或现象内部所存在着的相互对立的两个方面。

　　阴阳的最初含义是很朴素的,指日光的向背,向日为阳,背日为阴。后来引申为方位的上下、左右、内外,气候的冷暖,运动状态的动与静,昼夜的变化等等。在长期的生活实践中,凡是人们遇到的种种对立现象,都会不断地引申其义,用阴阳加以概括。"阴阳者,一分为二也"(《类经·阴阳类》)。

　　在中医学中,阴阳范畴成为基本的医学概念,既标示两种对立特定的属性,如寒与热、表与里、虚与实,又标示两种对立的特定的运动趋向或状态,如动与静、升与降、内与外、迟与数。

(二)阴阳的属性

1. 阴阳的普遍性

　　阴阳是一个抽象的概念,是从具体事物和现象中抽出共同的、本质的属性,因此它不特指某一具体事物或现象,其本身也无实物可言,只是具有普遍意义的概念。"阴阳者,有名而无形"(《灵枢·阴阳系日月》)。凡属相互关联、相互对立的事物或现象,或同一事物内部两个对立的方面,都可以用阴阳来概括,分析其各自的属性。如水与火,水具有寒冷、趋下、幽暗的特点,可归于阴;火具有温热、向上、明亮的特点,则归于阳。一般来说,凡是运动的、上升的、外向的、温热的、明亮的、无形的、兴奋的均属阳;相对静止的、下降的、内守的、寒冷的、晦暗的、有形的、抑制的均属阴。

2. 阴阳的关联性

任何事物,虽然均可以用阴阳的属性来区分,但用阴阳来概括或区分事物的属性,必须是相互关联的一对事物,或是一个事物的两个方面,才具有实际意义。阴阳的关联性是指阴阳所分析的事物或现象,应是在同一范畴,同一层次,即相关的基础之上,如天与地、昼与夜、寒与热。如果不具有这种相互关联性的事物,并不是统一体的对立双方,不能构成一对矛盾,就不能用阴阳来说明。

3. 阴阳的相对性

事物的阴阳属性,并不是绝对的,而是相对的。一方面,在一定条件下,阴和阳之间可以发生相互转化,即阴可以转化为阳,阳也可以转化为阴。如从四季气候变化来看,秋凉发展到冬寒之极点,就是向温热转化的起点,即冬寒之极点是阴(秋冬)转化为阳(春夏)的条件。另一方面,阴阳具有无限可分性,即阴中有阳,阳中有阴,阴阳之中复有阴阳,不断地一分为二,以至无穷。如昼为阳,夜为阴,而上午与下午相对而言,上午为阳中之阳,下午为阳中之阴;前半夜与后半夜相对而言,前半夜为阴中之阴,后半夜为阴中之阳。

由此可见,自然界任何相互关联的事物都可以概括为阴和阳两类,任何一种事物内部又可分为阴和阳两个方面,而每一事物中的阴或阳的任何一方,还可再分阴阳。这种阴阳属性的相对性,既说明了事物或现象阴阳属性的规律性、复杂性,又说明了阴阳概括事物或现象的广泛性,即每一事物或现象都包含着阴阳,都是一分为二的。

二、阴阳学说的基本内容

阴阳学说认为,世界是物质性的整体,宇宙间一切事物不仅其内部存在着阴阳的对立统一,而且其发生、发展和变化都是阴阳二气对立统一的结果。

中医学把阴阳学说应用于医学,形成了中医学的阴阳学说,促进了中医学理论体系的形成和发展。中医学的阴阳学说是中医学理论体系的重要组成部分,是理解和掌握中医学理论体系的一把钥匙。

(一)阴阳交感

阴阳交感是阴阳二气在运动中相互交合感应的过程。天气下降,地气上升,天地阴阳二气相互作用,交感合和,产生宇宙万物,并推动着它们发展和变化。正如《周易》所说："天地氤氲,万物化醇;男女构精,万物化生。"阴阳交感是产生新事物、新个体的前提。

(二)阴阳的对立制约

阴阳的对立制约是指处于一个统一体的矛盾双方,即阴阳双方的相互排斥、相互斗争与相互制约。阴阳双方的对立是绝对的,万事万物都是阴阳对立的统一。

对立是阴阳二者之间相反的一面,统一则是阴阳二者之间相成的一面。阴阳两个方面的相互对立,主要表现为其中任何一方对另一方均可起到约束、抑制和排斥的作用。正是由于阴与阳相互制约和相互斗争,才使事物取得了统一,即取得了动态平衡。没有对立就没有统一,没有相反也就没有相成。只有维持这种关系,事物才能正常发展变化,人体才能维持正常的生理状态。否则,事物的发展变化就会遭到破坏,人体就会发生疾病。

如春、夏、秋、冬四季有温、热、凉、寒的气候变化,春夏之所以温热,是因为春夏之阳气上升抑制了秋冬的寒凉之阴气;秋冬之所以寒冷,是因为秋冬之阴气上升抑制了春夏的温热之阳气的缘故。四季的交替变换则是阴阳双方对立统一中的此消彼长的过程。夏季本来是阳热盛,但夏至以后阴气却渐次以生,用以制约火热的阳气,阳气逐渐下降,至冬季则阴气盛极,阳气伏藏;冬季本来是阴寒盛,但冬至以后阳气却随之而复,用以制约严寒的阴,阴气逐渐下降,至夏季则阳气盛极,阴气伏藏。所以说,"是故冬至四十五日,阳气微上,阴气微下;夏至四十五日,阴气微上,阳气微下"(《素问·脉要精微论》)。如此循环,年复一年。

在人体,以人体功能状态为例,兴奋属阳,抑制属阴。白天阳气亢盛,兴奋为主;夜晚阴气盛大,机体受其影响,则以抑制为主,故进入休息睡眠状态。同样,白天因人体得时之阳气相助,机体以动为主,而夜晚则得阴相助,机体以静为主。正是由于阴阳的相互对立与制约,使兴奋和抑制取得了协调统一,从而得以维持人体生命活动的正常进行。如果阴阳的对立斗争激化,动态平衡被打破,出现阴阳胜负、阴阳失调,均会导致疾病的发生。

(三)阴阳的互根互用

阴阳的互根是指阴阳之间相互依存,互为根据和条件,任何一方都不能脱离另一方而单独存在。阴阳双方均以对方的存在为自身存在的前提和条件。如上为阳,下为阴,没有上也就无所谓下,没有下也就无所谓上。寒为阴,热为阳,没有寒则无所谓热,没有热同样则无所谓寒,等等。因此,阳根于阴,阴根于阳,无阳则阴无以生,无阴则阳无以化,每一方都以对方的存在为自己存在的条件。《素灵微蕴》曰:"阴阳互根……阴以吸阳……阳以煦阴……阳盛之处而一阴已生,阴盛之处而一阳已化。"阴阳互根深刻地揭示了阴阳两个方面的不可分离性。中医学用阴阳互根的观点,阐述人体脏与腑、气与血、功能与物质等在生理、病理上的关系。就个体的生理活动而言,在物质与功能之间、物质与物质之间、功能与功能之间,均存在着阴阳互根的关系。如物质属阴,功能属阳,物质是功能的基础,功能则是物质的反映。脏腑功能活动健全,就会不断地促进营养物质的化生,而营养物质的充足,才能保证脏腑活动功能的平衡。所有相互对立的阴阳两个方面都是相互依存的,任何一方都不能脱离开另一方而单独存在。如果双方失去了互为存在的条件,有阳无阴谓之"孤阳",有阴无阳谓之"孤阴"。孤阴不生,独阳不长,一切生物也就不能存在,不能生化和滋长了。

阴阳的互用是指阴阳双方相互资生、促进和助长的关系。如气属阳,血属阴,血的正常运行要靠气的推动和统摄,气的正常运行要以血为其载体。阳根于阴,阴根于阳,无阳则阴无以生,无阴则阳无以化,如果阴阳双方失去了互为存在的条件,即所谓"孤阴"和"孤阳",也就不能再生化和滋生了。《素问·阴阳应象大论》说:"阴在内,阳之守也;阳在外,阴之使也"。

(四) 阴阳的消长平衡

阴阳之间的对立制约、互根互用,并不是处于静止的和不变的状态,而是始终处于不断的运动变化之中,即此盛彼衰、此增彼减、此进彼退的运动变化之中。消长,即增减、盛衰之谓。阴阳消长的主要原因在于阴阳之间存在着对立制约和互根互用的关系。阴阳对立制约关系导致的消长变化主要表现为阴阳的互为消长;阴阳互根互用关系导致的消长变化主要表现为同消同长。阴阳双方在彼此消长的动态过程中保持相对的平衡,从而使人体保持正常的运动规律。

阴阳的消长平衡,符合事物的运动是绝对的,静止是相对的;消长是绝对的,平衡是相对的规律。也就是说,在绝对的消长中维持着相对的平衡,在相对的平衡中又存在着绝对的消长。如四时气候的变迁,寒暑的更易,实际上是反映了阴阳消长的过程,即"阴消阳长""阳消阴长",但从一年的总体来看,气候的变化还是处于相对的动态平衡状态,一旦出现破坏这种平衡状态的极端气候,则会对自然界包括人产生莫大的危害。就人体而言,阴阳双方在一定范围内的消长,体现了人体动态平衡的生理活动过程。如果人体阴阳某一方面偏盛或偏衰,人体生理动态平衡就会遭到破坏,疾病则由此而生。所以《素问·阴阳应象大论》说:"阴胜则阳病,阳胜则阴病;阳胜则热,阴盛则寒。"阴阳的同消同长,或表现为此消彼消,或表现为此长彼长。如人在饥饿时,由于阴精不足,阳气无以化生,则会出现气力不足,即阳气不足,此属阳随阴消;反之,则属阳随阴长。

世界上的事物千变万化,十分复杂,因此各类事物中的阴阳关系也各有侧重。有些事物中的阴阳关系以互根互用为主,如人体之气与血;有些事物中的阴阳关系则以对立制约为主,如水与火。因此,一旦出现阴阳失调时,前者以阴阳同消同长变化为主,而后者则以阴阳此消彼长变化为主。总之,自然界和人体所有复杂的发展变化,都包含着阴阳消长的过程,是阴阳双方对立制约、互根互用的必然结果。

(五)阴阳的相互转化

转化即转换、变化之意。阴阳的相互转化,是指阴阳对立的双方,在一定条件下可以向其相反的方向转化,阴可以转化为阳,阳也可以转化为阴。事物的发展变化,表现为由量变到质变,又由质变到量变的互变过程。如果说"阴阳消长"是一个量变过程,那么"阴阳转化"便是在量变基础上的质变。当阴阳双方的消长运动发展到一定阶段,事物内部阴阳的比例产生了颠倒现象,于是事物的属性发生了转化,即由量变发展为质变,所以说阴阳的相互转化是阴阳消长的结果。

阴阳的相互转化是事物运动变化的基本规律。但必须指出的是,阴阳的相互转化是有条件的,这种条件中医学称之为"重"或"极",即事物变化的"物极"阶段,正所谓"物极必反"。因此,《素问·阴阳应象大论》说:"重阴必阳,重阳必阴""寒极生热,热极生寒",阴阳之理,极则生变。《素问·天元纪大论》又云:"物生谓之化,物极谓之变。"也就是说,事物由小到大的发展阶段,称之为"物生谓之化";而事物发展到极点,由盛到衰,向其反面转化的阶段,称之为"物极谓之变"。由此可见,任何事物在发展过程中都存在"物极必反"的规律。阴阳在相互转化的过程中表现为两种形式,即"渐变"与"突变"。如昼夜气温的变化,大都以"渐变"为主,而"六月飞雪"则表现为"突变"。

从四季气候变迁看,由春温发展到夏热之极点,就是向寒凉转化的起点,便是由阳转化为阴;而秋凉发展到冬寒之极点,则是向温热转化的起点,便是由阴转化为阳。在人体生命活动过程中,物质与功能之间的新陈代谢过程体现了阴阳的相互转化,即营养物质(阴)不断地转化为功能活动(阳),功能活动(阳)又不断地转化为营养物质(阴)。在疾病的发展过程中,由阳转阴、由阴转阳的变化也是极为常见的。如邪热壅肺的患者,出现高热、面赤、烦躁、脉数有力等阳证、热证、实证的表现,一旦疾病发展到严重阶段,即"物极"阶段,由于热毒极重,大量耗伤正气,在持续高热、面赤、烦躁、脉数有力的情况下,可突然出现面色苍白、精神萎靡、四肢厥冷、脉微欲绝等一派阴、寒、虚证之危象,这种病证的变化属于由阳转阴。又如寒饮中阻的患者,本为阴证,但因迁延日久,寒极生热,阴证则可以转化为阳证。明确这些转化,不仅有助于认识病证演变的规律,而且对于疾病的治疗有着极为重要的指导意义。

知识拓展

阴阳学说是中国古代朴素的辩证唯物论哲学的二元论思想。阴阳作为哲学概念,首见于《周易》,如《周易》说:"易有太极,太极生两仪,两仪生四象,四象生八卦"。

"两仪"即阴阳。故《管子·四时篇》指出:"是故阴阳者,天地之大理也;四时者,阴阳之大经也。"《吕氏春秋·知分篇》则说:"凡人物者,阴阳之化也;阴阳者,造乎天而成者也。"可以看出,阴阳是从复杂的事物或现象的观察中抽象出来的两个基本范畴,阴阳的对立统一是一切事物发展变化的根源和规律。故《类经·阴阳类一》说:"道者,阴阳之理也。"

三、阴阳学说在中医学中的应用

阴阳学说贯穿于中医理论体系的各个方面,用来说明人体的组织结构、生理功能、病理变化,并指导着临床诊断和治疗。

(一)说明人体的组织结构

根据阴阳对立统一的观点,中医认为人体是一个有机整体,是一个极为复杂的阴阳对立统一体,人体内部充满着阴阳对立统一关系,即人体一切组织结构,既是有机联系的,又可以划分为相互对立的阴、阳两部分。故《素问·宝命全形论》说:"人生有形,不离阴阳。"

一般来说,人体上部为阳,下部为阴;体表为阳,体内为阴;胸腹为阴,后背为阳;四肢外侧为阳,四肢内侧为阴。按脏腑功能特点分,五脏属里,藏精气而不泻,故为阴;六腑属表,传化物而不藏,故为阳。五脏之中,心肺居于人体上部为阳,肝脾肾位于人体下部为阴。若具体到某一脏腑,则又有阴阳之分,如心有心阴、心阳,肾有肾阴、肾阳等。因此,《素问·金匮真言论》说:"夫言人之阴阳,则外为阳,内为阴。言人身之阴阳,则背为阳,腹为阴。言人身之脏腑中阴阳,则脏者为阴,腑者为阳。"人体经络亦有阴阳之分,经属阴,络属阳。而经之中有阴经与阳经,络之中又有阴络与阳络。人体气血亦分阴阳,血为阴,气为阳;在气之中,营气在内为阴,卫气在外为阳。总之,人体上下、前后、内外、表里各组织结构之间,以及每一组织结构本身,无不包含着阴阳的对立统一的关系。

(二)说明人体的生理功能

中医学认为人体的正常生命活动,是阴阳两个方面保持着对立统一的协调关系的结果,提出了维持人体阴阳平衡的理论。健康的机体,阴阳两方面保持着动态的平衡,这种平衡包括机体内部以及机体与环境之间的阴阳平衡。

人体生理活动的基本规律可概括营养物质(阴精)和功能活动(阳气)的矛盾运动。营养物质(阴精)是产生功能活动(阳气)的物质基础,没有阴精则阳气无以化生;而功能活动又是营养物质的能量表现,没有功能活动,就不可能化生营养物质。

如此,营养物质与功能活动,阴与阳共处于相互对立、依存、消长和转化的统一体中,维持着相对的动态平衡,维持生命活动的正常进行。若人体内的阴阳两个方面不能相互为用,从而发生分离,即阴阳离决,人的生命活动也就终止了。人体与外在环境之间也应保持阴阳的动态平衡,如天寒地冻之时,外在环境中阴气厚重,而人体为了抵御阴寒,需添衣加被以提升阳气,从而达到阴阳的动态平衡。

(三) 说明人体的病理变化

阴阳是互根互用的,又是互为制约消长的,所以人体阴阳失调就会导致阴阳的偏盛偏衰,从而产生疾病。因此说,机体阴阳平衡是健康的标志,平衡的破坏意味着生病,即阴阳失调是疾病发生的基础。

1. 阴阳偏盛

阴阳偏盛即阴盛或阳盛,是指阴阳双方中任何一方高于正常水平的病变。《素问·阴阳应象大论》指出:"阴胜则阳病,阳胜则阴病。阳胜则热,阴胜则寒。"阳盛是指阳邪亢盛而表现出来的热的病变,如暑热之邪侵入人体可造成人体阳气偏盛,出现高热、汗出、面赤、口渴、脉数等热性病的表现,所以说"阳胜则热"。同时,人在高热、汗出、面赤、脉数的同时,必然出现阴液损耗而导致口渴的现象,也就是说阳盛往往可导致阴液的损伤,阳长则阴消,故曰"阳胜则阴病"。阴盛是指阴邪亢盛而表现出来的寒的病变,如过食生冷,可导致机体阴气偏盛,出现泄泻、腹痛、形寒肢冷、舌淡苔白、脉沉等寒性病的表现,所以说"阴盛则寒"。同时,人在出现泄泻、腹痛、舌淡苔白、脉沉的同时,必然出现阳气耗伤而形寒肢冷的现象,也就是说阴盛往往可以导致阳气的损伤,阴长则阳消,故曰"阴胜则阳病""阳盛则热""阴盛则寒",符合阴阳相互消长的规律,其中,以"长"为主,以"消"为次。

2. 阴阳偏衰

阴阳偏衰即阴虚或阳虚,是指阴阳双方中任何一方低于正常水平的病变。《素问·调经论》指出:"阳虚则外寒,阴虚则内热。"在阴阳相互消长过程中,阴阳双方保持着动态的平衡,一旦出现一方不足的现象,必然导致另一方相对的亢盛。阳虚是指人体阳气虚损,不能制约体阴,导致阴相对偏盛而表现出来的寒的病变,如机体阳气虚弱,可导致面色苍白、神疲倦卧、畏寒肢冷、自汗、脉微等虚寒病证的表现,所以说"阳虚则寒"。阴虚是指人体的阴液不足,不能制约体阳,导致阳相对偏亢而表现出来的热的病变,如久病伤阴,可导致人体出现五心烦热、潮热、盗汗、口舌干燥、脉细数等虚热病证的表现,所以说"阴虚则热"。"阳虚则寒""阴虚则热",符合阴阳相互消长的规律,其中,以"消"为主,以"长"为次。

根据阴阳互根的原理,机体的阴或阳任何一方虚损到一定程度,必然会导致另一方的不足。当机体阳虚至一定程度时,则阴液无力化生,机体会出现阴虚的现象,称为"阳损及阴"。同样,当机体阴虚至一定程度时,则阳气无以化生,机体会出现阳虚的现象,称为"阴损及阳"。"阳损及阴"或"阴损及阳",若不能及时得到调整,最终会导致"阴阳两虚",即阴阳双方均处于低于正常水平病理状态。

3. 阴阳转化

人体阴阳失调而出现的病理变化可以在一定的条件下各自向相反的方向转化,即阴证可以转化为阳证,阳证也可以转化为阴证。因此,《素问·阴阳应象大论》提出"重寒则热,重热则寒""重阴必阳,重阳必阴"。由于阴阳互根互用,阴中有阳,阳中有阴,虽然阴证和阳证是对立的,有显著的差别,但这种对立又互相渗透,阳证之中还存在着阴证的因素,阴证之中也存在着阳证的因素,所以阳证和阴证之间是可以相互转化的。

另外,中医认为,疾病的发生、发展取决于两方面的因素:一是邪气,即各种致病因素的总称;二是正气,泛指人体的机能活动,与邪气相对,包括人体的抵抗力等。正气与邪气均可以用阴阳来区分其属性,正邪之间相互作用、相互斗争的情况,皆可用阴阳的消长失调,即偏盛偏衰来概括说明。正气有阴精和阳气之别;邪气有阴邪(如寒邪、湿邪)和阳邪(如风邪、火邪)之分。疾病的发生发展也就是正邪交争的结果,正气胜则不发病或疾病好转,直至痊愈,即阴阳重新达到平衡;邪气胜则发病,或疾病加重,甚至导致死亡,即阴阳失调未能及时得到调整,甚至加重。

(四)用于指导疾病的诊断

阴阳失调是疾病发生的根本原因,所以任何疾病不管它的临床表现如何错综复杂,均可用阴阳来加以概括和说明。故曰:"善诊者,察色按脉,先别阴阳"(《素问·阴阳应象大论》)。

在临床辨证中,只有分清阴阳,才能抓住疾病的本质,做到执简驭繁。如八纲辨证中,表证、热证、实证属阳;里证、寒证、虚证属阴。所以辨别阴证、阳证是诊断的基本原则,在临床上具有重要的意义。在脏腑辨证中,尽管脏腑气血阴阳失调可表现出许多复杂的证候,但不外阴阳两大类,如在虚证分类中,肺有气虚、阳虚和血虚、阴虚之分,气虚、阳虚属阳虚范畴,血虚和阴虚属阴虚范畴。同样,阴阳学说是分析中医四诊资料的纲目。如望诊时,患者皮肤色泽鲜明者属阳,色泽晦暗者属阴;闻诊时,患者语声高亢洪亮者属阳,低微无力者属阴;问诊时,若患者喜食生冷则属阳,喜食热饮者属阴;切脉时,患者脉浮、数、洪、滑等属阳,脉沉、迟、细、涩等属阴。总之,由于阴阳偏盛偏衰是疾病过程中病理变化的基本规律,所以阴阳辨证被列为八纲辨证之首。故《景岳全书》说:"凡诊病施治,必须先审阴阳,乃为医道之纲领。"

(五)用于指导疾病的防治

调整阴阳,保持阴阳的协调平衡,达到阴平阳秘,是防治疾病的基本原则。

中医学十分重视对疾病的预防。在养生防病方面,阴阳学说认为人体的阴阳变化与自然界四时阴阳变化应协调一致,方可延年益寿。如主张顺应自然,春夏养阳,秋冬养阴,饮食有节,起居有常,精神内守,做到"法于阴阳,和于术数"(《素问·上古天真论》),借以保持机体内部及机体内外环境之间的阴阳平衡,达到防病强身的目的。

阴阳学说在指导疾病治疗方面,一是确定治疗原则,二是归纳药物的性能。

1. 确定治疗原则

由于阴阳失调是导致疾病的根本原因,因此调整阴阳是治疗的基本原则。阴阳失调即阴阳出现偏盛或偏衰。阴阳偏盛形成的是实证,乃有余之证,因此其治疗原则是损其有余,实者泻之。阳偏盛而阴不虚,则属实热证,宜用寒凉药以制其阳,治热以寒,即"热者寒之"。阴偏盛而阳不虚,则属实寒证,宜用温热药以制其阴,治寒以热,即"寒者热之"。若在调整阴阳时,存在另一方偏衰的情况,则应在"损其有余"的同时,配合扶阳或益阴之法。阴阳偏衰,即阴或阳的虚损不足,或为阴虚,或为阳虚,出现的是虚证。其治疗原则是补其不足,虚者补之。阴虚不能制阳而致阳亢者,属虚热证,治疗当滋阴以抑阳,"壮水之主,以制阳光",一般不能用寒凉药直折其热。《黄帝内经》称这种治疗原则为"阳病治阴"。若阳虚不能制阴而造成阴盛者,属虚寒证,治疗当扶阳制阴,采用"益火之源,以消阴翳"的方法,即扶阳益火,一般不宜用辛温发散药以散阴寒。《黄帝内经》称这种治疗原则为"阴病治阳"。当阴阳互损,导致阴阳两虚时,应采用阴阳双补的治疗原则,即在充分补阳的基础上补阴(补阳配阴);或在充分补阴的基础上补阳(补阴配阳)。

2. 分析和归纳药物的性能

治疗疾病,不仅要有正确的诊断和治疗方法,同时还必须熟练地掌握药物的性能。只有治疗方法适宜,用药适宜,才能收到良好的疗效。药物的性能,一般地说,主要靠它的气(性)、味和升降浮沉来决定的,而药物的气、味和升降浮沉又皆可用阴阳来归纳说明。

寒、热、温、凉四种药性,又称"四气",其中寒、凉属阴;温、热属阳。热证用药以寒凉药物为主,如黄芩、栀子等;寒证用药则以温热药物为主,如附子、干姜等。酸、苦、甘、辛、咸,俗称药物的"五味",尽管有些药物具有淡味或涩味,即实际上不止五种,但习惯上仍称"五味"。其中,辛、甘、淡属阳;酸、苦、咸属阴。《素问·至真要大论》说:"辛甘发散为阳,酸苦涌泄属阴,咸味涌泄为阴,淡味渗泄为阳。"升降浮沉是指药物在体内发挥作用的趋向。药物质轻,具有升浮作用的属阳,如桑叶、菊花等;药物质重,具有沉降作用的属阴,如龟甲、赭石等。

总之,治疗疾病,就是根据病证的阴阳偏盛偏衰情况,确定治疗原则,选用相应的药物,从而达到治疗疾病的目的。

阴
阳
学
说

- 阴阳的概念
- 阴阳的属性
  - 普遍性
  - 关联性
  - 相对性
- 阴阳学说的基本内容
  - 阴阳交感
  - 阴阳的对立制约
  - 阴阳的互根互用
  - 阴阳的消长平衡
  - 阴阳的相互转化
- 阴阳学说在中医学中的应用
  - 说明人体的组织结构
  - 说明人体的生理功能
  - 说明人体的病理变化
    - 阴阳偏盛
    - 阴阳偏衰
    - 阴阳转化
  - 用于指导疾病的诊断
  - 用于指导疾病的防治
    - 确定治疗原则
    - 分析和归纳药物的性能

思考题

1. 简述阴阳的概念。
2. 举例说明事物或现象的阴阳属性。
3. 阴阳学说的基本内容包括哪些？
4. 何谓阴阳的互根互用？请举例说明。
5. 何谓阴阳的消长平衡？请举例说明。
6. 举例说明阴阳学说在中医学中的应用。

第二节　五行学说

　　五行学说，是研究木火土金水的概念、特性、生克制化乘侮规律，并用以阐释宇宙万物的发生、发展、变化及相互关系的一种古代哲学思想，属于中国古代唯物论和辩证法范畴。五行学说认为，宇宙间的一切事物都是由木、火、土、金、水五种基本物质所构成的,自然界各种事物和现象的发展变化,都是这五种物质不断运动和相互作用的结果。五行学说与阴阳学说一样,已成为中医学理论体系的重要组成部分,对中医学的形成和发展产生了深远的影响。

一、五行的概念

(一)五行的基本概念

五行,即木、火、土、金、水五种物质及其运动变化。五行中的"五",是指构成宇宙万物的木、火、土、金、水五种基本物质;"行",是指这五种物质的运动变化。

(二)五行的特性

五行的特性,是古人在长期的生活和生产实践中对木、火、土、金、水五种物质的直观观察和朴素认识的基础上,进行抽象而逐渐形成的理性概念。木、火、土、金、水,已经不是这五种具体物质本身,而是五种物质不同属性的概括,是用以分析各种事物的五行属性和研究事物之间联系的基本依据。

(1)木的特性:"木曰曲直"。"曲",屈也;"直",伸也。曲直,是指树木的枝条具有生长、柔和,能屈又能伸的特性。引申为凡具有生长、升发、条达、舒畅等性质或作用的事物和现象,归属于木。

(2)火的特性:"火曰炎上"。"炎",是焚烧、炎热、光明之义;"上",是上升。炎上,是指火具有炎热、上升、光明的特性。引申为凡具有温热、上升、光明等性质或作用的事物和现象,归属于火。

(3)土的特性:"土爰稼穑"。"爰",通"曰";"稼",即种植谷物;"穑",即收获谷物。稼穑,泛指人类种植和收获谷物的农事活动。引申为凡具有生化、承载、受纳性质或作用的事物和现象,归属于土。

(4)金的特性:"金曰从革"。"从",顺也;"革",即变革。是指金有刚柔相济之性:金之质地虽刚硬,可作兵器以杀戮,但有随人意而更改的柔和之性。引申为凡具有沉降、肃杀、收敛等性质或作用的事物和现象,归属于金。

(5)水的特性:"水曰润下"。"润",即滋润、濡润;"下"即向下、下行。润下,是指水具有滋润、下行的特性。引申为凡具有滋润、下行、寒凉、闭藏等性质或作用的事物和现象,归属于水。

(三)事物属性的五行归类

中医学在天人相应思想指导下,以五行为中心,运用取象比类和推演络绎的方法,以空间结构的五方,时间结构的五季,人体结构的五脏为基本框架,将自然界的各种事物和现象以及人体的生理病理现象,按其属性进行五行归纳,从而将人体的生命活动与自然界的事物或现象联系起来,形成了联系人体内外环境的五行系统,用以说明人体以及人与自然环境的统一(表 1-1)。

表 1-1　事物属性的五行归类

自然界							五行	人体						
五音	五味	五色	五化	五气	五方	五季		五脏	五腑	五官	形体	情志	五声	变动
角	酸	青	生	风	东	春	木	肝	胆	目	筋	怒	呼	握
徵	苦	赤	长	暑	南	夏	火	心	小肠	舌	脉	喜	笑	忧
宫	甘	黄	化	湿	中	长夏	土	脾	胃	口	肉	思	歌	哕
商	辛	白	收	燥	西	秋	金	肺	大肠	鼻	皮	悲	哭	咳
羽	咸	黑	藏	寒	北	冬	水	肾	膀胱	耳	骨	恐	呻	栗

知识拓展

取象比类法和推演络绎法的相关概念

1. 取象比类法:"取象",即从事物的形象(形态、作用、性质)中找出能反映本质的特有征象;"比类",即以五行各自的抽象属性为基准,与某种事物所特有的征象相比较,以确定其五行归属。例如,以方位配五行,日出东方,与木升发特性相似,故东方归属于木,其他以此类推。

2. 推演络绎法:即根据已知的某些事物的五行归属,推演归纳其他相关的事物,从而确定这些事物的五行归属。例如,已知肝属木,由于肝合胆、主筋、其华在爪、开窍于目,因此可推演络绎胆、筋、爪、目皆属于木,其他以此类推。

二、五行学说的基本内容

五行学说并不是静止地、孤立地将事物归属于五行,而是以五行之间的相生、相克与制化、胜复的关系,来阐释五行结构系统的平衡与稳定;以五行的相乘、相侮与母子相及的关系,来阐释五行结构系统的平衡与稳定破坏后的相互影响。

(一)五行相生与相克

1. 五行相生

五行相生,是指木、火、土、金、水之间存在着相互资生、助长和促进的关系。

五行相生次序是:木生火,火生土,土生金,金生水,水生木(图 1-1)。在五行相生关系中,任何一行都具有"生我"和"我生"两方面的关系。"生我"者为母,"我生"

者为子。如以火为例,由于木生火,故"生我"者为木,木为火之"母";由于火生土,故"我生"者为土,土为火之"子"。

2. 五行相克

五行相克,是指木、火、土、金、水之间存在着相互克制、制约的关系。

五行相克次序是:木克土、土克水、水克火、火克金、金克木(图1-1)。在五行相克关系中,任何一行都具有"克我"和"我克"两方面的关系。"克我"者为"所不胜","我克"者为"所胜"。如以木为例,由于木克土,故"我克"者为土,土为木之"所胜";由于金克木,故"克我"者为金,金为木之"所不胜"。

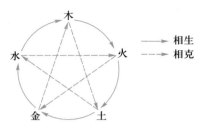

图1-1　五行相生、相克

(二)五行制化与胜复

1. 五行制化

五行制化,是指五行之间既相互资生,又相互制约,以维持平衡协调的关系,从而推动事物间稳定有序的变化与发展。

五行制化的规律是:在相生中有克制,在克制中求发展。具体地说,即木生火,火生土,而木又克土;火生土,土生金,而火又克金;土生金,金生水,而土又克水;金生水,水生木,而金又克木;水生木,木生火,而水又克火。如此循环往复。

2. 五行胜复

五行胜复,是指五行中一行亢盛(即胜气),则引起其所不胜(即复气)的报复性制约,从而使五行之间复归于协调和稳定。属五行之间按相克规律的自我调节。

五行胜复的规律是:"有胜则复"。五行中一行亢盛(即胜气),则按相克次序克制,引起其所不胜(即复气)旺盛,以对胜气进行"报复",使之复归于常。以木亢盛为例:木旺克土引起土衰,土衰则制水不及而致水盛,水盛克火而使火衰,火衰则制金不及而致金旺,金旺则克木,使木亢盛得以平复。此处木偏亢为胜气,而金旺盛为复气,金旺盛是对木亢盛的报复。其他以此类推。

(三)五行相乘与相侮

1. 五行相乘

五行相乘,是指五行中一行对其所胜的过度制约或克制,又称为"倍克"。

五行相乘的次序与相克相同,即木乘土,土乘水,水乘火,火乘金,金乘木(图1-2)。

导致五行相乘的原因有"太过"和"不及"两种情况。太过导致的相乘,是指五行中的某一行过于亢盛,对其所胜进行超过正常限度的克制,引起其所胜的虚弱,从而

25

导致五行之间的协调关系失常。如木克土,土为木之所胜。若木气过于亢盛,对土克制太过,可致土的不足。这种由于木的亢盛而引起的相乘,称为"木旺乘土"。不及所致的相乘,是指五行中某一行过于虚弱,难以抵御其所不胜正常限度的克制,使其本身更显虚弱。若土气不足,木虽然处于正常水平,土仍难以承受木的克制,因而造成木乘虚侵袭,使土更加虚弱。这种由于土的不足而引起的相乘,称为"土虚木乘"。

相乘与相克虽然在次序上相同,但本质上是有区别的。相克是正常情况下五行之间的制约关系,相乘则是五行之间的异常制约关系。相克表示生理现象,相乘表示病理变化。

2. 五行相侮

五行相侮,是指五行中一行对其所不胜的反向制约和克制,又称"反克"。

五行相侮的次序是:木侮金,金侮火,火侮水,水侮土,土侮木(图1-2)。

导致五行相侮的原因,亦有"太过"和"不及"两种情况。太过所致的相侮,是指五行中的某一行过于强盛,使原来克制它的一行不仅不能克制它,反而受到它的反向克制。如木气过于亢盛,其所不胜行金

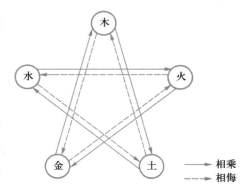

图1-2　五行相乘、相侮

不仅不能克木,反而受到木的欺侮,出现"木反侮金"的逆向克制,这种现象称为"木亢侮金"。不及所致的相侮,是指五行中某一行过于虚弱,不仅不能制约其所胜的一行,反而受到其所胜行的"反克"。如正常情况下,金克木,木克土,但当木过度虚弱时,则不仅金来乘木,而且土也会因木的衰弱而"反克"之。这种现象,称为"木虚土侮"。

总之,五行的相乘和相侮,都是不正常的相克现象,两者之间既有区别又有联系。其主要区别是:前者是按五行的相克次序发生过度的克制,后者是与五行相克次序发生相反方向的克制。其联系是:在发生相乘时,也可同时发生相侮;发生相侮时,也可同时发生相乘。如木过强时,木既可以乘土,又可以侮金;金虚时,既可受到木侮,又可受到火乘。

三、五行学说在中医学中的应用

五行学说在中医学的应用,主要是以五行的特性来分析归纳人体脏腑、经络、形体、官窍等组织器官和精神情志等各种功能活动;以五行的生克制化规律来分析研究五脏之间的生理联系;以五行的乘侮和母子相及规律来阐释五脏病变的相互影响,构建以五脏为中心的生理病理系统,指导疾病的诊断和防治。

（一）说明五脏的生理功能及其相互关系

1. 说明五脏的生理功能

五行学说将人体的五脏分别归属于五行,并以五行的特性来说明五脏的生理功能。如木有生长、升发、条达的特性,肝喜条达而恶抑郁,有疏通气血,调畅情志的功能,故肝属木。火有温热、向上、光明的特性,心主血脉,为五脏六腑之大主,故心属火。土有生化万物的特性,脾主运化水谷、化生精微以营养脏腑形体,为气血生化之源,故脾属土。金有清肃、收敛的特性,肺主宣发肃降,以清肃下降为顺,故肺属金。水有滋润、下行、闭藏的特性,肾藏精,主纳气,故肾属水。

2. 说明五脏之间的相互联系

（1）以五行相生说明五脏之间的资生关系:肝生心即木生火,如肝藏血以济心血,肝之疏泄以助心行血;心生脾即火生土,如心阳温煦脾土,助脾运化;脾生肺即土生金,如脾主运化,化气以充肺;肺生肾即金生水,如肺津下行以滋肾精,肺气肃降以助肾纳气;肾生肝即水生木,如肾藏精以滋养肝血,肾阴资助肝阴以防肝阳上亢。

（2）以五行相克说明五脏之间的制约关系:肾制约心即水克火,如肾水上济于心,可以防止心火之亢烈;心制约肺即火克金,如心火之阳热,可抑制肺气清肃太过;肺制约肝即金克木,如肺气清肃,可抑制肝阳的上亢;肝制约脾即木克土,如肝气条达,可疏泄脾气之壅滞;脾制约肾即土克水,如脾之运化水液,可防肾水泛滥。

（3）以五行制化与胜复说明五脏之间的协调平衡:每一脏在功能上因有他脏的资助而不至于虚损,又因有他脏的制约,而不至于过亢;本脏之气太盛,则有他脏之气制约;本脏之气虚损,则又可由他脏之气补之。如脾(土)之气,其虚,则有心(火)生之,其亢,则有肝(木)克之;肺(金)气不足,脾(土)可生之;肾(水)气过亢,脾(土)可克之。这种制化关系把五脏紧紧联系成一个整体,从而保证了人体内环境的统一。

应当指出的是,五脏的功能是多样的,其相互间的关系也是复杂的。五行的特性并不能说明五脏的所有功能,而五行的生克关系也难以完全阐释五脏间复杂的生理联系。因此,在研究脏腑的生理功能及其相互间的内在联系时,不能完全局限于五行之间相生相克的理论。

（二）说明五脏病变的相互影响

1. 相生关系的传变

（1）母病及子:是指疾病的传变从母脏传及子脏。如肾病及肝,因肾精不足不能资助肝血而致的肝肾精血亏虚证;肾阴不足不能涵养肝木而致的肝阳上亢证;肾阳不足不能资助肝阳而致的少腹冷痛证,皆属母病及子的传变。

（2）子病及母:是指疾病的传变从子脏传及母脏。如心病及肝,因心血不足累及肝血亏虚而致的心肝血虚证;因心火旺盛引动肝火而形成心肝火旺证,皆属子病及母的传变。

2. 相克关系的传变

（1）相乘:是相克太过致病。如以肝木和脾土之间的关系而言,相乘传变就有"木旺乘土"（即肝气乘脾）和"土虚木乘"（即脾虚肝乘）两种情况。由于肝气郁结或肝气上逆,影响脾胃的运化功能而出现胸胁苦满、脘腹胀痛、泛酸、泄泻等表现时,称为"木旺乘土"。反之,先有脾胃虚弱,不能耐受肝气的克伐,而出现头晕乏力、纳呆嗳气、胸胁胀满、腹痛泄泻等表现时,称为"土虚木乘"。

（2）相侮:是反向克制致病。如肺金本能克制肝木,由于暴怒而致肝火亢盛,肺金不仅无力制约肝木,反遭肝火之反向克制,而出现急躁易怒、面红目赤甚则咳逆上气,咯血等肝木反侮肺金等表现时,称为"木火刑金"。脾土虚衰不能制约肾水,出现全身水肿,称为"土虚水侮"。

总之,五脏病变的相互影响,可用五行的乘侮和母子相及规律来阐释。如肝脏有病,病传至心,为母病及子;病传至肾,为子病及母;病传至脾,为相乘;病传至肺,为相侮。其他四脏,以此类推。

应当指出的是,受邪气的不同性质、病人的体质强弱及疾病本身的发展规律的差异等因素的影响,五脏间病变的相互影响难以完全用五行乘侮和母子相及规律来阐释。因此,对于疾病的五脏传变,不能完全受五行生克乘侮规律的束缚,而应从实际情况出发去把握疾病的传变。

知识拓展

五行学说对五脏发病与季节关系的阐释

五脏外应五时,五脏发病的一般规律是在其所主之时受邪而发病,即春天多发肝病,夏天多发心病,长夏多发脾病,秋天多发肺病,冬天多发肾病。故《素问·咳论》说:"五脏各以其时受病……乘秋则肺先受邪,乘春则肝先受之,乘夏则心先受之,乘至阴则脾先受之,乘冬则肾先受之。"

（三）指导疾病的诊断

人体是一个有机整体,当内脏有病时,其功能活动的异常变化可以反映到体表相应的组织器官,出现色泽、声音、形态、脉象等方面的异常变化。综合分析望、闻、问、切四诊所搜集的资料,依据事物属性的五行归类和五行生克乘侮的变化规律,可确定五脏病变部位,推断病情进展和判断疾病预后。

1. 确定五脏病变部位

以本脏所主之色、味、脉来诊断本脏之病和以他脏所主之色、味、脉来确定五脏相兼病变。如面见青色,喜食酸味,脉见弦象,可诊断为肝病;面见赤色,口味苦,脉见洪象,是心火亢盛之病。若脾虚病人,而面见青色,为木乘土,多见于肝气犯脾;心脏病人,而面见黑色,为水乘火,多见于肾水上凌于心等。

2. 推断病情的轻重顺逆

由于内脏疾病皆可以从面部色泽的变化中表现出来,因此,我们可以根据"主色"和"客色"的变化,以五行的生克关系为基础,来推测病情的顺逆。"主色"是指五脏的本色,"客色"为应时之色。"主色"胜"客色",其病为逆;反之,"客色"胜"主色",其病为顺。

应当指出的是,疾病的表现千变万化,要做出正确的诊断,必须坚持"四诊合参"的原则,切不可拘泥于五行理论的推断,以免贻误正确的诊断和有效的治疗。

知识拓展

运用五行学说判断疾病预后

五行学说还将色诊和脉诊结合起来,即色脉合参,结合五行生克规律来推断疾病的预后。如肝病色青而见弦脉,色脉相符;如果不得弦脉而反见浮脉,则属相胜之脉,即克色之脉,为逆,预后不佳;若得沉脉,则属相生之脉,即生色之脉,为顺,预后较好。如《灵枢·邪气藏府病形》所说:"见其色而不得其脉,反得其相胜之脉,则死矣。得其相生之脉,则病已矣。"

（四）指导疾病的治疗

1. 指导脏腑用药

不同的药物,有不同的颜色与气味。以颜色分,有青、赤、黄、白、黑五色;以气味辨,则有酸、苦、甘、辛、咸五味。药物的五色、五味与五脏的关系是以天然色味为基础,以其不同性能与归经为依据,按照五行归属来确定的。如青色、酸味入肝,赤色、苦味入心,黄色、甘味入脾,白色、辛味入肺,黑色、咸味入肾。如白芍、山茱萸味酸入肝经以补益肝血;丹参味苦色赤入心经以活血安神;石膏色白味辛入肺经以清泻肺热;白术色黄味甘以补益脾气;玄参、生地色黑味咸入肾经以滋养肾阴等。临床用药,除色味外,还必须结合药物的四气(寒、热、温、凉)和升降浮沉等理论综合分析,辨证应用。

2. 控制疾病的传变

根据五行生克乘侮理论,五脏中一脏有病,可以传及其他四脏。如肝有病可影响到心、肺、脾、肾等脏。心、肺、脾、肾有病也可影响肝脏。不同脏腑的病变，其传变规律不同。因此，临床治疗时除对所病本脏进行治疗之外，还要依据其传变规律，治疗其他脏腑，以防止其传变。如肝气亢逆或肝气郁结，病将及脾胃，此时应在疏肝平肝的基础上预先培其脾气，使肝气得平，脾气得健，则肝病不得传于脾。如《难经·七十七难》所说："见肝之病，则知肝当传之于脾，故先实其脾气。"这里的"实其脾气"，是指在治疗肝病的基础上佐以补脾、健脾。

疾病的传变与否，主要取决于脏气的盛衰。"盛则传，虚则受"，是五脏疾病传变的基本规律。在临床实践中，我们既要根据五行的生克乘侮关系掌握五脏病变的传变规律，调整太过与不及，控制其传变，防患于未然，又要依据具体病情辨证施治，切勿将其作为刻板公式而机械地套用。

3. 确定治则治法

（1）依据五行相生规律确定治则和治法：基本治疗原则是补母和泻子，即"虚则补其母，实则泻其子"。

补母，是指一脏之虚证，不仅要补益本脏之虚，同时还要依据五行相生的次序，补益其"母脏"，通过"相生"作用而促其恢复。补母适用于母子关系的虚证。如肝血不足，除须用补益肝血的方法外，还可以用补肾益精的方法，通过"水生木"的作用促使肝血的恢复。

泻子，是指一脏之实证，不仅要泻除本脏亢盛之气，同时还可依据五行相生的次序，泻其"子脏"，通过"气舍于其所生"的机理，以泻除其"母脏"的亢盛之气。泻子适用于母子关系的实证。如肝火炽盛，除要用清泻肝火的方法外，还可用清泻心火的方法，通过"心受气于肝""肝气舍于心"的机理，以消除亢盛的肝火。

依据五行相生规律确定的治法，常用的有滋水涵木法、益火补土法、培土生金法和金水相生法四种。① 滋水涵木法：又称滋肾养肝法，是滋肾阴以养肝阴的治法，适用于肾阴亏损而肝阴不足或肝阳上亢之证。② 益火补土法：又称温肾健脾法，是温肾阳以补脾阳的治法，适用于肾阳衰微而致脾阳不振之证。③ 培土生金法：又称补脾养肺法，是健脾气以补肺气的治法，适用于脾气虚衰，生化无源，以致肺气虚弱之证。④ 金水相生法：又称滋养肺肾法，是滋养肺肾之阴的治法，适用于肺阴亏虚，不能滋养肾阴，或肾阴亏虚，不能滋养肺阴的肺肾阴虚证。

知识拓展

益火补土法的内涵阐释

按五行生克次序来说，心属火，脾属土，火不生土应当是心火不生脾土，而益火补土应当是温心阳以暖脾土。但自命门学说兴起以来，多认为命门之火具有温煦脾土的作用。因此，目前临床上多将益火补土法用于肾阳（命门之火）衰微而致脾失健运之证,而少指心火与脾阳的关系。

（2）依据五行相克规律确定治则和治法：基本治疗原则是抑强扶弱。

人体五脏相克关系异常而出现相乘、相侮等病理变化的原因,不外乎"太过"和"不及"两个方面。"太过"者属强,表现为机能亢进;"不及"者属弱,表现为机能衰退。治疗上须同时采取抑强扶弱的治疗原则,并侧重于制其强者,使弱者易于恢复。若一方虽强盛而尚未发生克伐太过时,亦可利用这一治则,预先加强其所胜的力量,以阻止病情的传变。

抑强,适用于相克太过引起的相乘和相侮。如肝气横逆,乘脾犯胃,出现肝脾不调、肝胃不和之证,称为"木旺乘土",治疗应以疏肝平肝为主。脾胃壅滞,反侮肝木,使肝气不得疏泄,称为"土壅木郁",治疗应以运脾除湿为主。抑其强者,则其弱者机能自然易于恢复。

扶弱,适用于相克不及引起的相乘和相侮。如脾胃虚弱,肝气乘虚而入,导致肝脾不和之证,称为"土虚木乘"或"土虚木贼",治疗应以健脾益气为主。土本制水,由于脾气虚弱,不仅不能制水,反遭肾水反克而出现水湿泛滥之证,称为"土虚水侮",治疗应以健运脾气为主。扶助弱者,加强其力量,可以恢复脏腑的正常功能。

依据五行相克规律确定的治法,常用的有抑木扶土法、培土制水法、佐金平木法和泻南补北法四种。① 抑木扶土法:又称疏肝健脾法,是疏肝健脾或平肝和胃以治疗肝脾不和或肝气犯胃病证的治法,适用于木旺乘土和土虚木乘之证。临床应用时,应依据具体情况的不同而对抑木和扶土法有所侧重。如用于木旺乘土之证,则以抑木为主,扶土为辅;若用于土虚木乘之证,则应以扶土为主,抑木为辅。② 培土制水法:又称健脾温肾法,是健脾利水以治疗水湿停聚病证的治法,适用于土虚水侮和水旺侮土之证。若属脾虚不能运化水湿,当以健运脾气为主;若属肾阳虚衰,不能温煦脾阳,以致水湿泛滥,当以温补肾阳为主。③ 佐金平木法:又称滋肺清肝法,是滋肺阴清肝火以治疗肝火犯肺病证的治法,适用于金虚木侮和木旺侮金之证。若属肝火亢盛,耗伤肺阴,当清肝平木为主;若属肺阴不足,不能制约肝火,当以滋阴降肺为主。④ 泻南补北法:又称滋阴降火法,是泻心火补肾水以治疗心肾不交病证的治法,适用于水虚火侮和火旺侮水之证。因心主火,火属南方,肾主水,水属北方,故称泻南补北法。若由于心火独亢于上,不能下交于肾,则应泻心火为主;若因肾水不足,不能上奉于心,则应滋肾水为主。

总之,根据五行相生、相克规律可以确立有效的治则和治法,指导临床用药。但在具体运用时又须分清主次,要依据双方力量的对比进行全面考虑。或以治母为主,兼顾其子;治子为主,兼顾其母。或以抑强为主、扶弱为辅;扶弱为主,抑强为辅。如此,方能正确地指导临床实践,提高治疗效果。

水不制火的内涵阐释

肾为水火之宅,肾阴虚亦可致相火偏旺,也称为水不制火,这属于一脏本身水火阴阳的偏盛偏衰,不能与五行生克中水不克火混为一谈。

4. 指导针灸取穴

手足十二经近手足末端的井、荥、输、经、合"五腧穴",分别配属于木、火、土、金、水五行。在治疗脏腑病证时,根据不同的病情以五行的生克规律进行选穴治疗。如治疗肝虚证时,根据"虚则补其母"的原则,取肾经的合穴阴谷,或本经合穴曲泉进行治疗。若治疗肝实证,根据"实则泻其子"的原则,取心经荥穴少府,或本经荥穴行间治疗,以达到补虚泻实、恢复脏腑正常功能之效。

5. 指导情志疾病的治疗

人的情志活动,属五脏功能之一,情志活动异常会损伤相应内脏,而内脏功能失调又会引发相应的异常情志。由于五脏之间存在相生相克的关系,故情志变化也存在着生克关系。临床上可以运用不同情志变化的相互抑制关系来达到治疗目的。如《素问·阴阳应象大论》云:"怒伤肝,悲胜怒;喜伤心,恐胜喜;思伤脾,怒胜思;忧伤肺,喜胜忧;恐伤肾,思胜恐。"这就是情志病治疗中的"以情胜情"之法。

总之,以五行生克规律指导疾病的治疗,有一定的临床实用价值,但并非所有疾病的治疗都能用五行生克规律来解释。临床上既要正确地掌握五行生克规律,还必须根据具体病情进行辨证论治。

阴阳学说与五行学说的辨证关系

1. 两者的侧重点不同

(1) 阴阳学说着重于以"一分为二"的观点来说明相对事物或一个事物的两个方面存在着对立制约、互根互用、消长平衡和转化的关系。阴阳学说用以解释宇宙,认为整个宇宙是一个对立的统一体;用以解释人体,则把人体看作是由各种对立的组织结构、功能活动所组成的统一体;用以解释人和自然界的关系,则认为人和自然界亦是一个对立着的统一体。

(2) 五行学说则着重以"五"为基数来阐释事物之间生克制化的相互关系。五行学说用以解释宇宙,认为整个宇宙是由木、火、土、金、水五种基本物质的生克制化组成的整体;用以解释人体,以五行配属五脏、五官、五体、五志等来阐释人体五脏六腑、四肢百骸生理上相互影响、病理上相互传变的整体观;用以解释人和自然界的关系,则认为自然界的五运、五气、五方、五季等都可以内应脏腑,人体脏腑的生理活动与自然环境之间,同样存在着生克制化的相互关系,因而也是一个统一的整体。

2. 两者的综合应用

阴阳学说和五行学说虽然各有特点和侧重,属于两种学说,但两者之间有着一定的联系,在医学领域中是综合应用的。阴阳学说和五行学说,均是以阴阳、五行的各自属性及各自相互关联的法则为理论指导,以临床可见的各种生理、病理现象为客观指标,去分析、研究、探讨和阐释人体内在脏腑、经络等的生理功能和病理变化,从而试图对人的生命活动进行较好的阐述。《类经图翼》说:"五行即阴阳之质,阴阳即五行之气。气非质不立,质非气不行。行也者,所以行阴阳之气也。"这就充分说明了在实际运用中,论阴阳则往往联系五行,言五行则必须涉及阴阳。如以阴阳来阐释人体的组织结构、生理功能和病理变化时,离不开五脏生克制化关系的相互联结和制约。反之,以五行的生克制化来探讨五脏之间的相互关系时,同样也离不开五脏阴阳之间的相互联结和制约。因此,在分析、研究和探讨脏腑生理功能和病理变化时,必须把阴阳和五行结合起来,综合运用,才能有利于从更深层次去认识和把握脏腑之间的辨证关系。

小结

五行学说
- 五行的概念
  - 五行的基本概念
  - 五行的特性:木曰曲直,火曰炎上,土爰稼穑,金曰从革,水曰润下
  - 事物属性的五行归类
- 五行学说的基本内容
  - 五行相生与相克
  - 五行制化与胜复
  - 五行相乘与相侮
- 五行学说在中医学中的应用
  - 说明五脏的生理功能及其相互关系
  - 说明五脏病变的相互影响
    - 相生关系的传变:母病及子、子病及母
    - 相克关系的传变:相乘、相侮
  - 指导疾病的诊断
    - 确定五脏病变部位
    - 推断病情的轻重顺逆
  - 指导疾病的治疗
    - 指导脏腑用药
    - 控制疾病的传变
    - 确定治则治法

1. 五行的基本概念及特性是什么？

2. 人体是如何用五行进行归类的？

3. 五行学说的基本内容是什么？

4. 五行学说是如何指导疾病的诊断及治疗的？

5. 根据五行相克规律确定的治法有哪些？

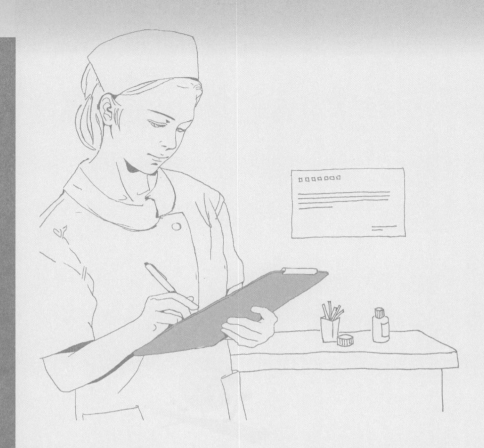

第二章　藏象

学习内容

1. 藏象的概念、脏腑的分类。

2. 五脏的主要功能及生理联属。

3. 六腑、奇恒之腑的功能。

4. 脏腑之间的关系。

5. 气的概念、生成、功能、分类。

6. 每类气的生成、分布、功能。

7. 血的概念、生成、运行、功能。

8. 津液的概念、生成、输布、排泄、功能。

9. 气、血、津液之间的关系。

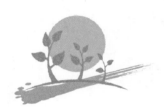

"藏象"二字,最早见于《黄帝内经》。藏,指藏于体内的内脏。象,即征象、形象。其义有二:① 脏腑器官的解剖形态;② 指脏腑的生理活动及病理变化表露于外的现象。藏象学说,是通过对人体生理、病理现象的观察,研究人体各脏腑的生理功能、病理变化及其相互关系的学说。

藏象学说的形成,主要有四个方面:① 古代解剖学知识;② 对人体生理、病理现象的观察;③ 古代哲学思想的渗透;④ 反复的临床实践,从病理现象及疗效分析去反证了某些生理功能。

脏腑指人体内的内脏,包括五脏(心、肺、脾、肝、肾),六腑(胆、胃、小肠、大肠、膀胱、三焦),奇恒之腑(脑、髓、骨、脉、胆、女子胞)。五脏六腑各自有不同的生理特点。五脏化生和贮藏精、气、血、津液,以藏为主;六腑受纳和腐熟水谷,传化和排泄糟粕,以通为用。奇恒之腑,其形态类似于腑,多为中空的腔性器官,名为腑,但又不与水谷直接接触,其功能类似于脏,贮藏精气而不化生精气,与五脏六腑有异,故称为奇恒之腑。祖国医学中的脏腑与现代医学的脏腑虽然解剖名称相同,但其具体的含义,却不完全相同。中医学的脏腑不单纯是一个解剖学概念,更重要的是一个生理、病理学方面的概念。

1. 腑与腑之间的关系

六腑,以"传化物"为其生理特点。六腑之间的关系,主要体现在饮食物的消化、吸收和排泄过程中的相互联系和密切配合。饮食入胃,经胃的腐熟和初步消化,下传于小肠。小肠受盛胃下移的食糜,再进一步消化,泌别清浊。其清者为精微物质,经脾的转输以营养全身。其浊者为剩余的水液和食物残渣,经肾的气化,水液形成尿液渗入膀胱,排出体外;而糟粕残渣,进入大肠,大肠对其水液再吸收,经传导功能,将糟粕由肛门排出体外。在饮食物的消化过程中,还有赖于胆汁的排泄以助消化。三焦不仅是水谷传化的道路,更重要的是三焦的气化,推动和支持着传化功能的正常进行。因此,人体对饮食物的消化、吸收和排泄,是由六腑分工合作共同完成的。由于六腑传化水谷,需要不断地受纳排空,虚实更替,故有"六腑以通为用""六腑以通为顺"之说。

2. 脏与腑之间的关系

脏属阴,腑属阳;阳主表,阴主里。一脏一腑,一里一表,一阴一阳相互配合,经脉相互络属,所以脏与腑之间的关系主要是阴阳表里相互配合关系。

气、血、津液是构成人体的基本物质,是脏腑生理活动的物质基础。气血运行于全身,周流不息,外而充养皮肉筋骨,内而灌溉五脏六腑,气血与人体的一切生理活动和各种病理变化密切相关。津和液都是体内正常水液,两者之间可互相转化,能够充盈孔窍,滑利关节,润泽皮肤、肌肉,濡养脑髓和骨髓。津液的生成、吸收和转输代谢,都需要通过有关脏腑的功能,如脾胃的运化,肺的宣发肃降、通调水道,肾的气化,三焦的运行输布等。

第一节　脏腑

一、五脏

（一）心

1. 解剖形态

心位于胸腔之左，横膈之上，两肺之间，色红呈尖圆形，似倒垂的莲花，中有孔窍，外有心包络围护。

2. 主要功能

（1）主血脉："主"有主宰、管理的意思。血即血液，脉即脉道。心主血脉包括主血和主脉两方面。主血：是指心气具有推动血液在脉中运行的功能。血具有营养作用，血流动不止，运行全身，濡养五脏六腑、四肢百骸、皮肉筋骨等组织器官，从而维持正常的功能活动。而血液的运行主要靠心气的推动，只有心气充足，才能维持正常的心力，血液才能在脉内运行不息，营养全身。主脉：脉即血脉，为血之府，是血液运行的通道。心与脉相连，脉道的通利与否，直接影响着血液的正常运行。所以，心既主血，又主脉。

综上所述，血液正常运行，必须以心气充沛、血液充盈、脉道通利为最基本的前提条件。

（2）主神志：又称"心藏神"。中医学理论中"神"的概念，有广义和狭义之分。广义，是指整个人体生命活动的外在表现，如人体的征象、面色、眼神、言语、表情、活动姿态等无不属于神的范畴。狭义，是指心所主的神志，即精神、意识、思维活动。

心主神志的生理功能与心主血脉的生理功能密切相关。因为血液是神志活动的物质基础，心主血脉，输送血液以养全身，也为心的生理功能提供了必要的物质，所以说心血能养心神。只有心气血充盈，才能神志清晰，思维敏捷，精力充沛；若心气血不足，则心神不宁、失眠、健忘、精神萎靡。

3. 生理联属

（1）在志为喜：《素问·阴阳应象大论》说："在脏为心……在志为喜。"喜为心之志。一般来说，喜属良性刺激，有益于心的生理功能，如果喜乐过度，可使心神受伤。

（2）在液为汗：亦称"汗为心之液"。汗是由津液通过阳气的蒸腾气化后，从玄府（汗孔）排除的液体。津液又是血的组成部分，而心又主血，故有"血汗同源"之说。如心气不足，表卫不固，则自汗；心阴虚弱，阴不敛阳，则盗汗。

（3）在体合脉，其华在面：心合脉，是指全身血脉都归属于心。华，是光彩之义。其华在面，由于头面部的血脉极为丰富，心主血脉的生理功能正常与否，可从面部反映出来。心气旺盛，血脉充盈，面色红润有泽；心气不足，心血亏少，面色淡白无华等。

（4）在窍为舌：在窍，即是开窍。心经的别络上行于舌，舌为心之外候，又称舌为"心之苗"，由于心的气血上荣于舌，以保持舌的主司味觉和语言表达的生理功能。心的功能正常与否，可以从舌面上反映出来。心气血充足，舌体红活荣润，柔软灵活，味觉灵敏，语言流利；心血不足，舌质淡白；心血瘀阻，舌质紫暗或有瘀斑等。

知识拓展 ▮

　　心包络，简称心包，又可称"膻中"，是包在心脏外面的包膜，具有保护心脏的作用。在经络学说中，手厥阴经属于心包络，与手少阳三焦经相为表里，故心包络亦称为脏。但在藏象学说中，认为心包络是心之外围，有保护心脏的作用，所以外邪侵袭于心，首先包络受病。所以，在外感热病中出现的神昏、谵语等症，称之为"热入心包"或"蒙蔽心包"。

（二）肺

1. 解剖形态

肺位于胸腔，左右各一，上连气道，与喉相通。因其覆盖其他脏腑，是五脏六腑中位置最高者，故称为"华盖"。又因肺叶娇嫩，不耐寒热，易被邪侵袭，故又称为"娇脏"。

2. 主要功能

（1）主气，司呼吸：是指肺具有主持呼吸之气和一身之气的功能。

肺主呼吸之气，是指通过肺呼吸运动，吸入自然界的清气，呼出体内的浊气，以进行体内外气体交换的功能。肺主呼吸功能正常，则气道通畅，呼吸调匀。若病邪犯肺或他脏疾病，影响肺的呼吸功能，可出现胸闷、咳嗽、喘促、呼吸不利等症状。肺主一身之气，是指一身之气都归属于肺，即肺具有主持、调节全身之气的作用。肺主一身之气的功能正常，则各脏腑之气旺盛。反之，肺主一身之气的功能异常，必然影响宗气的生成和全身之气的升降出入运动，表现少气不足以息、声低气怯、肢倦乏力等症状。

（2）主宣发肃降，通调水道：宣发，即宣布、发散，指肺气向上的升宣和向外周布散的功能；肃降，即清肃、洁净和下降，是指肺气清肃和向下通降以保持呼吸道洁净的作用。

肺主宣发，主要体现在三个方面：① 通过肺的呼吸运动排除体内的浊气；② 将脾转输的津液和水谷之精微布散到全身和外达皮毛；③ 宣发卫气，调节腠理开合，将代谢后的津液变为汗液，排出体外。若肺气失宣，则呼吸不利，胸闷、咳嗽、鼻塞、无汗。

肺主肃降，主要体现在三个方面：① 吸入自然界的清气；② 将吸入的清气及由脾转输至肺的津液和水谷精微向下布散；③ 肃清肺和呼吸道内的异物，保持呼吸道的洁净。肺失肃降，则呼吸短促或表浅，咳痰、咯血。

通调水道：通，即疏通；调，即调节；水道是指水液运行和排泄的通路。肺通调水道的功能，是通过肺宣发和肃降对体内水液输布和排泄起着疏通和调节的作用。肺气的宣发，不但将津液和水谷精微布散到全身，而且调节着汗液的排泄；肺气的肃降，将水液不断地向下输送，经肾和膀胱的气化作用，生成尿液排出体外。如肺失通调，则水液停聚而生痰、成饮，甚则形成水肿等病变。

（3）朝百脉，主治节：朝，朝向、聚会之意。肺朝百脉，是指全身的血液通过血脉流注而汇聚于肺，通过肺的呼吸，进行体内外气体的交换，然后输布到全身。所以肺朝百脉的生理作用是助心行血。主治节是指治理和调节之意。其功能主要体现在以下四个方面：① 肺主呼吸，调节人体呼吸有节律的进行；② 治理和调节着全身的气机；③ 调节着气的升降出入运动，辅助心脏，推动和调节血液的运行；④ 通过肺的宣发肃降，治理和调节着津液的输布、运行和排泄。

3. 生理联属

（1）在志为忧（悲）：忧愁和悲伤均属于非良性刺激，易耗气，由于肺主气，所以悲忧易伤肺。

（2）在液为涕：涕是鼻腔黏膜分泌的黏液，可润泽鼻窍。肺的病变，可反映于涕。肺寒，鼻流清涕；肺热，鼻涕黄浊；肺燥，鼻干、少涕。

（3）在体合皮，其华在毛：皮毛，包括皮肤、汗腺、毫毛等组织，是一身之表。肺有宣发卫气、输精于皮毛的功能。肺气宣发，则皮肤致密，毫毛光泽，抗御外邪能力较强；若肺气虚弱，不能输精于皮毛，则皮毛憔悴枯槁，肌表不固，抗御外邪侵袭能力低下，可见自汗出，易于外感。

（4）在窍为鼻：鼻与喉相通而连于肺，是呼吸的门户，故有"鼻为肺之窍""喉为肺之门户"之说。鼻喉的通气功能，鼻的嗅觉和喉的发音，都与肺气的功能密切相关。肺气和，则呼吸通利，嗅觉灵敏，声音能彰。

（三）脾

1. 解剖形态

脾位于腹腔上部,膈膜之下,左季肋的深部,附于胃的背侧左上方,是一个形如刀镰,扁平椭圆弯曲状的器官。

2. 主要功能

（1）主运化:运,即转运输送;化,即消化吸收。脾主运化,是指脾具有把水谷精微转输至全身各脏腑组织的功能。脾的运化功能,包括运化水谷和运化水液两个方面。

运化水谷:水谷,泛指各种饮食物。脾运化水谷,是指脾对饮食物的消化和吸收作用。饮食入胃,经胃的初步消化,小肠的进一步的消化和吸收,必须依赖脾的运化功能,将水谷化为精微,再经过脾的转输和散精功能,将水谷精微"灌溉四旁"和布散全身。若脾失健运,则机体的消化吸收功能失常,可出现腹胀、便溏、纳呆、倦怠和气血不足等病理变化。所以称脾胃为"后天之本""气血生化之源"。

运化水液:也有人称"运化水湿",指脾对水液的吸收、转输和布散的作用。脾在运化水谷精微的同时,也运化水液。脾能将水液上输于肺,通过肺的宣发和肃降,将水液输送到全身,使其得到水液的滋润和濡养,剩余的水分则转输至肺和肾,经肺、肾的气化功能,化为汗液和尿液排出体外。因此,脾的运化水液功能强盛,可防止水液在体内停滞。若脾运化水液功能减退,必然导致水液停滞,产生痰、湿、饮等病理产物,出现便溏、水肿等。

脾运化水谷精微和运化水液两方面的作用,是相互联系、相互影响的,一方面功能失常,可导致另一方面的功能失常。

（2）主升清:指脾的运化功能,以"升清"为主。"升",指上升输布和升举;"清",指水谷精微等营养物质。脾主升清,是指脾具有将水谷精微等营养物质吸收并向上转输于心、肺、头目,并通过心肺的气化作用化生气血,以营养全身。其运化特点是以上升为主,故说"脾气主升"。脾的升清功能正常,水谷精微等营养物质才能正常吸收和输布,气血充盛,人体生机益然,内脏各安其位。若脾气不能升清,则水谷不能运化,气血生化无源,则神疲乏力、头目眩晕、腹胀、泄泻等。脾气下陷,则久泄脱肛,内脏下垂。

（3）主统血:统,即统摄、控制,指脾有统摄和控制血液在经脉中运行,防止逸出脉外的功能。脾统血的作用是通过气摄血作用来实现的。因为脾为气血生化之源,气为血帅,血随气行。所以脾的运化功能健旺,则气血充盈,气旺固摄功能亦强,则血液不致外逸。气的固摄功能减退,可导致出血,称为脾不统血。

3. 生理联属

（1）在志为思:思,即思考、思虑,是人精神意识思维活动的一种状态。正常的思考,对机体的生理活动无不良影响,若思虑过度,所思不遂,则主要影响气的正常运行,导致气滞和气结,从而影响脾的运化和升清,表现不思饮食、脘腹胀闷、头目眩晕等。

（2）在液为涎:涎为口津,唾液中较清稀的称为涎,可润泽口腔,助吞咽和消化。正常情况下,涎液上行于口,但不溢于口外。若脾胃不和,涎液分泌剧增,口涎自出,故说脾在液为涎。

（3）在体合肌肉,主四肢:由于脾主运化,为气血生化之源。全身的肌肉、四肢都要靠脾运化的水谷精微来营养,才能使肌肉丰满、健壮。四肢是人体之末,又称"四末",同样需要脾胃运化的水谷精微的营养。脾气健运,则肌肉丰满、壮实,四肢活动有力;脾失健运,则肌肉瘦削、痿软,四肢倦怠无力甚或痿废不用。

（4）在窍为口,其华在唇:脾的运化功能与食欲、口味有密切关系。脾气健运,口味正常,食欲旺盛;脾失健运,口淡乏味,食欲不振;湿邪困脾,口腻、口甜。口唇的肌肉由脾所主,其色泽能反映全身气血状况。脾气健运,气血充足,营养良好,口唇红润光泽;脾失健运,气血虚少,营养不良,口唇淡白无华。

（四）肝

1. 解剖形态

肝位于腹部,横膈之下,右胁下而稍偏左,其色紫赤,为分叶脏器,左右分叶。

2. 主要功能

（1）主疏泄:疏,即疏通、疏导;泄,即发泄、升发。肝主疏泄,指肝具有疏通、舒展、条达、升发的特性。肝的疏泄功能,主要与肝为刚脏、性喜条达、主升主动的生理特点有关,最主要的表现是调畅人体气机,其具体作用表现为五个方面。

1）调畅气机:肝主疏泄直接影响气机调畅。气机,是指气的升降出入运动形式。机体的各脏腑、组织器官的运动全赖于气的升降出入。肝的生理特点是主动、主升,因此对气机的疏通、升发、调畅,都起着重要作用。只有气机调畅,才能维持气的正常运行。气行则血行。肝气舒畅条达,气机调畅,血液得以运行,脏腑功能正常。肝失疏泄,气机不调,必然影响气血的正常运行。气机阻滞,则胸胁、两乳或少腹胀痛不适;气滞而血瘀,则胸胁刺痛,经行不畅,痛经、经闭甚至癥积、肿块。肝气升发太过,气机上逆,则面红耳赤,头目胀痛,烦躁易怒;血随气逆,则吐血、咯血,甚而薄厥。

2）促进津血运行:肝主疏泄,在调畅气机的同时,也促进了津液的输布和血液的循行。即所谓"气行则血行,气行则水行"。病理上,疏泄太过,导致血随气逆,则可见各种出血之症;而疏泄不及,气机郁滞,一方面可导致津行障碍,水液异化为痰湿等内生之邪,如痰气互结而成痰核,或气血水停滞搏结而成臌胀。另一方面则可影响血液循行而致血瘀,产生癥积、肿块及妇女闭经等。

3)促进消化吸收:肝的疏泄功能对消化吸收的作用主要是通过两个方面来实现的。其一,协调脾胃气机的升降。胃主受纳,脾主运化;胃气主降,脾气主升,共同完成了脾胃的消化功能。肝的疏泄功能是维持脾胃升降协调的重要条件。肝失疏泄,脾胃升降失常,除肝气郁结的症状外,还可出现胃气不降的呕逆、嗳气、脘腹胀痛等肝胃不和的症状,又可出现脾气不升的腹胀、泄泻等肝脾不调之证。其二,调节胆汁的分泌和排泄。胆汁来源于肝,为肝之余气所化,而胆汁泄注于小肠,又有赖于气机的调畅。所以,胆汁的分泌和排泄,实际上取决于肝主疏泄的功能。肝的疏泄功能正常,则胆汁排泄通畅,有助于饮食物的消化吸收;若肝失疏泄,就影响胆汁的分泌与排泄,则胆汁量少而稠,排泄不畅,易出现胁肋胀痛,口苦纳呆,甚则黄疸等。

4)调畅情志:情志活动除由心所主外,与肝的疏泄功能亦密切相关。肝的疏泄功能正常,气机调畅,气血和调,则精神愉快,心情舒畅;肝的疏泄不及,肝气郁结,则心情易于抑郁,沉闷不乐;肝的升发太过,肝阳上亢,则精神亢奋,烦躁易怒等。

5)调节生殖功能:男女的生殖功能,尤其是男子的排精、女子的排卵和月经来潮,与肝的疏泄功能密切相关。男子精液的正常排泄,是肝肾二脏相互协调的结果。肝疏泄功能正常,则精液排泄通畅有度;肝失疏泄,则排精不畅。女子月经及排卵亦受肝主疏泄功能的影响。肝疏泄功能正常,则月经周期正常,经行通畅;若肝疏泄功能不及,则月经周期紊乱,经行不畅,甚或痛经。

(2)主藏血:肝藏血是指肝具有贮藏血液和调节血量的功能。

1)贮藏血液:血液来源于水谷精微,生化于脾而藏于肝。故有肝主"血海"之称。肝内贮存一定的血液,既可以濡养自身和制约肝的阳气,而维持肝的阴阳平衡,又可防止出血。因此,肝不藏血,不仅可以出现肝血不足,阳气升腾太过,而且还可以导致各种出血。

2)调节血量:在正常生理情况下,人体各部所需血量常随着不同的生理需要而改变。由于肝对血液有贮藏和调节作用,所以人体各部分的生理活动都与肝有密切关系。肝藏血功能失常,既可出现两目干涩昏花或夜盲,筋脉拘急,肢体麻木,月经量减少甚至闭经等肝血不足之证,又可出现吐血,女子月经量过多,甚至崩漏等。

3. 生理联属

(1)在志为怒:怒属于一种不良的精神刺激,可使气血上逆,阳气升泄。因肝主疏泄,肝气有升发的特性,故在志为怒。大怒易致肝气升发太过,所以"怒伤肝"。反之,肝的阴血不足,阳气失于制约,升泄太过,则易发怒。

（2）在液为泪:泪自目出,正常情况下可濡润、保护眼睛而不外溢。因肝开窍于目,故称泪为肝之液。当肝功能失常时,可见泪液分泌异常。肝的阴血不足,泪液分泌减少,则两目干涩;肝经湿热,则目眵增多等。

（3）在体合筋,其华在爪:筋即筋膜,附着于骨而聚于关节,是联结关节、肌肉的一种组织。筋和肌肉的收缩和弛张,可使肢体、关节屈伸或转侧。筋司运动的功能有赖肝血的滋养。爪,即爪甲,包括指甲和趾甲,乃筋之延续,故称"爪为筋之余"。肝血充盈,筋有所养,关节运动灵活有力,爪甲坚韧明亮,红润光泽。肝血不足,筋膜失养,则表现为筋力不健,运动不利,可见手足震颤,屈伸不利,肢体麻木,爪甲软薄,枯而色夭,甚则变形脆裂。

（4）在窍为目:肝的经脉上联于目系,目的视力有赖于肝气之疏泄和肝血之濡养。肝的功能正常与否,可以从目上反映出来。肝之阴血不足,则两目干涩,视物不清或夜盲;肝经风热,目赤肿痛;肝火上炎,目赤生翳等。

（五）肾

1. 解剖形态

肾位于腰部脊柱两侧,左、右各一,外形椭圆弯曲,状如豇豆。

2. 生理功能

（1）藏精,主生长、发育和生殖:广义的精,泛指构成人体和维持人体生长发育、生殖和各脏腑功能活动的精微物质,包括先天之精和后天之精。狭义的精,是指禀赋于父母而贮藏于肾具有生殖作用的精微物质,又称生殖之精。肾藏精,指肾对精有封藏作用,使之不无故流失,使精气在体内充分发挥其生理效应创造良好的条件,故称肾为"封藏之本"。肾所藏之精,分为"先天之精"和"后天之精"。"先天之精"是禀受于父母的生殖之精,与生俱来,是构成胚胎发育的原始物质。"后天之精"指出生以后,来源于摄入的饮食物,通过脾胃运化功能而生成的水谷之精气,以及各脏腑生理活动所化生的精气通过代谢平衡后的剩余部分,藏于肾。"先天之精"与"后天之精"来源虽然不同,但同归属于肾,二者相互依存,相互为用,"先天之精"要靠"后天之精"的不断培育和充养,才能充分发挥其生理效应;"后天之精"又依赖"先天之精"的活力资助。两者在肾中密切结合而组成肾中的精气。一般地说,肾精是有形的,肾气是无形的。肾精散,则化为肾气;肾气聚,则变为肾精。两者在相互转化之中,可分不可离,故往往统称"肾中精气"。

肾的功能

知识拓展

《素问·上古天真论》说:"女子七岁,肾气盛,齿更发长;二七而天癸至,任脉通,太冲脉盛,月事以时下,故有子;三七,肾气平均,故真牙生而长极;四七,筋骨坚,发长极,身体盛壮;五七,阳明脉衰,面始焦,发始堕;六七,三阳脉衰于上,面皆焦,发始白;七七,任脉虚,太冲脉衰少,天癸竭,地道不通,故形坏而无子也。丈夫八岁,肾气实,发长齿更;二八,肾气盛,天癸至,精气溢泻,阴阳和,故能有子;三八,肾气平均,筋骨劲强,故真牙生而长极;四八,筋骨隆盛,肌肉满壮;五八,肾气衰,发堕齿槁;六八,阳气衰竭于上,面焦,发鬓斑白;七八,肝气衰,筋不能动,天癸竭,精少,肾脏衰,形体皆极;八八,则齿发去。"

肾中精气的生理效应,主要有两个方面:一是促进机体的生长发育和生殖机能。人体的生长发育包括先天和后天两部分。人自形成胚胎起,在母体内靠肾中精气的作用,才能得到正常的生长发育,从而形成完整的机体。出生后,人的生、长、壮、老、已均与肾中精气的盛衰密切相关。二是调节机体的代谢和生理功能活动。肾的这一活动是过肾阳和肾阴来实现的。肾阳、肾阴都由肾中精气所化生。具有促进机体温煦、运动、兴奋和气化功能的称为肾阳,古代医家称之为"真阳""元阳"。具有促进机体的滋润、宁静、成形和制约阳热功能的称为肾阴。古代医家称之为"真阴""元阴"。

肾阴、肾阳为机体阴阳的根本。二者之间相互制约、相互为用,维持着肾脏本身及各脏阴阳的相对平衡。由于某些原因,这种相对平衡关系遭到破坏而又不能自行恢复时,则可形成肾阴虚或肾阳虚。肾阴虚可见内热、眩晕、耳鸣、腰膝酸软、遗精、舌红少津等证候,肾阳虚可见疲惫乏力、形寒肢冷、腰膝冷痛或痿弱、小便清长或不利或遗尿失禁、舌淡以及性机能减退和水肿等的证候。由于肾阴和肾阳均以肾中精气为其物质基础,肾的阴虚或阳虚,实质上均是肾中精气不足的表现形式。所以肾阴虚到一定程度时可以累及肾阳,发展为阴阳两虚;肾阳虚到一定程度时也可累及肾阴,发展为阴阳两虚。

(2)主水:是指肾具有主持和调节水液代谢的重要作用。肾主水的功能,主要依靠肾阳对水液的蒸腾气化作用来实现。正常情况下,水液是经肺的宣发肃降、通调水道,脾的运化水液,肾的蒸腾气化,以三焦为通道,输送到全身,代谢后的津液,则化为汗液、尿液和气排出体外。所以肾中精气的蒸腾气化,主宰着整个津液代谢过程。特别是尿液的生成和排泄,与肾中精气的气化直接相关。肾的气化失常,既可引起关门不利,小便排泄障碍而尿少、水肿,又可引起气不化水,而致小便清长、尿多、尿频。

(3)主纳气:纳,即固摄、受纳。肾主纳气,指肾具有摄纳肺吸入之自然界的清气,防止呼吸表浅的功能。人体的呼吸虽为肺所主,但必须依赖于肾的纳气作用,才能保持一定的深度。《类证治裁·喘症》说:"肺为气之主,肾为气之根;肺主出气,肾主纳气,阴阳相交,呼吸乃和。"肾的纳气功能正常,则呼吸均匀和调。反之,摄纳无权,可见呼多吸少,动则喘甚等。

3. 生理联属

（1）在志为恐：恐是人们对事情惧怕的一种精神状态,惊恐相似,但惊为不自知而受惊,恐为自知,俗称胆怯。对机体的生理活动来说,均属于一种不良刺激,可使机体的气机运行紊乱而伤肾,使肾气不固,精气下泄,则二便失禁。故古人云"恐伤肾""恐则气下"。

（2）在液为唾：口津中较稠厚的称作唾。唾为肾精所化。若多唾或久唾,则易耗伤肾精。

（3）主骨生髓通于脑,其华在发：肾中精气是促进机体生长发育功能的重要组成部分。肾藏精,精生髓,髓居骨中,滋养骨骼。肾精充足,骨髓充盈,则骨骼发育正常,坚固有力。肾中精气不足,骨髓空虚,则骨软无力,小儿囟门迟闭,老年人骨质脆弱,易于骨折等。

"齿为骨之余",齿与骨同出一源,也是由肾中精气充养。牙齿的生长与脱落,与肾中精气的盛衰密切相关。肾精充沛,牙齿坚固而不易脱落;肾精不足,小儿牙齿生长迟缓,成人牙齿易于松动脱落。

髓有骨髓、脊髓和脑髓之分,均由肾中精气所化生。脊髓上通于脑,髓聚而成脑,故称脑为"髓海"。肾中精气充盈,髓海得养,脑的发育就健全;反之,肾中精气不足,髓海失养,则脑转耳鸣。

"发为血之余",发的营养来源于血,但发的生机根源于肾。肾藏精,精能化血,精血旺盛,则毛发润泽,故肾"其华在发"。发的生长与脱落、润泽与枯槁,与肾精盛衰有密切关系。

（4）在窍为耳及二阴：耳是听觉器官,耳的功能靠肾中精气的充养。肾精充盈,髓海得养,则听觉灵敏;肾精虚衰,髓海失养,则听力减退,或见耳鸣耳聋。

二阴,即前阴和后阴。前阴包括尿道和外生殖器,后阴即肛门。尿液的排泄虽与膀胱有关,但有赖于肾的气化作用;生殖功能由肾所主。大便的排泄虽属大肠的传化功能,但要靠肾的气化作用才能顺利排便。肾气虚衰,在小便方面可见尿频、尿少或失禁;在大便方面,可出现五更泻或便秘。

二、六腑

六腑,即胆、胃、小肠、大肠、膀胱、三焦的总称。它们共同的生理功能是：将饮食物腐熟消化,传化糟粕。饮食物自进入人体至排出体外,要通过七道关隘,以利于对饮食物的消化吸收。这七道关隘,《难经》称之为"七冲门"。

《难经·四十四难》曰:"七冲门何在?唇为飞门,齿为户门,会厌为吸门,胃为贲门,太仓下口为幽门,大肠小肠会为阑门,下极为魄门,故曰七冲门也。"

(一) 胆

1. 解剖形态

胆与肝相连,附于肝之短叶间,呈中空囊状器官。

2. 生理功能

(1) 贮藏和排泄胆汁:胆汁来源于肝之精气所化生,贮藏于胆。胆内贮藏清净之胆汁,其味苦,色黄绿,浓缩并泄于小肠,有助于饮食物的消化。胆汁的化生和排泄,依赖于肝的疏泄功能。肝气疏泄正常,胆汁排泄畅达,则饮食物消化正常。肝失疏泄,胆汁排泄不利,则消化障碍,可见胁下胀痛、厌食油腻、腹胀腹泻;胆汁外溢,浸渍肌肤,发为黄疸;胆气不利,胆汁上逆,可见口苦、呕吐黄绿苦水。

(2) 主决断:胆主决断,指胆在精神意识思维活动过程中,具有判断事物、做出决定的作用。气以胆壮,邪不可干。胆气豪壮之人,剧烈的精神刺激对其所造成的影响不大,且易于恢复。胆气虚弱的人,在受到精神刺激时,则易于出现惊悸、虚怯、失眠、多梦等精神情志证候。

胆汁直接助饮食物的消化,故胆为六腑之一。因胆本身并无传化水谷的功能,且藏精汁,故又属奇恒之腑。

(二) 胃

1. 解剖形态

胃位于膈下,腹腔上部,外形屈曲。上接食道,下通小肠。

2. 生理功能

(1) 主受纳、腐熟水谷:受纳,是接受和容纳的意思;腐熟,是饮食物经胃初步消化,形成食糜之意。饮食入口,经过食管进入胃中,胃加以接受、容纳,经过胃的腐熟,下传于小肠,故称胃为"太仓""水谷之海"。其精微经脾之运化而营养全身。胃的受纳和腐熟功能的强弱,取决于胃气的盛衰。胃气强,则能食;胃气弱,则食少等。

(2) 主通降:是指胃的气机宜保持通畅下降的特性。饮食物入胃,经胃的腐熟形成食糜,须下行于小肠,进一步消化吸收。所以胃主通降,以降为和。胃降是相对脾升而言,胃的降浊功能是受纳的前提条件。若胃失通降,不仅影响食欲,而且因浊气在上出现口臭、胃脘胀闷或疼痛、大便秘结。甚者胃气上逆，则恶心呕吐、呃逆、嗳气等。

（三）小肠

1. 解剖形态

小肠位于腹中，呈迂曲回环叠积之状的中空管状器官。上与胃相通，下连大肠。

2. 生理功能

（1）主受盛和化物：受盛，即接受，以器盛物之意；化物，即变化、消化、化生之意。小肠的受盛功能主要体现于两方面：① 小肠接受经胃初步消化之饮食物，起到盛器的作用；② 经胃初步消化的饮食物，须在小肠内停留一定的时间，以利于进一步消化吸收。小肠的化物功能，是指小肠将初步消化的食糜进一步消化吸收，将水谷化为精微。在病理上，小肠受盛功能失调，则气机失于通调，滞而为痛，表现为腹部疼痛等。小肠化物功能失常，可以导致消化吸收功能障碍，表现为腹胀、腹泻、便溏等。

（2）泌别清浊：泌，即分泌；别，即分别；清，即精微物质；浊，即代谢产物。所谓泌别清浊，是指小肠对承受胃初步消化的食糜，做进一步消化的同时，进行分清和别浊的功能。小肠的泌别清浊功能主要体现于三个方面：① 小肠将消化的饮食物分为水谷精微和食物残渣两部分；② 将水谷精微吸收，把食物残渣输送到大肠；③ 小肠在吸收水谷精微的同时，也吸收了大量的水液，并将剩余的水液经肾的气化渗入到膀胱，形成尿液。泌别清浊功能正常，则二便正常；泌别清浊功能失调，则清浊不分，混杂而下，可见便溏腹泻、尿短少。由于小肠在泌别清浊过程中参与了水液代谢，故有"小肠主液"之说。

（四）大肠

1. 解剖形态

大肠位于腹腔之中，是一个管道器官，呈回环叠积状，上口在阑门处接小肠，下端紧接肛门。

2. 生理功能

大肠的生理功能是传化糟粕。传化，即传导、变化。大肠接受小肠泌别清浊后的食物残渣，将其中多余的水液再吸收，使之形成粪便，向下传导，经肛门传出体外。大肠传导失常，主要表现排便异常。大肠湿热，气机阻滞，可见腹痛下痢、里急后重、下痢脓血。大肠虚寒，吸收水分不足，则水谷杂下，肠鸣、泄泻；大肠实热，销铄津液，则肠液干枯而便秘。故大肠有"传导之官"之称。

（五）膀胱

1. 解剖形态

膀胱位于下腹部，为中空囊状器官。上有尿管与肾相通，下有尿道，开口于前阴。

2. 生理功能

膀胱的主要功能是贮藏和排泄尿液。人体的水液代谢过程中，经人体利用后的浊液经肾的气化生成尿液，贮存于膀胱，再通过肾和膀胱的气化作用，及时自主地排出体外。膀胱气化不利，可见尿少或癃闭等；气化失约，可见尿频、小便失禁等。

（六）三焦

1. 解剖形态

三焦是上焦、中焦、下焦的总称，是藏象学说中的一个特有名称。三焦并非是一独具之腑，五脏六腑之中，三焦最大，无与匹配，故称"孤腑"。

2. 生理功能

（1）通行元气：元气，是人体最根本的气，是生命活动的原动力，根源于肾，通过三焦而输布于全身，激发、推动各脏腑组织的功能活动。由于元气是脏腑气化功能的动力，因此，三焦通行元气的功能关系到整个人体的气化作用。

（2）疏通水道，运行水液：水液代谢是由诸多脏腑的共同作用来完成的。但必须以三焦为通道才能上腾下达。因此三焦有疏通水道、运行水液的作用，是水液升降出入的道路。所以中医学把水液代谢的协调平衡作用，称作"三焦气化"。

三焦的部位划分及其各自的生理特性：

上焦：一般将横膈以上的胸部称作上焦，包括心、肺。上焦主宣发卫气，敷布水谷精微和津液，发挥营养和滋润全身的作用，如雾露之溉，故称"上焦如雾"。

中焦：一般将横膈以下，脐以上的腹部称作中焦，包括脾、胃、肝、胆。中焦具有消化、吸收并输布水谷精微和津液，化生气血的作用，如酿酒发酵一样，故称"中焦如沤"。

下焦：一般将脐以下的部位称为下焦，包括小肠、大肠、肾、膀胱、女子胞、阴部等。下焦主要是泌别清浊，排泄糟粕和尿液，有如水浊不断向下疏通，向外排泄一样，故称"下焦如渎"。

三、奇恒之腑

脑、髓、骨、脉、胆、女子胞总称为奇恒之腑。六者之中，胆既属六腑又属于奇恒之腑，在六腑已述。骨、脉、髓已在五脏有关内容中提及，本处只叙述脑、女子胞二者。

（一）脑

1. 解剖形态

脑，居颅腔之中，由精髓汇集而成，故名"髓海"。

2. 生理功能

（1）主精神意识：脑具有主精神、意识、思维的功能。脑主精神意识的功能正常，则精神饱满，思维灵敏，意识清楚，记忆力强，语言清晰，情志活动正常。否则，便出现神明异常。

（2）主感觉运动：人的视、听、言、动等，与脑密切联系。脑主感觉运动功能正常，则视物精明、感觉正常、听力正常、嗅觉灵敏、运动如常。反之，不论虚实，都会表现为听觉失聪、视物不明、感觉异常、嗅觉不灵、运动失常等。

（二）女子胞

1. 解剖形态

女子胞又称"胞宫"，位于小腹正中部，膀胱之后，盲肠之前，下口与阴道相连，呈倒置的梨形，是女性特有的脏器。

2. 生理功能

（1）主月经：健康女子到 14 岁左右，肾中精气旺盛，产生了一种促进性腺发育成熟和维持生殖功能作用的精微物质，称"天癸"。在"天癸"的促发下，女子胞发育完全，任脉通畅，冲脉旺盛，月经来潮。到了 50 岁左右，肾中精气渐衰，"天癸"渐竭，冲任二脉的气血也逐渐衰少，月经紊乱，乃至绝经。所以，女子胞是女子发育成熟后主持月经的器官。

（2）孕育胎儿：女子发育成熟，月经来潮，便有了生殖和养育胞胎的能力。受孕之后，女子胞就成为保护和孕育胎儿的主要器官。

四、脏腑之间的关系

人是一个有机的整体。中医理论不仅注重每一个脏与腑各自的生理功能，而且非常重视脏腑之间在生理功能上的相互协调与联系，强调这种协调与联系关系着人的健康与疾病。因此，研究脏腑之间的关系，也是藏象学说的重要内容。

（一）脏与脏之间的关系

1. 心与肺

心与肺的关系，主要体现在心主血与肺主气，以及血液循环与呼吸之间的相互协调与促进。心主血,推动血液运行,以维持肺的呼吸功能;肺主气司呼吸,朝百脉,能促进、辅助心血运行。另外,心肺居于胸中,宗气亦积于胸中,并有贯心脉和司呼吸的功能。因此,宗气又加强了心与肺之间的联结作用。

2. 心与脾

心与脾的关系,主要体现在血液的生成和运行两方面的相互协调与促进。一方面,心血靠脾气转输的水谷精微化生,而脾的转输功能又赖心血来滋养。脾气健运,化源充足,心血充盈;心血充足,脾得濡养,脾气健运。另一方面,血液在脉中运行,既有赖于心气的推动而不致迟缓,又依靠脾气的统摄不致逸出脉外,心脾协同,血液运行正常。

3. 心与肝

心与肝的关系,主要体现在血液及精神情志两方面的相互协同与促进。心主血,肝藏血。心主血功能健旺,则血运正常,肝才能有所藏;肝贮血充盈,并随着人的动静需求而调节之,心才能有所推动。心肝两脏在血液循行调节方面密切联系,相互协同。其次,心主神明,肝主疏泄而调畅情志,在这方面两脏也相互协调与促进,以维持精神情志活动的正常。

4. 心与肾

心与肾的关系,主要表现为"心肾相交"的关系。心,属火,位于上焦;肾属水,位于下焦。心火下降于肾,温煦肾脏,使肾水不寒;肾水上济于心,制约心火,使之不亢。从而使心肾的生理功能协调平衡。心肾之间的这种关系,称为"心肾相交",也称"水火既济"。

5. 肺与脾

肺与脾的关系,主要体现在宗气的生成和水液代谢两方面。宗气的生成,有赖于肺的呼吸以吸纳清气和脾的运化,以提供水谷精气。水液的代谢,由脾的运化输布,肺的宣降通调共同参与。故脾、肺两脏的功能协同和协调,是维持体内水液正常代谢的重要环节。

6. 肺与肝

肺与肝的关系,主要体现在对气机的调节方面。肺气以肃降为顺,肝气以升发为调。肺与肝,一升一降,对全身气机的调畅起着重要作用。

7. 肺与肾

肺与肾的关系,主要体现在水液代谢与呼吸两方面。肺主通调水道,为水之上源;肾为主水之脏。肺的通调水道功能,有赖于肾阳蒸腾气化;而肾的主水功能,亦有赖于肺气宣发肃降。两脏相互协同,以保证人体水液的正常输布和排泄。此外,肺司呼吸,肾主纳气,在呼与吸过程中两脏协调配合,维持呼吸深度,以共同完成呼吸功能。再者,肺的肃降,利于肾之纳气;肾气摄纳,又有助于肺气肃降。故有"肺出气也,肾纳气也,肺为气之主,肾为气之本"之说。

8. 肝与脾

肝与脾的关系,主要体现在两脏对血液的调控以及消化吸收功能的协同、协调方面。一方面,肝主藏血,贮藏血液并调节血流量;脾主统血,使血液在脉管中运行,不逸出于脉外。肝脾协同,保证血液的正常运行。另一方面,肝主疏泄,调畅气机,分泌胆汁,有助于脾的运化功能;脾气健旺,运化功能正常,则有利于肝之疏泄。

9. 肝与肾

肝与肾的关系,主要体现在肝血与肾精、疏泄与封藏以及肝肾阴阳之间的依存协同作用等方面。① 肾藏精,肝藏血。精与血之间存在着相互滋生与转化关系,即肾精有赖于肝血之滋养,肝血有赖于肾精之化生,故有"精血同源"之说,这又称作"肝肾同源"或"乙癸同源"。② 肝主疏泄,使肾之封藏开合有度;肾主封藏,则可制约肝之疏泄太过。二者相反相成,相互制约、相互为用的关系,又称之为"藏泄互用"。③ 肝肾阴阳息息相通,相互资生,相互制约,从而维持肝肾阴阳的充盛与平衡。

10. 脾与肾

脾与肾的关系,主要体现在三个方面:① 先后天之间相互资生,相互促进。肾藏精,源于先天,主生长发育与生殖,为先天之本;脾运化水谷精微,化生气血津液,充养人体,为后天之本。两者相互资生,相互促进,为人体生命活动之根本。② 脾的运化与肾精、肾阳之间的相互依存关系。脾主运化,吸收水谷精微,不断充养肾精;而脾的运化功能,又必须得到肾阳的温煦,才能健运。③ 体现在水液代谢方面。脾运化水液,关系到人体水液的生成与输布,又须有肾阳的温煦;肾主水,主持全身水液代谢平衡,又须赖脾气的制约。脾肾相互协同,相互为用,以保证人体水液代谢正常。

(二)腑与腑之间的关系

六腑以"受盛和传化水谷"为其生理功能特点,主要表现在消化、吸收、排泄三个方面。因此,六腑之间的关系,也主要体现为对饮食物的消化、吸收和排泄过程中的相互协作、相互为用的关系。

消化方面,由胃的腐熟,胆汁的参与,小肠的化物作用等来共同完成。吸收方面,由小肠的泌别清浊以吸收精微,大肠的传导以吸收水分来完成。排泄方面,由大肠的传导以排大便,膀胱的气化以排小便来完成。消化、吸收、排泄虽然是三个不同的阶段,但又是相互依赖、相互为用的。三焦是水谷运行的道路,参与了消化、吸收、排泄的整个过程。六腑以通为用,既分工又合作,相互协同,相互为用,共同完成消化、吸收和排泄功能。

（三）脏与腑之间的关系

脏与腑的关系，主要是五脏配五腑的关系。脏属阴，腑属阳；脏为里，腑为表。一脏一腑，一阴一阳，一表一里，相互配合，其间有经络相互络属，从而形成了脏腑之间的密切关系，简称为"脏腑相合"。

1. 心与小肠

心与小肠通过经脉的相互络属，构成了脏腑表里关系。生理上，心阳之温煦，心血之濡养，使小肠功能得以正常。小肠的分别清浊，将清者吸收，经脾气升清而上输心肺，化赤为血，以养其心。病理上，心火炽盛，移热于小肠，出现尿短赤、尿道热痛，甚或尿血；小肠有热，亦可循经上炎于心，出现心烦、舌赤、口舌生疮。

2. 肺与大肠

肺与大肠通过经脉的相互络属构成脏腑之间的表里关系。肺气肃降，有助于大肠的传导；大肠传导功能正常，亦有助于肺的肃降。肺失肃降，津液不能下达，则大便干结；肺气虚弱，推动无力，则大便艰涩难出；大肠实热，腑气不通，影响肺气肃降，肺气上逆，则胸满、喘咳等。

3. 脾与胃

脾与胃通过经脉相互络属构成脏腑之间的表里关系。胃主受纳、脾主运化。共为"后天之本""气血生化之源"。脾与胃的关系具体表现在三个方面。

（1）纳运协调：胃主受纳和腐熟水谷，为脾之运化奠定基础；脾主运化，消化水谷，转输精微，为胃继续摄纳提供能量。纳运协调，共同完成饮食物的消化吸收及精微物质的输布。脾失健运，则胃纳不振；胃气失和，则脾运失常，出现纳少脘痞、腹胀泄泻等证。

（2）升降相因：脾胃居中，为气机上下升降之枢纽。脾主升清，胃主降浊。脾气升，则水谷精微得以输布，胃气降则水谷及其糟粕得以下行。胃受纳腐熟，将初步消化后的饮食水谷下传小肠，从而保持肠胃虚实更替的生理状态。脾主运化，将水谷精微，上输到心肺，化生气血以养全身。故脾胃升降相因，是脾胃的正常生理状态。

（3）燥湿相济：胃属阳，脾属阴，胃喜润恶燥，脾喜燥恶湿，二者燥湿相济，阴阳相合，方能完成饮食物的消化过程。

脾胃在生理上的相互联系，在病理上也是相互影响的。如脾为湿困，运化失职，清气不升，可影响胃的受纳与和降，出现食少、呕吐、恶心、脘腹胀满等症；饮食失节，食滞胃脘，浊气不降，亦可影响脾的运化与升清，而见腹胀、泄泻等症。

4. 肝与胆

肝与胆，通过经脉相互络属构成脏腑之间的表里关系。肝主疏泄，疏畅胆汁；胆主贮藏,排泄胆汁。两者相互配合将胆汁排泄到肠道,以帮助脾胃消化饮食物。肝之疏泄功能正常,胆才能贮藏、排泄胆汁;肝的疏泄失常,则影响胆汁的分泌与排泄;胆汁排泄不畅,亦会影响肝的疏泄,因此,常出现肝胆同病。

5. 肾与膀胱

肾与膀胱通过经脉互为络属构成表里关系。肾司开合,为主水之脏;膀胱贮藏尿液,排泄小便,是为水腑。膀胱的气化功能依赖于肾的气化,肾气促进膀胱的开合以控制尿液的排泄。肾气充足,固摄有权,膀胱开合有度,则尿液能够正常贮存和排泄。肾气不足,气化不利,小便不利或癃闭;气化失约,尿频或小便失禁等。

小结

藏象的概念、脏腑的分类

脏腑
- 五脏
  - 心
    - 主要功能:主血脉,主神志
    - 生理联属:在志为喜;在液为汗;在体合脉,其华在面;在窍为舌
  - 肺
    - 主要功能:主气,司呼吸;主宣发肃降,通调水道;朝百脉,主治节
    - 生理联属:在志为悲;在液为涕;在体合皮,其华在毛;在窍为鼻
  - 脾
    - 主要功能:主运化;主升清;主统血
    - 生理联属:在志为思;在液为涎;在体合肌肉,主四肢;在窍为口,其华在唇
  - 肝
    - 主要功能:主疏泄;主藏血
    - 生理联属:在志为怒;在液为泪;在体合筋,其华在爪;在窍为目
  - 肾
    - 主要功能:藏精,主生长、发育和生殖;主水;主纳气
    - 生理联属:在志为恐;在液为唾;主骨生髓通于脑,其华在发;在窍为耳及二阴
- 六腑
  - 胆:贮藏和排泄胆汁;主决断
  - 胃:主受纳、腐熟水谷;主通降
  - 小肠:主受盛和化物;泌别清浊
  - 大肠:传化糟粕
  - 膀胱:贮藏和排泄尿液
  - 三焦:
    - 作为孤腑:通行元气;疏通水道,运行水液
    - 作为上、中、下焦的合称:上焦如雾;中焦如沤;下焦如渎
- 奇恒之腑
  - 脑:主精神意识;主感觉运动
  - 女子胞:主月经;孕育胎儿
- 脏腑之间的关系
  - 脏与脏之间的关系
  - 腑与腑之间的关系
  - 脏与腑之间的关系

第二节　气、血、津液

气、血、津液是构成人体和维持人体生命活动的基本物质。脏腑经络及组织器官的功能发挥依靠气、血、津液的作用,而气、血、津液的生成输布和代谢,又有赖于脏腑经络等组织器官的功能活动。因此,无论是在生理还是病理方面,气、血、津液和脏腑经络组织器官之间都存在着互为因果的密切联系。

一、气

(一)气的基本概念

古人认为,气是极细微、剧烈运动、具有很强活力的精微物质。

中医学中的气,是一种活力很强、运行不息的极精微物质,是构成人体和维持人体生命活动的最基本物质。

(二)气的生成

(1)先天之精气:禀受于父母,藏于肾。

(2)后天之精气(水谷之精气):有赖于后天脾胃的化生。

(3)自然界之清气:与肺的呼吸作用密切相关。

(三)气的功能

(1)推动作用:指气具有激发和推动作用。人体的生长、发育,各脏腑经络等组织器官的生理功能,血的生成、运行,以及津液的生成、输布和排泄等,均离不开气的激发和推动。当气的推动作用减弱,可见生长发育迟缓、未老先衰、脏腑经络的功能减退、血和津液的生成不足、血液瘀滞、水液停聚等病变。

(2)温煦作用:指气是具有温煦和熏蒸的功能。人体正常的体温,依靠气的温煦作用来维持恒定;各脏腑、经络等组织器官,也要在气的温煦作用下进行正常的生理活动;血和津液等液态样物质,也要依靠气的温煦作用,进行正常的循行输布,如卫气、元气的功能。若气的温煦作用失常,可出现畏寒肢冷、体温低下、脏腑功能减退、血液和津液运行迟缓等现象。

(3)防御作用:指气有保卫机体,抗御邪气的作用。一方面可以抵御外邪的入侵,另一方面可以驱邪外出。若气的防御功能减弱,不但易染疾病,且病后难以治愈。

（4）固摄作用：指气对体内的液态样物质具有统摄和控制，防止其无故丢失的作用。表现在四个方面：固摄血液，防止血液溢出脉外，保证血液的正常循行；固摄津液，控制其分泌量、排泄量，防止其无故丢失；固摄精液，防止妄泄；固护脏器，使其位置固定而不下移等。若气的固摄作用减退，可见出血、自汗、流涎、遗尿、内脏下垂等。

气的固摄作用和推动作用是相反相成、相互协调。共同调节和控制着体内液态物质的正常分泌、运行和排泄。

（5）气化作用：气化指通过气的正常运动而产生的各种变化，具体而言即气具有促进精、气、血、津液各自的新陈代谢及其相互转化的功能。例如，在脾气的作用下将饮食物转化成水谷精微，然后化成气、血、津液；津液经过代谢，化为汗液和尿液；饮食物吸收后的残渣变成糟粕等，这都是气化作用的具体体现。若气化失常，影响气、血、津液的生成及相互转化，影响饮食物的消化吸收，影响汗液、尿液和大便的排泄等。

（四）气的运动

气的运动，称作"气机"。

气的运动形式多种多样，归纳起来为"升、降、出、入"四种基本形式。气的升降出入运动，是人体各种生理活动的基础。气的升降出入运动协调平衡，称为"气机调畅"，只有气机调畅，才能维持人体正常的生理功能。若气机失常，即升降出入的平衡失调，即为"气机失调"，就会发生病变。气的升降出入运动一旦停止，就意味着生命活动的终结。

（五）气的分类

人体之气，因其生成来源、分布部位和功能特点不同，而有不同的名称。

1. 元气

元气又名"原气""真气"，是人体最基本、最重要的气，是人体生命活动的原动力。

（1）生成：元气是由肾中精气所化生，藏于肾，同时，又赖后天脾胃水谷之气的不断充养。

（2）分布：元气根于肾，以三焦为通道运行全身，内而五脏六腑，外而肌肤腠理，无所不在。

（3）功能：具有推动人体生长发育和生殖，温煦和激发各脏腑、经络、组织器官生理功能的作用。元气充沛，则脏腑组织功能健旺、机体强健而少病。

2. 宗气

宗气又名"大气""动气",为聚于胸中之气。

（1）生成：由脾胃化生的水谷精气与肺吸入的自然界清气结合而成。

（2）分布：宗气积聚于胸中，贯注于心肺。上出于喉咙而走息道；下蓄丹田，经气街穴注入足阳明胃经，沿经脉循行于足。

（3）功能：一是走息道司呼吸，呼吸的强弱与宗气的盛衰有关；二是贯心脉行气血，气血的运行、心搏的强弱及节律等，也与宗气的盛衰有关；三是与人的视、听、言、动有关。

3. 营气

营气指行于脉中，具有营养作用之气。因其富于营养，故又称为"荣气"。营气与卫气相对而言，属于阴，故又称"营阴"。

（1）生成：主要来源于脾胃运化的水谷精气之精纯柔和部分。

（2）分布：它行于脉管之中，循经上下，贯五脏六腑，运行于全身。

（3）功能：一是营养全身，由于营气富含营养，循脉运行于周身上下内外，为脏腑、经络等组织器官提供营养物质。二是化生血液，营气与津液注入脉中，化而为血，是血液的主要组成部分。

4. 卫气

卫气指运行于脉外之气，与营气相对而言，属性为阳，故又称"卫阳"。

（1）生成：来源于脾胃运化的水谷之精气中性质剽悍、运行滑利的部分。

（2）分布：卫气运行于脉外。卫气具有很强的活性，不受脉道约束，内而五脏六腑，外而肌肤腠理，布散于全身。

（3）功能：一是护卫肌表，抵御外邪；二是温养脏腑、肌肉、皮毛等；三是调节腠理开合，控制汗液排泄，从而维持体温的相对恒定。

二、血

（一）血的基本概念

血是运行于脉中、富有营养和滋润作用的红色液体，是构成人体和维持人体生命活动的基本物质之一。血必须在脉中运行不息，才能发挥其生理作用。

（二）血的生成

血的生成主要来源于脾胃运化的水谷精微。饮食物经脾胃的消化吸收，生成水谷之精微和津液，水谷精气中的精纯部分就是营气。营气和津液进入脉中，化为血液。

另一方面,精和血之间存在着相互资生和转化的关系。肾中所藏之精,也是生成血的物质基础。精能生髓,髓可生血,故有"精血同源"之说。

(三)血的运行

血液正常循行受多种因素的影响,其中脉道的通利完整及全身各脏腑正常生理功能的发挥是必备的,尤与心、肺、肝、脾的关系密切。

心主血脉,心能推动血液在脉管内运行,是血液运行的动力。

肺朝百脉,主气,司呼吸,进行体内外清浊之气的交换,然后再将富含清气的血液通过百脉输送到全身。

脾主统血,脾气健旺,气血旺盛,气之固摄作用就健全,血液就不会逸出脉外,防止各种出血。

肝主藏血,具有贮藏血液和调节血流量的功能。根据人体动静的不同情况,调节脉管中的血液流量,使脉中循环血量维持在一个恒定水平上。此外,肝主疏泄,能调畅气机,气行则血行,促进血液的正常循行。

(四)血的功能

1. 营养和滋润作用

血液富含营养,人体脏腑组织器官功能的正常作用离不开血液的营养和滋润。血的营养作用可以从面色、肌肉、皮肤、毛发等方面反映出来。血液充盈,则面色红润有光泽,肌肤润泽,形体壮实,感觉灵敏,运动自如。若当血的濡养作用减弱时,机体除脏腑功能低下外,还可见到面色不华或萎黄,肌肤干燥,肢体麻木,运动障碍等临床表现。

2. 神志活动的物质基础

血液是产生神志并维持神志的主要物质基础。若血虚或运行失常,可以出现不同程度的神志方面的症状。血液生成不足,常有惊悸、失眠、多梦等神志不安的表现,严重者会出现烦躁、恍惚、癫狂、昏迷等神志失常的改变。

三、津液

（一）津液的基本概念

津液是人体内一切正常水液的总称,包括各脏腑组织器官内的液体及其正常的分泌物,是构成人体和维持人体生命活动的基本物质。津液根据其性状、属性、分布、功能的不同,可分为津和液(表2-1)。

表 2-1　津与液的区别

项目	津	液
性状	清而稀薄,流动性大	浓而稠厚,流动性小
属性	属阳	属阴
分布	体表皮肤、肌肉、孔窍,渗入血脉	灌注于骨节、脏腑、脑、髓等组织
功能	滋润体表、肌肉、孔窍	滋养脑髓、脏腑,滑利关节

（二）津液的生成、输布和排泄

1. 津液的生成

津液来源于饮食水谷,由脾胃所化生。胃的受纳腐熟、小肠的泌别清浊、大肠吸收水液,经脾的运化功能,化生津液,上归于肺,从而布散全身。因此,津液的生成主要跟脾胃、小肠、大肠、肺有关。

2. 津液的输布

津液的输布主要通过脾的运化,肺的通调水道,肾的气化,以三焦为通道运行全身。

3. 津液的排泄

津液的排泄与津液的输布一样,主要依赖于肺、脾、肾等脏腑的综合作用,其具体排泄途径如下。

（1）汗、呼气:由肺气宣发,将津液输布到体表皮毛,蒸腾而形成汗液,由汗孔排出体外。肺在呼气时也带走部分津液。

（2）尿液:为津液代谢的最终产物,在肾与膀胱的气化作用下,将多余的水液化成尿液,排出体外。

（3）粪便:大肠排出的粪便中亦带走部分水液。

综上所述,津液生成、输布和排泄,需要多个脏腑的综合调节,其中尤以肺、脾、肾三脏的功能最为主要。若肺、脾、肾三脏功能失常,可导致生成不足而出现伤津、脱液,亦可导致水液停聚,出现痰饮、水肿。

（三）津液的功能

1. 滋润和濡养作用

津液以水为主体,具有很强的滋润作用,富含多种营养物质,具有营养功能。如布散于肌表的津液,具有滋养皮毛肌肤的作用;流注于脏腑组织器官的津液,具有滋润各脏腑组织器官的作用。

2. 化生血液

津液和营气共同构成血液,如《灵枢·邪客》云:"营气者,泌其津液,注之于脉,化以为血。"

3. 排泄代谢产物

津液在其自身的代谢过程中,能把机体的代谢产物通过汗、尿等方式不断地排出体外,以维持机体各脏腑的正常活动。若机体代谢产物不能及时排出体外,就会蓄积起来,产生各种病理变化,如无汗、水肿、痰饮等水液代谢障碍的表现。

4. 调节阴阳平衡

人体津液的生成和代谢,对调节人体的阴阳平衡起着重要作用。人体根据体内的生理状况和外界环境的变化,通过津液的自我调节使机体保持正常状态,以适应外界的变化。如冬季寒冷的时候,皮肤汗孔闭合,人体则汗少尿多;夏暑季节,人体则尿少汗多。这种生理性的调节作用,保持了人与自然的协调统一,从而维持人体阴阳的平衡状态。

四、气血津液之间的关系

（一）气与血的关系

1. 气为血之帅

（1）气能生血:指血的组成和生成,均离不开气和气化功能。气足则血足,气虚则血少。临床上治疗血虚证时,在补血药中同时加入补气药,以提高生血效果。

（2）气能行血:指气的推动作用是血液运行的动力,气行则血行,气滞则血瘀。血液的循行,有赖于气的推动作用气虚、气滞可导致血瘀,气机逆乱则易出现血液妄行。故治疗血行失常的病证时,常加入补气、行气、降气药。

（3）气能摄血:指血在脉中循行不逸出脉外,主要依赖气的固摄作用。统摄血液之气主要是脾统血的作用。若脾不统血,可致多种慢性出血的病症,治疗时止血药与补气药同用。

2. 血为气之母

（1）血能载气:血为气的载体。血不载气,则气将飘浮不定,无所归附。故气不得血,则散而无所附。所以临床上大出血之时,治宜益气固脱。

（2）血能养气:气存血中,血不断地为气的生成和功能活动提供营养,使气保持充盛。血足则气旺,血虚则气衰。若血虚时,治宜益气养血。

（二）气与津液的关系

气属阳,津液属阴,这是气和津液在属性上的区别,但两者均源于脾胃所运化的水谷精微,在其生成和输布过程中有着密切的关系。在病理上病气即病水,病水即病气。所以在治疗上,治气即是治水,治水即是治气。

1. 气对津液的作用

（1）气能生津:津液的生成,来源于摄入的饮食,有赖于胃的"游溢精气"和脾的"散精"运化水谷精气,若脏腑之气虚衰,均致津液不足。

（2）气能行津:津液的输布排泄有赖于气的升降出入运动。主要与肺气的宣降、脾气的运化、肝气的疏泄和肾中精气的蒸腾气化有关。若气虚、气滞可导致津液停滞。故水液停滞又可致气机不利,两者互为因果。故临床上治疗水肿常行气与利水法并用,治疗效果好。

（3）气能摄津:气的固摄作用控制着津液的排泄。体内的津液在气的固摄作用控制下维持着一定的量。若气的固摄作用减弱,则体内津液任意经汗、尿等途径外流,出现多汗、多尿、遗尿的病理现象。

2. 津液对气的作用

（1）津能化气:水谷化生的津液,通过脾气升清散精,上输于肺,再经肺之宣降通调水道,下输于肾和膀胱。在肾阳的蒸腾下,化而为气,升腾敷布于脏腑,发挥其滋养作用,以保证脏腑组织的正常生理活动。

（2）津能载气:津液是气的载体,气必须依附于津液而存在,否则就将涣散不定而无所归。因此,津液的丢失,必导致气的耗损。若因汗、吐太过,使津液大量丢失,则气亦随之而外脱,形成"气随液脱"之危候。

（三）血与津液的关系

血与津液均是液态物质,来源于水谷精气,均有滋润和濡养作用,与气相对而言,二者均属于阴,相互渗透、相互转化。津液渗注于脉中,即成为血液的组成部分;血的一部分渗于脉外,又化为津液,故有"津血同源"之称;病理上相互影响,有耗血伤津、津枯血燥之别。若失血过多,脉外的津液大量渗注于脉内,可致脉外的津液不足,出现口渴、尿少、皮肤干燥等"伤津"表现;若津液大量耗损,脉内的血液一部分渗出于脉外,形成血脉空虚表现。

气
- 概念：是一种活力很强、运行不息的极精微物质
- 生成
  - 先天之精气
  - 后天之精气
  - 自然界之清气
- 功能
  - 推动作用
  - 温煦作用
  - 防御作用
  - 固摄作用
  - 气化作用
- 运动：升、降、出、入
- 分类：元气、宗气、营气、卫气

血
- 概念：运行于脉中、富有营养和滋润作用的红色液体
- 生成：脾胃运化的水谷精微
- 运行：心、肺、脾、肝关系密切
- 功能：营养和滋润作用；神志活动的物质基础

津液
- 概念：人体内一切正常水液的总称
- 生成：来源于饮食水谷
- 输布：脾的运化，肺的通调水道，肾的气化，以三焦为通道运行全身
- 排泄：汗、呼气；尿液；粪便
- 功能：滋润和濡养作用；化生血液；排泄代谢产物；调节阴阳平衡

思考题

1. 五脏、六腑、奇恒之腑在形态与生理功能上有何特点？
2. 心主血脉的概念及血液运行的必备条件是什么？
3. 肺气的宣发与肃降各体现于哪些方面？
4. 为什么说脾为后天之本？其在临床上有何意义？
5. 肝气疏泄的含义是什么？主要体现于哪些方面？
6. 六腑的共同生理特点是怎样的？为什么说"六腑以通为用"？
7. 气的概念、功能、分类及每类气的组成、分布及功能是什么？

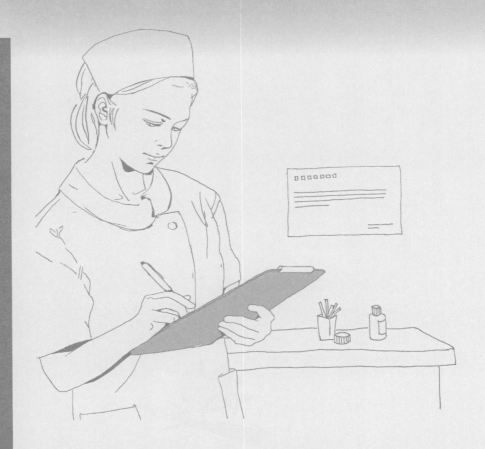

第三章 病因病机

学习内容

1. 病因的概念和分类。

2. 六淫、疠气、七情、痰饮、瘀血的概念及致病特点。

3. 正邪斗争对发病和预后的影响,发病的基本病机。

4. 根据发病的原因和机制进行辨证施护。

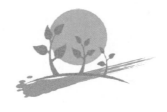

第一节　病因

病因是指破坏人体相对平衡状态而导致疾病发生的原因,又称为致病因素。导致疾病的原因很多,包括六淫、疠气、七情、饮食、劳逸、外伤、虫兽伤、痰饮和瘀血等。病因学说是研究致病因素及其性质、致病特点和临床表现的学说。中医病因学有其自身的特点。

第一是整体观念。中医认为,人体是一个有机的整体,各脏腑组织之间以及人体与外界环境之间是一个统一的整体,彼此相互作用,相互影响,维持相对的动态平衡,从而保持人体正常的生理活动,即"阴平阳秘""阴阳协调"。一旦这种动态平衡因某种原因遭到破坏,不能及时自行调节得以恢复,即可导致"阴阳失调",人体就会发生疾病。

第二是相对性。表现在一些致病因素的致病与非致病的相对性,原因与结果的相对性。如风寒暑湿燥火六气、喜怒忧思悲恐惊七情及饮食劳逸等,在正常情况下分别是自然界的气候变化、人体的情志变化及人体的生理需要,并不会致病,但在异常情况下则会成为致病因素而使人发病。在一定条件下,因果之间可以相互转化。如痰饮和瘀血,是疾病发展过程中某一阶段的病理产物,但反过来又能倒果为因,成为新的致病原因,导致其他病理变化,出现各种症状和体征。

第三是辨证求因。中医认识病因,主要是以疾病的发生经过和临床表现为依据,通过分析疾病的症状、体征来推求病因,为治疗用药、护理提供依据,这种识别病因的方法称为"辨证求因""审因论治""审因施护"。这是中医特有的认识病因的方法。如周身游走性疼痛或瘙痒,因风性善行数变,风胜则动,故确认其病因为"风"邪,此即"辨证求因"。治疗时用相应的"祛风"药物,针灸按摩时选用相应的"祛风"穴位,护理时避免风邪侵袭,即为"审因论治""审因施护"。

一、六淫

六气,指风、寒、暑、湿、燥、火(热)六种气候变化,是万物生长的条件,正常情况下对人体是无害的,机体可以通过自身的调节机制使其生理活动与六气的变化相适应。

淫有太过、淫乱之意。六淫是风、寒、暑、湿、燥、火(热)六种外感病邪的总称。当气候变化异常、六气发生太过或不及,或非其时而有其气(如春天应温而反寒,冬天应冷而反热等),以及气候变化过于急骤(如暴热、暴冷、急风、骤雨),超过了人体的适应能力或在人体正气不足,抵抗力下降,不能适应自然界气候变化时,六气才有可能成为致病因素,侵犯人体而发生疾病。即使在风调雨顺、气候宜人的情况下,也会有人因其适应能力低下而生病。这种情况下的六气,便称为"六淫"。六淫是相对的,所以无论是在气候异常还是正常的情况下,六淫都是客观存在的。在这里起决定作用的因素是人体体质的差异、正气的强弱。由于六淫是不正之气,故又称其为"六邪"。

六淫致病,一般具有以下特点。

(1)六淫致病多与季节气候、居住环境有关。一方面,六淫致病具有明显的季节性,如春季多风病,夏季多暑病,长夏多湿病,秋季多燥病,冬季多寒病等。另一方面,六淫致病常与生活地区和环境密切相关,如西北高原地区多寒病、燥病,东南沿海地区多湿病、温病;久居潮湿环境多湿邪为病,高温环境作业多燥热或火邪为病,干燥环境多燥邪为病等。

(2)六淫邪气既可单独侵袭人体而致病,如寒邪直中脏腑而致泄泻;也可两种以上同时侵犯人体而发病,如风寒感冒、风寒湿痹、湿热泄泻等。

(3)六淫致病在发病过程中,既可相互影响,也可在一定条件下相互转化。如寒邪入里可以化热,暑湿日久可以化燥伤阴,六淫又皆可化火等。

(4)六淫为病,其受邪途径多从肌表或口鼻而入,或两者同时受邪,故有"外感六淫"之称。六淫所致疾病,又称为外感病。

从临床实践看,六淫致病除气候因素外,还包括生物(细菌、病毒等)、物理、化学等多种致病因素作用于机体所引起的病理反应。

此外,在疾病的发展过程中,由于脏腑经络气血津液的功能失常而产生的类似风、寒、湿、燥、火的证候,因为病起于内,又与风寒湿燥火外邪所致病的临床征象类似,为了区别,将其称为内风、内寒、内湿、内燥和内火,统称为内生五邪。

(一)风

风是自然界大气运动的一种形式,为春季的主气,四时皆有,风与肝木相应。风邪引起的疾病,虽以春季为主,并不限于春季,其他季节均可发生。

风邪的性质和致病特点如下。

1. 风为阳邪,其性开泄,易袭阳位

风邪善动不居,具有升发、向上、向外的特点,故为阳邪。"伤于风者,上先受之",故风邪伤人,易侵犯人体的上部和肌表,可使皮毛、汗孔开泄,而出现汗出、恶风等,尤其是出汗后受风,风邪趁机而入,感冒则不可避免。由于风性轻扬、无处不到,故风邪为病,可出现于身体的任何部位。但初起一般多在上部、外部和体表,如感受风邪的感冒,常见头痛、喷嚏、咽痒、咳嗽等头面症状,以及发热、汗出、恶风等肌表症状。

2. 风性善行数变

"风者,善行而数变",风邪致病,既能在经脉和肌肉之间肆意游走,又能上窜抵达头顶,来去迅速,变化多端,病位游走不定。如风痹引起的关节疼痛,多呈游走性,部位不定,故又称为行痹;风疹、荨麻疹之时隐时现,中风、癫痫之猝然昏倒,不省人事等。

3. 风性主动

古人见到空气流动而成风,因此推论风邪致病,其证以动为特征。"风胜则动",意即风邪伤人具有明显摇摆不定的特征。临床主要表现为眩晕、震颤、四肢抽搐,甚至角弓反张、口眼㖞斜、猝然昏倒等。如破伤风出现抽搐、痉挛、角弓反张等症状属于"风胜则动"的表现。

4. 风为百病之长

"风为百病之长""风者,百病之始也",意即风为六淫之首,六淫中的寒、湿、暑、燥、火(热)等病邪,多依附于风邪侵犯人体,风邪实为外感病证的先导。如与寒合为风寒,与湿合为风湿,与暑合为风暑,与燥合为风燥,与热合为风热,与火合为风火等。所以,临床上风邪常与六淫其他病邪合而为病居多,故有"风为百病之长"之说。

67

【附】内风

"内风"即肝风内动,指在疾病过程中,或因阳盛,或因阴虚,或因血虚,或因热极伤及营血,以致阴虚不能制阳,阳升无制,或筋脉失其濡养,从而出现动风的病理状态,主要表现为动摇、眩晕、抽搐等特点。内风的形成主要有肝阳化风、热极生风、阴虚风动、血虚生风、血燥生风等。

知识拓展 ▮

春 天 防 风

春天的风,夹杂着寒气,寒气借着风的力量,就像刀一样,伤人不见血,如不注意可能会使人患上风寒。"虚邪贼风,避之有时"。所以,护士在给患者做治疗护理时,对自然界使人致病的外邪要及时躲避,在风邪频繁侵袭人体的春季,更应注意将风邪"拒之门外"。

(二)寒

寒为冬季的主气,与肾水相应,也可见于其他季节气温骤降之时。寒,意味着自然界的气温降低,表现为寒冷、冰冻、凝结的现象。寒邪致病有内寒、外寒之别。外寒是指外感寒邪,伤于肌表者,曰"伤寒";直中脏腑者,曰"中寒"。

寒邪的性质和致病特点如下。

1. 寒为阴邪,易伤阳气

"阴盛则寒",故寒为阴邪,易伤人阳气而呈现明显寒象。寒邪犯表,卫阳受损,则出现恶寒、无汗、头痛、身痛、发热等。寒邪直中,侵袭脾胃,则中阳受损,或伤及肾阳,出现畏寒、肢冷、腹痛、下利清谷、小便清长等。

2. 寒性凝滞,主痛

"凝滞",即凝结、阻滞、不通的意思。人体气血津液的运行无阻,全赖阳气推动。当寒邪侵袭,或阴寒内盛,皆可导致阳气不振,气血凝结阻滞,运行不畅,脉络不通,不通则痛,因此有"寒主疼痛""寒胜必痛"之说,但"痛非必寒"。疼痛是寒邪致病的重要特征,其痛得温则减,遇寒加重,得温则气升血散,气血运行无阻,疼痛缓解或减轻。寒邪侵犯部位不同,症状各异。如寒邪阻滞经络,可见关节疼痛剧烈、固定不移、得热则舒、遇寒加重,为寒痹(痛痹)。

3. 寒性收引

收引,即收缩牵引之意。寒性收引,是指寒邪侵袭人体,使气机收敛,腠理筋脉收缩而挛急。如寒邪袭于肌表,可使毛孔收缩,卫阳郁闭,出现恶寒、无汗、脉紧等症状;寒邪侵及经络关节,可使筋脉拘急挛缩,出现关节屈伸不利等。

4. 寒性清澈

寒邪侵袭人体,其分泌物、排泄物稀薄清冷。《素问·至真要大论》说:"诸病水液,澄澈清冷,皆属于寒。"阳气虚,寒从中生,上下所出水液即表现出清冷的特点。水液者,上下所出皆是,包括泪、涕、唾、尿等排泄物。如肺寒之人,唾涕清冷;胃寒之人,多吐清水;脾胃虚寒,糟粕不化、便溏尿清等。又如外科疮疡,脓液色淡清稀者,亦为阳虚寒盛之阴证。所以,以排泄物是否清冷来判断证候是否属寒,有重要的临床意义。

【附】内寒

"内寒"是人体机能衰退,阳气不足,因而寒从中生。多因先天禀赋不足,阳气素虚,或久病伤阳,或外感寒邪,过食生冷,损伤阳气,累及脾肾,脾肾阳虚,温煦气化失职所致。临床可见面色苍白,形寒肢冷或筋脉拘挛,肢节痹痛,尿频清长,涕、唾、痰、涎稀薄清冷,或肠鸣泄泻等。

知识拓展

冬 天 防 寒

冬天是藏的季节,冬天储存是为了春天的播种,冬天要把皮肤的"门"即毛孔关上,利于阳气的储藏;冬天寒气袭人,毛孔不能打开,否则寒气就会像剑一样进入人体,影响身体健康。因此,护士一方面要叮嘱患者注意防寒,同时,在冬天应尽量避免给患者刮痧、拔罐,做治疗护理时,注意保暖。

（三）暑

暑为夏季的主气，暑与心火相应。凡在夏至以后、立秋之前，自然界中的火热外邪，称为"暑邪"。暑病轻者谓伤暑，重者谓中暑、暑湿。暑邪致病具有明显的季节性，暑纯属外邪，无内暑之说。

暑邪的性质和致病特点如下。

1. 暑为阳邪，其性炎热

暑为夏季火热之气所化，其性炎热，故为阳邪。暑邪为病，可出现身热、多汗、心烦、口渴饮冷、脉洪数等症状，为伤暑。

2. 暑性升散，耗气伤津

暑为阳邪，阳性升发，故易升易散。暑邪为病，可致腠理开泄而多汗。汗出过多，易伤津液，津伤则出现心烦、口渴喜饮、小便短少而赤等症。在大量出汗的同时，气随津泄可致气虚，见气短乏力，甚至突然昏倒、不省人事，是为中暑，为津气耗伤太过所致。故有"暑必伤津""暑必耗气"之说。

3. 暑多挟湿

"天之暑热下迫，地之热气上蒸"，暑令气候炎热，却又多雨潮湿，所以暑邪伤人，每兼湿邪。临床除见发热烦渴等症状外，常兼见周身困倦、胸闷呕恶、纳呆、大便溏泻不爽等湿阻症状。虽暑湿并存，但仍以暑热为主，湿浊居次。

知识拓展

夏季养阳与防暑

在夏季阳光充足时，护士一方面应根据病情鼓励患者适量到户外活动，迎接太阳的照射，吸收其阳气、精华，补充能量，增强生命力，促进康复；另一方面，可采用各种方法来帮助患者防暑降温，以防止中暑。同时，还要注意保护患者元气免受伤害。

（四）湿

湿为长夏的主气，湿与脾土相应。长夏正当夏秋之交，雨量较多，为一年中湿气最盛的时期，故多湿病。外湿伤人，除与季节气候有关外，还与工作、生活环境有关，如涉水淋雨、水中作业、居处潮湿等，都有可能引起外湿病。

湿邪的性质和致病特点如下。

1. 湿为阴邪，易阻遏气机，损伤阳气

湿性类水，水属于阴，故湿为阴邪。湿邪侵犯人体，易留滞于脏腑经络，阻遏气机运行，出现胸脘痞闷、小便短涩、大便溏而不爽等症状。湿为阴邪，阴盛则阳病，湿邪为害，易伤人阳气,尤其是脾阳。脾阳不振,运化无权,水湿停聚,发为腹泻、水肿、小便短少。

2. 湿性重浊

"重",即沉重、重着之意。湿邪侵犯可使人有沉重、重着之感。"浊",即浑浊、秽浊不清之意。湿邪为病,其分泌物和排泄物多秽浊不清。如湿邪袭表,湿困清阳,可见头重如裹、周身困重、四肢酸楚、身热不扬;湿滞经络,流注关节,可见肌肤麻木不仁,关节酸痛重着、活动不利,痛处不移,称为"湿痹"或"着痹";湿浊在上,则面垢、眵多;湿注下焦,则小便混浊不利、大便溏泄、下痢脓血黏液、妇人黄白带下过多;湿邪浸淫肌肤,则见疮疡、湿疹、脓水秽浊等。

3. 湿性黏滞

"黏"即黏腻,"滞"即停滞,不易除去。湿邪致病具有黏腻停滞的特点。主要表现为症状的黏腻不爽和病程的缠绵。如小便涩滞不畅、大便黏滞不爽、分泌物黏浊和舌苔黏腻等。由于湿性黏滞,湿邪停留,难以化解,故湿邪为病,多病程较长,反复发作,缠绵难愈,如湿疹、湿痹、湿温等。

4. 湿性趋下,易袭阴位

湿性类水,水性趋下,故湿邪为病易侵犯人体的下部。如水肿多以下肢明显,其他如带下、小便浑浊、泄泻等,多为湿浊下注所致。需注意的是,湿邪侵袭,上下内外,无处不到,非独人体下部,只是"伤于湿者,下先受之",充分体现湿性趋下的特性。

【附】内湿

"内湿"是湿从内生的病证,多因过食肥甘、嗜酒饮茶成癖或过食生冷之品,或素体肥胖,或喜静少动,或情志抑郁等,使脾失健运,水湿不化所致。此外,湿浊内生亦与肾阳虚,温煦气化失职有关。临床表现常因湿浊阻滞部位不同而异。如湿犯上焦,则胸闷咳嗽;湿阻中焦,则脘腹胀满、呕恶纳呆、口腻或甜、舌苔厚腻;湿滞下焦,则腹胀便溏、小便不利;湿浊留滞经脉之间,可见头昏闷重如裹、肢体重着或屈伸不利;水湿泛溢于皮肤肌腠,则发为水肿。

知识拓展

长 夏 防 湿

长夏是万物生长成熟的时节,此时阳气收敛将退,阴气初生,天气变化无常,时而艳阳高照,时而大雨滂沱,热蒸地气,天气潮湿闷热,人的消化吸收功能下降,饮食无味,食欲明显减退。所以,护士做治疗护理时要叮嘱病人,以清热祛湿、健脾和中的饮食为主,在起居环境上注意通风防湿,如早晚尽量避开露水,不要呆在外面;避免淋雨等。否则,湿邪缠身,难以祛除。

（五）燥

燥为秋季的主气,燥与肺金相应。金秋时节,天气收敛,气候干燥,物体失润,自然界出现一派干燥、枯萎、开裂的现象,燥邪致病具有类似特点,因多见于秋天,故又名"秋燥"。秋燥分温、凉两类:初秋尚热,易感温燥;深秋气凉,易感凉燥。

燥邪的性质和致病特点如下。

1. 燥性干涩,易伤津液

干,干燥;涩,涩滞。燥邪侵犯人体最易耗伤人体的津液,造成阴津亏损,使皮肤、孔窍失于滋养而出现各种干燥、涩滞不畅的症状,如鼻燥咽干、口干唇燥、皮肤干涩皲裂、毛发干枯不荣、小便短少、大便干燥等。

2. 燥易伤肺

肺为娇脏,喜润恶燥,肺主气,司呼吸,开窍于鼻,外合皮毛。燥邪伤人,多从口鼻而入,最易犯肺。燥伤肺津,肺失清润,宣降失职,出现干咳少痰或无痰或痰中带血、喘息胸痛、无汗或少汗、鼻干口燥等症状。

【附】内燥

"内燥"多由精血亏损或汗、吐、下太过,津液耗伤所致,称为"津亏"或"血燥"。临床表现为咽燥、口干、唇焦、鼻干、目涩、少泪,皮肤干燥,毛发干枯不荣,指甲变薄变脆,小便短少,大便干结,舌干无津等。

知识拓展

秋季防燥

秋季天干地燥,阳气日衰,阴寒日生。人体的生理活动也日渐进入"收养"状态,此时宜收敛阳气,为冬季潜藏做准备,为来年阳气升发打下基础。燥者润之,此时护士要叮嘱患者多喝水,避免剧烈运动,以免出汗过多,阳气耗散;同时,可通过在病房内摆放花草等方法增加室内湿度,以改善空气干燥的状况,防止燥邪伤人津液和对呼吸系统造成伤害。

（六）火

火为热之极,旺于炎热的夏季,没有特定的季节性,为自然界阳气较盛的气候。火为热之源,热为火之性,其本质皆为阳盛,故往往火热并称。火邪有外火、内火之分。外火多因感受温热之邪而致,或从风、暑、湿、燥、寒五气转化而来,即所谓"五气皆可化火",为实火。

火邪的性质和致病特点如下。

1. 火为阳邪，其性炎上

阳盛则热，火为热之极，故火为阳邪。火热之邪伤人，可见高热汗出、面红目赤、烦躁不宁、口渴引饮、脉洪大等症状。火热之邪燔灼，升腾上炎，故曰火性炎上，侵犯人体多表现上部症状，如心火上扰，可见口舌生疮；胃火炽盛，可见齿龈肿痛；肝火上炎，可见头痛、口苦、目赤、眩晕等。

2. 易伤津耗气

火热之邪，最易迫津外泄，消灼津液，故火邪致病，除有热象外，还可见口干、渴喜冷饮、舌干少津、小便短赤、大便燥结等伤津耗液之证。火太旺，气反衰，火邪为害，可因伤津而致伤气，或直接损伤人体正气，兼见少气懒言、肢体乏力等气虚之证。

3. 易生风、动血

火热之邪侵犯人体，伤津耗血，使筋脉失其滋养濡润，导致肝风内动，出现四肢抽搐、目睛上视、颈项强直、角弓反张等症状，称为"热极生风"。血遇寒则凝，得温则行，火热之邪为病，则易灼伤脉络，迫血妄行，引起各种出血，如吐血、衄血、尿血、便血、妇女月经过多、崩漏等。

4. 易扰心神

火热与心气相应，心主血脉而藏神。故火热之邪伤人，最易扰乱心神，出现心烦失眠、烦躁不安，甚至神昏谵语等症。

5. 易致肿疡

火热之邪侵入血分，聚于局部，腐蚀血肉而发为痈肿疮疡。"大热不止，热胜则肉腐，肉腐则为脓，故名曰痈。"痈疽原是火毒生，"热毒""火毒"皆是引起疮疡的常见原因，临床以疮疡局部红肿热痛为特征，久则化脓。

【附】内火

"内火"又称"内热"，即火热内生，是由于人体阳盛有余，或阴虚阳亢，或病邪郁结，从阳化热化火，或五志过极化火而致。内火可见内热心烦、口渴、尿赤、便结、舌质红、脉数等。内火有实火和虚火之分，除上述症状外，实火还可见脉数有力及心、肺、肝、胆、胃等实热证候；虚火可见五心烦热、失眠、潮热盗汗、脉细数等虚热证候。

知识拓展

生理与病理之火

中医学中的火除有外火和内火之分，还有生理与病理之分。生理之火是一种维持生命活动所必需的阳气，藏于脏腑之内，是具有温煦推动生化作用的阳气，此有益于人体的阳气称为"少火",即生理之火,如心阳、肾阳等。心阳又称"君火",肾阳又称"命门之火"。还有"相火",其根源发自命门,而寄于肝、胆、膀胱、三焦等脏腑内。相火与君火相对而言,二火相合,以温养脏腑,推动脏腑的功能活动。若心火亢盛,相火妄动,则又属壮火,即病理之火,是阳热亢盛的表现。"壮火之气衰,少火之气壮。壮火食气,少火生气"是说过亢的火使元气衰弱,温和的火使元气壮盛。因为过亢的火销蚀人的元气,温和的火却能饲养人的元气。所以,温养脏腑的"火"不能太过也不能不及,护士在治疗护理中要注意长养患者的生理之火,调节脏腑机能,鼓动病邪外出。

二、疠气

(一)疠气的含义

疠气,即疫疠之气,是一类具有强烈传染性和流行性的致病因素,在中医文献中又称"瘟疫""疫毒""戾气""异气""毒气""乖戾之气"等。疠气与六淫不同,是一种人们的感官不能直接观察到的微小物质(病原微生物),《温疫论》说:"夫瘟疫之为病,非风非寒,非暑非湿,乃天地间别有一种异气所感"。疠气引起的疾病称"瘟病""疫病"或"瘟疫病"。

(二)疠气的致病特点

1. 传染性强,易于流行

疠气致病多传染性强,易于流行,患病相似。它可以散在发生,也可以形成瘟疫流行,导致大面积人群发病,如大头瘟、虾蟆瘟、疫痢、白喉、烂喉丹痧、天花、霍乱、鼠疫等。古人云:以其为病,长幼相似,一方俱病,如差役之不可免。故有"五疫之至,皆相染易,无问大小,病状相似"之说。

2. 发病急剧,病情严重

"人感乖戾之气而生病,则病气转相染易,乃至灭门",不仅指出了疠气病邪有传染性,同时也指出了疫疠对人类的严重危害。瘟疫病实际包括现代许多传染病,如西班牙流感所造成的灾难是流感流行史上最严重的一次,也是历史上死亡人数最多的一次瘟疫病,估计全世界患病人数在 7 亿以上,发病率 20% ~ 40%,死亡人数达4 000 万 ~ 5 000 万。瘟疫病还包括疯牛病、口蹄疫、非典型性肺炎、禽流感、猪流感、甲型 H1N1 流感等。

3. 一气一病,症状相似

疠气种类繁多,每一种疠气所引发的瘟疫病均有各自的临床特点和传变规律。疠气不同,所引起的瘟疫病也就不同,即所谓"一气致一病"。疠气都有一种特异的亲和力,即某种疠气可专门侵犯某脏腑、经络或某一部位而发病,故当某一疠气流行时,其临床症状基本相同。如痄腮,无论患者是男是女,都表现为耳下腮部肿胀;霍乱,都表现为上吐下泻的肠胃病变,即所谓"众人之病皆同"。

4. 传染方式,各有途径

病气病邪可通过空气传染,从口鼻侵入人体而致病,也可通过接触感染,或通过蚊虫叮咬等途径而致病。如西班牙流感病毒很可能源自鸟类,实际上是禽流感的变异。2003 年发生的非典型肺炎疫情,又称为严重急性呼吸综合征(severe acute respiratory syndromes),简称 SARS,是一种因感染 SARS 相关冠状病毒而导致的以发热、干咳、胸闷为主要症状的新的呼吸道传染病,严重者可出现快速进展的呼吸系统衰竭。SARS 冠状病毒主要通过近距离飞沫传播、接触患者的分泌物及密切接触传播,其传染性极强,病情进展快速。

(三)疠气的发生与流行条件

疫疠的发生与流行,多与下列因素有关。

1. 气候因素

自然界气候持久或严重的反常变化,如久旱、水涝、酷热、湿雾瘴气等,均可助长疠气滋生传播而导致疫疠的流行。例如,瘴气是湿热环境下由于动植物腐败而产生的一种能使人生病的有毒气体。瘴气发生的环境多气候炎热、多雨潮湿,死亡的动物及植物落叶易于腐烂而产生湿雾瘴气,再加上山峦叠嶂,树林茂密,空气不通,瘴气郁结,不能稀释,最终得以为患。

2. 环境和饮食因素

环境卫生不良,如空气、水源污染滋生疠气;食物污染、饮食不当也可引起疫疠的发生与流行。如 1988 年上海市甲型肝炎流行,其主要原因就是受污染的毛蚶短时间大量上市,人们食用后患病并迅速传染,近 1/10 的家庭有两人或两人以上同时发病,导致 31 万余人先后患病。

3. 防治失时

预防隔离是防止疫病发生、控制其流行蔓延的有效措施,如果防治失时,就会导致疫病的发生与流行。例如,不经常开展群众性卫生活动,不进行预防传染病的健康教育,不倡导文明健康的生活方式,就难以提高公众对传染病的防治意识和应对能力;不按照传染病预防、控制预案,采取相应的预防、控制措施,就不能防止传染病的发生与流行;使用血液和血液制品,如不遵守国家有关规定,就难以防止因输入血液、使用血液制品引起经血液传播疾病的发生;医疗机构如不严格执行国务院卫生行政部门规定的管理制度,就难以防止传染病的医源性感染和医院感染。

为了预防、控制和消除传染病的发生与流行,保障人体健康和公共卫生,2004 年12 月 1 日起施行的《中华人民共和国传染病防治法》提出了各种预防隔离措施,因及时、正确采纳并遵照执行,所以其后发生的禽流感、猪流感、甲型 H1N1 流感才得以控制而没有流行。

4. 社会因素

疫疠的流行,与社会的经济、文化状况有关。一般来说,经济、文化较落后、社会动荡不安的国家和地区,疫疠较易流行;经济、文化发达、安定和谐的国家和地区,疫疠较少流行。如大头瘟、白喉、天花、霍乱等传染病,在旧社会曾不断发生,严重危害人们的生命健康,新中国成立以后,采取的一系列措施大大地降低了这些传染病的发病率,有的已基本消灭。

知识拓展

非典型肺炎

2003 年,我国内地 24 个省区市先后发生非典型肺炎疫情,共波及 266 个县和市(区)。在这危急时刻,国家采取了强有力的各项防治措施,投入了大量人力、物力和财力,广大医务工作者无私无畏,冲锋在前,把风险留给自己,把安全留给病人,用生命谱写了救死扶伤的壮丽篇章。正是在党和国家的英明领导、关心和支持下,通过一大批白衣战士的顽强奋战,非典型肺炎蔓延的疫情才得以遏制,人民群众才得以安享宁静的生活。在这场因疫疠引起的浩劫中,我国内地累计报告非典型肺炎临床诊断病例 5 327 例,治愈出院 4 959 例,死亡 349 例。

三、七情内伤

七情,即喜、怒、忧、思、悲、恐、惊七种情志变化,是人体对客观事物的不同反映,是机体的精神状态。在正常情况下,七情一般不会使人致病。只有突然、强烈或长期持久的情志刺激,超过了人体本身的正常生理活动范围,使人体气机紊乱、脏腑阴阳气血失调,才会导致疾病的发生,是造成内伤病的主要致病因素之一,又称"内伤七情"。

七情

(一)七情与内脏气血的关系

中医认为,情志活动必须以五脏精气作为物质基础,"人有五脏化五气,以生喜怒思忧恐"。故人的精神活动与内脏密切相关,心"在志为喜",肝"在志为怒",脾"在志为思",肺"在志为忧",肾"在志为恐"。喜怒思忧恐,简称"五志"。不同的情志变化对各脏腑有不同的影响,而脏腑功能的变化,也会影响情志的变化。气血也是人体精神情志活动的物质基础,气血的变化亦会影响情志的变化,如"血有余则怒,不足则恐"，故七情与内脏气血关系密切。

（二）七情致病的特点

六淫侵袭人体，多从皮肤或口鼻而入，发病之初均见表证。七情致病不同于六淫，七情内伤直接影响相应的内脏，使脏腑气机紊乱、气血失调，导致多种病变的发生。

1. 与精神刺激有关

七情属于精神性致病因素，其发病与明显的精神刺激有关。如"范进中举""诸葛亮三气周瑜，周瑜身死"。在整个病程中，情绪的改变，还可使病情发生变化。

2. 直接伤及内脏

临床上不同的情志刺激，对各脏有不同的影响。通常"怒伤肝、喜伤心、思伤脾、悲伤肺、恐伤肾"，但也并非绝对如此。因为人体是一个有机的整体，"心者，五脏六腑之主也……故悲哀愁忧则心动，心动则五脏六腑皆摇"就指出了各种情志刺激都与心脏有关，心是五脏六腑之大主，心神受损可涉及其他脏腑。如忧思虽可伤脾，也可伤心；大怒伤肝，肝气横逆，又常犯脾胃，出现肝脾不调、肝胃不和等。

心主血而藏神，肝藏血主疏泄。脾主运化而居于中焦，是气机升降的枢纽，为气血生化之源。故情志所伤的病证，以心、肝、脾三脏和气血失调为多见。如郁怒不解，可影响肝之疏泄，出现精神抑郁、烦躁易怒、胸胁胀痛、胸闷嗳气、咽中梗阻、善太息，妇女可见月经不调、乳房胀痛结块，甚或可因暴怒伤肝，引起肝气上逆，血随气涌，发生咯血、呕血等；或气滞血瘀，出现胁痛、妇女痛经、闭经、癥瘕等；如思虑劳神过度，可损伤心脾，导致心脾气血两虚，出现神志异常和脾失健运等。此外，情志内伤还可化火，即"五志化火"而致阴虚火旺，或导致湿、食、痰诸郁为病。

3. 影响脏腑气机

"百病生于气，怒则气上、喜则气缓、悲则气消、恐则气下……惊则气乱……思则气结"，说明不同的情志变化，对人体气机活动的影响是不同的，其所导致的证候也不相同。

怒则气上，怒为肝之志。遇事不顺心而产生一时性的激怒，一般不会致病。当过度愤怒可使肝气横逆上冲，血随气逆，并走于上，故气上矣。临床可见气逆、面红目赤、头晕、胸胁胀痛，甚则呕血或昏厥。

喜则气缓，喜为心之志。"喜"，是心情愉快的表现。俗话说"人逢喜事精神爽"，高兴的事可使人精神焕发。喜则气缓，指喜可缓解紧张情绪和使心气涣散等。正常情况下，喜能缓和紧张，使营卫通利，心情舒畅。但暴喜过度，又可使心气涣散，神不守舍，精神浮荡，气机弛缓，出现精神不能集中，甚则失神狂乱等；过度喜悦还能引起心跳加快，头目眩晕而不能自控，某些冠心病人可因过度兴奋而诱发心绞痛或心肌梗死。

悲则气消,悲忧为肺之志。悲则气消是指过度悲伤,导致肺气抑郁,意志消沉,从而使肺气耗伤。临床可见精神不振、胸闷气短、乏力等症。

恐则气下,恐为肾之志。恐则气下是指恐惧过度,可使肾气不固,气泄于下,临床可见二便失禁,或恐惧不解则伤精,精伤则发生骨酸痿厥、遗精等;或精伤不能上奉,心肺失养,出现胸满腹胀、心神不安、夜不能寐等。

惊则气乱,气乱是指心气紊乱。心主血,藏神,惊则气乱是指突然受惊,心气紊乱,气血失调,以致心无所倚,神无所归,虑无所定,惊慌失措,出现心悸、失眠、心烦、气短、甚至精神错乱等。

思则气结,思为脾之志。思则气结是指思虑过度,伤神损脾,导致气机郁结,脾失健运,出现纳呆、脘腹胀满、便溏等。"思则心有所存,神有所归,正气留而不行,故气结矣"。古人认为思发于脾,而成于心,故思虑过度不但耗伤心神,也会影响脾气。思虑过度,则伤心脾,暗耗阴血,心神失养则出现心悸、健忘、失眠、多梦等。

4. 情志波动,影响病情变化

按照五行归类,人的五志当包括"喜、怒、思、悲(忧)、恐(惊)",又称七情。七情不仅能引起疾病,且对疾病的演变有重要影响。

情志异常波动,可使病情加重,或迅速恶化。根据临床观察,在许多疾病的发展过程中,若患者有较剧烈的情志波动,往往会使其病情加重,或急剧恶化甚至导致死亡。如有高血压病史的患者,若遇事恼怒,肝阳暴涨,血压可以迅速升高,发生眩晕,甚则突然昏仆不语、半身不遂、口眼㖞斜。

相反,性情开朗,豁达乐观,可使五脏安和,气机调畅,有利于病情减轻或促进疾病向愈。正确调摄精神情志,是防病治病的一个重要方面。元代医家朱震亨说:"气血冲和,万病不生,一有怫郁,诸病生焉。故人生诸病多生于郁。"

(三)"五志相胜"法

"五志相胜"法又称"情志相胜"法,即以五行相克为理论依据,用一种正常的情绪活动来调整另一种不正常的情绪活动,而治疗心理疾病或躯体疾病的心理治疗方法。如"怒伤肝,悲胜怒""喜伤心,恐胜喜""思伤脾,怒胜思""忧伤肺,喜胜忧""恐伤肾,思胜恐"(图3-1)。由于中医理论体系的局限性,五行学说主要是用其对事物属性的五行归类及生克制化规律,阐述人体及其与外界的相互联系、相互影响,从而指导临床诊断、治疗和护理。积极运用五行相克的规律来说明五志相胜的规律并运用到临床实践,可防止或减轻情志因素对人体造成的伤害。《丹溪心法》说:"五志之火,因七情而生……宜以人事制之,非药石能疗,须诊察由以平之。""人事制之",即心理治疗,有时比药物更重要。后世不少医家对情志的调摄有时比药石祛疾更重视,而且创造了许多行之有效的情志疗法,如逗之以笑、惹之以哭、激之以怒、引之以恐等,因势利导,宣泄积郁之情,遂畅情志。

木(肝——怒)——→土(脾——思)——→水(肾——恐)——→火(心——喜)——→金(肺——忧)

注:——→相克(相胜)

图 3-1　五志相胜

78

知识拓展

五志相胜之一——"喜胜悲"

元代有一年青秀才,婚后不久突然亡妻,秀才终日悲忧哭泣,极为伤感,终致疾病,久治无效。时逢名医朱震亨,诊脉后说:"尔有喜脉,已有数月"。秀才听后,觉得如此荒谬之语实在可笑,此后他常到处将此事作为奇谈笑料告知他人,自己亦和众人同乐。不久,他的病竟渐渐好了,此时其家人方告知这是朱震亨的以喜胜悲之治法。目前流行的音乐疗法中用旋律流畅、节奏明快、情调欢乐一类的曲子来治疗抑郁症。欢笑疗法中的"笑"不仅能够消除烦恼、忧郁和悲伤,且能使机体产生大量的免疫球蛋白,提高防御机能从而防治疾病。俗话说:"每日大笑三声,胜似人参三斤",正因笑有益人的身心健康,笑的事业应运而生,如美国有"笑电台""笑医院",心理学家卡津斯以"用笑起死回生"而闻名,英国有"笑俱乐部",德国有"笑比赛",日本有"笑学校"等。

四、饮食劳逸

(一) 饮食损伤

饮食是人体摄取营养,维持生命活动必不可少的物质。正常情况下饮食物主要靠脾胃消化,胃主受纳和腐熟水谷,为水谷之海;脾为胃行其津液,主运化并转输水谷精微。古人曰:"食能以时,身必无灾,凡食之道,无饥无饱,是之谓五脏之葆。"所以,饮食要有节制,否则饮食失宜影响人体的生理功能,导致脾胃气机升降失常,或为宿食积滞,或能聚湿、生痰、化热,亦可累及其他脏腑而变生他病。另外,大病之后,余邪未尽,脾胃功能虚弱,则亦可因伤食而复发。

临床上,因饮食所伤而致病的主要有饮食不节、饮食偏嗜和饮食不洁等。

1. 饮食不节

饮食物是后天化生气血的源泉,应以适量、适时为宜。若饮食过饥、过饱,或进食失其规律,均可导致疾病的发生。

过饥,是指摄食不足,如饥而不得食,渴而不得饮,或因脾胃功能虚弱,食欲不佳而纳少,因而水谷精微缺乏,气血生化乏源,导致脏腑组织失养,功能活动减退。如婴儿因母乳不足,营养不良,可影响其正常生长发育;成人因进食过少,营养不足,可致气虚血亏,形体日渐消瘦,正气虚弱,卫外无力,而易感外邪或早衰。

过饱,即饮食过量,超过了脾胃的消化、吸收和运化功能,可导致宿食积滞,出现脘腹胀满、嗳腐泛酸、厌食、呕吐或泻下臭秽等食伤脾胃之证。饮食自倍,肠胃乃伤。此种病证,临床上以小儿为多见,因小儿的脾胃运化功能较成人薄弱,进食又常缺乏规律性,若食积日久,则可郁而化热,出现手足心热、心烦易哭、脘腹胀满、面黄肌瘦、大便溏泄等,称为"疳积"。若伤于生冷寒凉,则可聚湿、生痰。若饮食过量,阻滞胃肠经脉的气血运行,或郁久化热,伤及气血,则形成下痢、便血及痔疮等。饮食不节,伤及脾胃,中气不足,亦可导致营卫虚弱,抗病能力降低,易使外邪侵袭而发病。

此外,饥饱失时,饮食规律紊乱,失其节制,也同样能使脾胃气机升降失调,功能减退而发病。所以,"不欲极饥而食,食不可过饱;不欲极渴而饮,饮不可过多。饱食过多,则结积聚,渴饮过多,则成痰癖"。护士在临床护理中需要注意提醒患者,在大病初愈阶段,不要过早进补,亦不要暴饮暴食或过食肥甘厚腻之物,否则会引起疾病复发,此称"食复"。

2. 饮食偏嗜

饮食要适当调节,不应有所偏嗜,冷热程度也要适宜,这样才能不损伤脾胃,使人体获得所需营养。若饮食偏嗜,或饮食过冷过热,则易引起某些营养物质的缺乏,或导致机体阴阳的偏盛偏衰,以及脾胃功能的损伤而发病。

(1)偏嗜五味:人的精神气血,都由五味资生。五味与五脏,各有其亲和性,即"五味入胃,各归所喜,故酸先入肝,苦先入心,甘先入脾,辛先入肺,咸先入肾,久而增气,物化之常也。"如长期嗜好某种食物,就会影响脏腑正常功能,而生诸病。如多食咸味的食物,会使血脉凝滞,面色失去光泽;多食苦味的食物,会使皮肤干燥而毫毛脱落;多食辛味的食物,会使筋脉拘急而爪甲枯槁;多食酸味的食物,会使皮肉坚厚皱缩,口唇干薄而掀起;多食甘味的食物,则骨骼疼痛而头发脱落。由此可见,五味偏嗜,不仅可直接引起本脏的病变,而且可以影响其他脏腑的病变。此外,饮食偏嗜,使某种营养成分减少,久则出现某种营养物质缺乏的病证,如夜盲症、脚气病、瘿瘤等。

(2)偏嗜寒热:饮食一般要求寒温适中,如过食生冷,寒邪直中脏腑,则易损伤脾阳,导致脾胃虚寒,运化功能紊乱,出现腹痛、泄泻等;如过食辛温燥辣或烫热食品,则易伤胃阴,引发胃热,胃热上熏,津液被灼,无以上承,则可出现口干、口臭、消谷善饥等。因此,饮食过冷过热皆不相宜。

(3)过食肥甘厚味:过食油腻肥甘厚味,则可损伤脾胃,易于积湿生痰、化热化火或酿成疔疮痈疽,甚则动风,发为半身偏枯等。如长期过食肥甘厚味,积热壅滞脾胃,会导致津液、饮食不断消耗,从而诱发消渴;过食肥甘厚味,还可致肺、胃湿热熏蒸而淤滞肌肤导致痤疮等。此外,过食肥甘厚味也是加速衰老进程的重要因素,主要是过食肥甘厚味有碍脾胃纳运,导致化源不足;酿生痰浊、瘀血,引起多种疾病;化生阳热火邪,耗伤精血津液。

（4）嗜酒无度:酒是以果实谷类为原料经发酵酿造而成的,适量饮用能促进血液循环,通经活络,祛风湿。若长期饮酒,嗜酒无度,则可损伤脾胃,酿生湿热痰浊,从而引发多种疾患,甚至导致昏迷或死亡。古代医家对于饮酒之弊病,多有论述,如"肥肉厚酒,务以自强,命曰烂肠之食"。事实证明,饮酒对消化、中枢神经、生殖等诸多系统的危害,以及可能由饮酒带来的一系列交通、社会等问题,都已引起高度重视。

3. 饮食不洁

饮食不洁是指食用了不清洁、不卫生、被污染或陈腐变质或有毒的食物。饮食不洁是重要的致病因素之一,可引起多种肠胃疾病、食物中毒。如进食腐败变质食物,可引起胃肠功能失调,出现脘腹胀痛、恶心、呕吐、肠鸣腹泻,或腹痛、里急后重、下痢脓血等;如进食被毒物污染的食物,则可引发食物中毒;如进食被传染源污染的食物,则可引发疫情暴发;如进食被虫卵污染之食物,则可引起寄生虫病。

知识拓展

与饮食有关的疾病之一——"糖尿病"

目前我国糖尿病患者越来越多,达到 9 240 万人,已超越印度成为糖尿病第一大国。古代医学家认为,长期过食肥甘厚味,积热壅滞脾胃,会导致津液、饮食不断消耗,从而诱发消渴,即糖尿病。现代医学认为,人如果长期摄入高脂肪、高蛋白、高糖等高热量饮食,就会迫使胰岛不断分泌胰岛素来进行分解,时间长了,分泌胰岛素的功能就会处于疲惫状态,最终发生障碍,出现高血糖或糖尿病。

鉴于糖尿病是一种和饮食关系密切的疾病,合理控制饮食在糖尿病的预防、治疗和护理中具有十分重要的意义。经研究发现,1/3 的患者可以通过控制饮食来治疗糖尿病,需注意的是,控制饮食绝不是单纯意义上的少吃,而是给身体提供健康、均衡的营养。如调整饮食比例,选择适宜的食物种类,控制摄入总热量等。

（二）劳逸损伤

劳逸,包括过度劳累和过度安逸两个方面。正常的劳动和运动锻炼,有助于气血流通,增强体质。必要的休息,可以消除疲劳,恢复体力和脑力,不会使人致病。只有长时间的过度劳累或过度安逸,才能成为致病因素而使人发病。

1. 过劳

过劳是指过度劳累,包括劳力、劳神和房劳过度三个方面。

(1)劳力过度:是指较长时间过度劳作而积劳成疾。"劳则气耗",劳力过度则伤气,久之则气少力衰,神疲消瘦;"久立伤骨、久行伤筋",长时间用力过度,则易致形体组织损伤,久而积劳成疾。

(2)劳神过度:是指思虑太过,劳伤心脾而言。心主血藏神,脾在志为思,所以思虑劳神过度,易耗心血,损伤脾气,出现心神失养的心悸、健忘、失眠、多梦及脾不健运的纳呆、腹胀、便溏等。

(3)房劳过度:是指性生活不节,房事过度而言。肾藏精,主封藏。肾精不宜过度耗泄,若房事过频易耗伤肾精,出现腰膝酸软、眩晕耳鸣、精神萎靡,男子遗精、早泄,甚则阳痿,女子月经不调、痛经、闭经等。

2. 过逸

过逸指过度安逸,不参加劳动,又不运动。人体每天需要适当的活动,气血才能流畅。"久卧伤气,久坐伤肉",若长期不劳动,又不参加运动锻炼,易使人体气血不畅,筋骨柔脆,脾胃功能减弱,出现食少乏力、精神不振、肢体软弱或发胖臃肿,动则心悸、气喘、汗出,也可继发其他疾病。

五、痰饮、瘀血

痰饮和瘀血都是脏腑功能失调所产生的病理产物,但又能作为一种致病邪气,直接或间接作用于某些脏腑组织而引起疾病。

(一)痰饮

痰饮,是人体脏腑功能失调,水液代谢障碍所形成的病理产物。一般以质稠厚者为痰,清稀者为饮,因二者同出一源,故常并称为痰饮。

1. 痰饮的分类

痰饮一般分为有形和无形两类。有形的痰饮,是指视之可见,触之可及,闻之有声的痰液,如咳嗽吐痰、喉中痰鸣等;无形的痰饮,是指由痰饮引起的特殊症状和体征,视之不见,触之不及,只见其症,不见其形,可表现为头晕目眩、心悸气短、恶心、呕吐、咽喉梗阻、神昏癫狂、苔腻、脉滑等。

2. 痰饮的形成

痰饮多由外感六淫、饮食劳逸、内伤七情等,使肺、脾、肾及三焦等脏腑气化功能失常,水液代谢障碍而成。如外邪犯肺,肺失宣降,水津不布,水道不利则聚水而成痰饮;脾失健运,水湿内生,可以凝聚成痰;肾阳不足,气化无力,水湿不化也可化生痰饮;情志内伤,肝气郁结,气郁化火,煎熬津液也可成痰;素食肥甘、嗜酒,亦能引起湿聚而生痰等。

3. 痰饮的致病特点

痰饮致病,具有阻碍气血运行、影响水液代谢、易于蒙蔽神明和症状复杂、变幻多端等特点。所以,痰饮一旦产生,便能流窜全身,停聚各处,导致多种疾病发生。如痰停留在肺,则出现咳嗽、气喘、痰多;蒙蔽于心,可见胸闷、心悸、失眠、神昏,甚则癫狂;停聚于胃,可见脘闷痞胀、恶心、呕吐、食欲不振;流于经脉、筋骨,可见肢体麻木、半身不遂或成痰核瘰疬、阴疽流注等。饮停胸胁,可见胸胁胀满、咳嗽引痛;若留聚肠间,则肠鸣漉漉,甚至便溏、腹泻等。概括痰饮的临床表现,可用咳、喘、悸、眩、呕、满、肿、痛来归纳。

总之,痰饮的部位不同,证候亦不同,可谓变化多端,故有"百病多因痰作祟"之说,详见表3-1。

表 3-1　痰饮的病证特点

痰饮	病变部位	病证特点
痰	肺	咳嗽、气喘、痰多
	心	胸闷、心悸、失眠、神昏、谵语,甚则癫狂
	肝	面青、眩晕、动风
	脾	腹胀、身重、肢倦
	肾	腰膝痹痛、足冷
	胃	脘闷痞胀、呕恶、食欲不振
	头	眩晕、头痛、耳鸣、昏不知人
	咽喉	喉中梗阻、有异物感(梅核气)
	胸胁	胀满疼痛
	四肢	麻木、疼痛
	经脉、筋骨	痰核、瘰疬、阴疽、流注、瘫痪等
饮	泛于肌肤(溢饮)	水肿、肢体疼痛、身重无汗
	停于胸胁(悬饮)	胸胁胀满、咳嗽引胁疼痛
	停于胸膈(支饮)	胸闷咳喘、不得平卧
	聚于肠间(痰饮)	肠鸣漉漉,甚至便溏、腹泻

(二) 瘀血

瘀,积血也,瘀血又称"蓄血""恶血""败血"等。瘀血,是指血液滞留或凝结于体内,包括血溢出于经脉外引起的瘀积和血脉运行受阻而滞留在经脉内,既是病理产物,又可成为继发性致病因素。

1. 瘀血的形成

瘀血的形成,主要有两个方面:① 因气虚、气滞、血寒、血热等原因,使血行不畅而凝滞。因气为血帅,气行则血行,气虚则血行无力,无力则血易停滞,从而产生瘀血;气滞则血凝,凝则成瘀;血得热则行,遇寒则凝,若寒邪侵入血脉,使经脉挛缩拘急,血液凝滞不畅则易成瘀;或热入营血,血热搏结等,均可形成瘀血。故有"血受寒则凝结成块,血受热则煎熬成块"之说。② 由于因各种出血之后,离经之血未能及时排出体外而成瘀,即所谓"离经之血为瘀血"。或因出血后,过用寒凉,使离经之血凝结、未离经之血瘀滞不畅而成瘀。

2. 瘀血的致病特点

所谓"瘀血不去,新血不生",瘀血形成之后,不仅失去正常血液的濡养作用,又会影响全身或局部血液的运行,导致脏腑功能失调而引起各种病证。如瘀阻于心,可见心悸、胸闷、心前区痛、口唇青紫、脉多结代,若瘀血攻心,则可致发狂;瘀阻于肺,可见胸痛、咳嗽、咳血;瘀阻于胃肠,可见胃脘刺痛拒按、呕血或大便漆黑;瘀阻于肝,可见胁肋刺痛、痞块癥瘕;瘀阻胞宫,可见小腹疼痛、月经不调、痛经、闭经甚至崩漏;瘀阻肢体,可见局部青紫、肿痛拒按、瘀斑、瘀点,若瘀阻肢体末端,则可成脱骨疽。

虽然瘀血为病较多,但其临床表现归纳起来主要有如下共同特点:

疼痛:多为刺痛,痛处固定不移,拒按,夜间痛甚。

肿块:固定不移,在体表局部,见青紫肿胀;在体内,肿块瘀积久聚不散,则可形成痞块或积块,较硬或压痛。

出血:血色多呈紫暗,或挟有瘀块。

肌肤爪甲失荣:久瘀则面色黧黑,肌肤甲错,唇、甲青紫。

舌象:舌质暗紫,或有瘀点、瘀斑,舌下络脉曲张等。

脉象:多见细涩、沉弦或结代等。

六、外伤、虫兽伤

(一) 外伤

外伤是指外力损伤、烧烫伤、冻伤等致病因素导致皮肉筋骨及内脏受伤。外伤致病,多有明显的外伤史,其损伤的性质和程度各不相同,轻者为肌肤筋骨创伤,重者可伤及内脏,甚至危及生命。

1. 外力损伤

外力损伤,主要包括坠跌、撞击、负重、压轧、枪弹、金刃、手术等外力作用引起的损伤。可出现皮肤肌肉瘀血肿痛、出血或筋伤骨折、脱臼,重则损伤内脏,或出血过多,导致昏迷,危及生命。

2. 烧烫伤

烧烫伤多由高温物品,如沸水、热油、蒸气、火焰、雷电等灼伤人体而引起。轻者损伤肌肤,在受伤部位出现红、肿、热、痛、皮肤干燥,或水疱、剧痛等;重度烧烫伤则可损伤肌肉、筋骨,使痛觉消失,创面如皮革样,或蜡白、焦黄或炭化;严重烧烫伤,若伤面过大,除有局部症状外,常因剧烈疼痛、火毒内攻、体液蒸发或渗出,出现烦躁不安、发热、口干渴、尿少等,甚至死亡。

3. 冻伤

冻伤是指人体遭受低温侵袭所引起的全身性或局部性损伤。全身性冻伤,多因阴寒过盛,阳气受损,失于温煦和推动血行,出现寒战、体温逐渐下降、面色苍白、唇青、指甲青紫、感觉麻木、神疲乏力或昏睡、呼吸减弱、脉迟细,如不救治,易致死亡。局部冻伤,多发生在手、足、耳廓、鼻尖和面额部位。因寒主收引,发病初起,经脉挛急,气血凝滞不畅,影响受冻局部的温煦和营养,出现局部皮肤苍白、冷麻,继则肿胀青紫、痒痛疮热,或出现大小不等的水疱等,破溃后常易感染。

(二)虫兽伤

虫兽伤包括毒蛇、猛兽、疯狗咬伤,或蝎、蜂蜇伤等。轻则损伤局部,出现肿痛、出血等;重则损伤内脏,或因出血过多而死亡。毒蛇咬伤则出现全身中毒症状,如不及时救治,常导致中毒死亡。疯狗咬伤,初起仅见局部疼痛、出血,伤口愈合后,经一段潜伏期后可出现烦躁、惶恐不安、牙关紧闭、抽搐、恐水、恐风等。

小结

$$
病因 \begin{cases} 外感致病因素:六淫、疠气 \\ 精神致病因素:内伤"七情" \\ 其他致病因素:饮食劳逸、外伤及虫兽伤 \\ 继发致病因素:痰饮、瘀血、内生五邪 \end{cases}
$$

第二节 病机

病机,是指疾病发生、发展变化及其转归的机理。任何疾病的发生、发展变化和转归,与机体的正气强弱和致病邪气的性质、受邪的轻重等密切相关。中医病机学既强调人体正气在发病过程中的决定作用,也不排除邪气的致病作用。因此,正邪双方之间斗争的变化,影响人体阴阳的相对平衡状态,导致脏腑经络的机能紊乱,或气血功能失常,从而产生一系列不同的病理变化。

一、发病

人体内部各脏腑之间、人体与外界环境之间保持的相对平衡是维持正常生理活动的基础。发病是指疾病的发生。当人体在一定的致病因素作用下,正气与邪气之间的斗争可使体内某些平衡协调关系遭到破坏,导致阴阳失调,出现各种临床症状,引发疾病。因此,疾病的发生与机体本身抗病能力(正气)和致病因素(邪气)密切相关。

(一)正邪斗争与发病

疾病的发生、发展变化和转归,就是在一定条件下正邪斗争的反映。

正气,是指人体的各种机能活动、抵抗疾病的能力和康复能力。邪气,泛指各种致病因素,包括六淫、疠气、七情内伤、饮食不节、劳逸损伤、外伤及虫兽伤等。

1. 正气不足是发病的内在原因

中医重视人体的正气,认为正气可以决定疾病的发生、发展变化和转归。从疾病的发生来看,人体内脏功能旺盛,气血充盈,卫外固密,病邪难于侵入,就不会发病。从人体受邪之后看,正气足,即使受邪也较轻,病情不重,可以驱邪外出而愈;正气虚弱,即使受邪轻微,亦可发生疾病或使病情加重。所以说,只有当人体正气相对虚弱,卫外不固,抗邪无力时,邪气才能乘虚而入,使人体阴阳失调,脏腑经络功能紊乱,而发生疾病,即所谓"正气存内,邪不可干""邪之所凑,其气必虚"。正气不足是机体发病的内在根据,正气的状态贯穿并影响疾病的全过程。

2. 致病邪气是发病的重要条件

邪气是发病的条件,在一定条件下,甚至起主导作用,如高温、高压电、化学毒剂、枪弹伤、毒蛇咬伤、疠气等,即使正气强盛,也难免被伤害,特别是疠气引起的瘟疫病大流行。所以,中医重视正气,强调正气在发病中的主导地位的同时,并不排除邪气对疾病发生的重要作用。

3. 正邪斗争的胜负决定发病与否

在疾病的发生、发展过程中,机体始终存在着邪气损害与正气抗损害的矛盾斗争,即正邪相争。正邪斗争的胜负,不仅决定疾病的发生与否,而且关系到发病的轻重缓急。

（1）正胜邪退则不发病：邪气侵袭人体时，正气即奋起抗邪。若正气旺盛，抗邪能力强，则病邪难以入侵；即使邪气侵入，正气亦奋力驱邪外出或灭于内而不发病。

（2）邪胜正负则发病：在正邪斗争的过程中，若邪气偏盛，正气相对不足，不能卫外，邪胜正负，则邪气乘虚入侵而发病。如感邪较轻，邪在肌表，则发病较轻；如感邪较重，邪气入深，则发病较重等。

（二）内外环境与发病

疾病的发生与内外环境都有密切的关系。外环境，主要指生活、工作环境，包括气候变化、地域特点、环境卫生等。内环境，主要是指人体本身的正气。正气强弱主要与体质和精神状态有关。

1. 外环境与发病

人与自然息息相关，人在长期与自然做斗争中逐渐适应了自然。但是自然气候的异常变化，或工作、生活环境受污染，周围环境卫生差，则能使人致病。

（1）气候因素：四时气候的异常变化，可滋生各种病邪，导致季节性疾病。如春天多风，常发生风温病；夏天，气候炎热，常发生热病和中暑；秋天天气敛肃，气候干燥，常发生燥病；冬天气候严寒，常外感寒邪而为病。另外，气候特别反常，或太过或不及，或非其时而有其气，则容易导致疫病的发生。如麻疹、百日咳、流行性脑脊髓膜炎，多流行于冬春季节；痢疾、流行性乙型脑炎，则多流行于夏秋季节等。

（2）地域因素：不同的地域，由于自然条件不同，可出现不同的常见病。如西北高原地区，气候燥寒，经常处在风寒冰冽之中，易感寒邪发病；东南地区，靠海傍水，地势低洼，温热多雨，易生湿热，病多疮疡。有些地区因缺乏某些物质，而发生地方病，如地方性甲状腺肿，多见于远离海岸的地区，最常见的原因是缺碘；克山病是我国东北到西南一带的地方性心肌病，可能与营养不良、硒等微量元素缺乏或病毒感染及真菌、毒素中毒有关。

（3）生活、工作环境：不良的生活、工作环境对人体健康影响很大。如久居潮湿阴暗之地，易受寒湿邪气所伤，不但影响人体正气，还可导致关节疼痛等；周围环境不良，如工业废气、废物、粉尘过多、装修污染及塑料垃圾引起的白色污染、过多使用农药等均可导致空气、水源、食物的污染，严重危害人类健康。因此，改善生活、工作环境，保持环境卫生，尽量避开不利于人体健康的水源、矿藏、高压线、强磁场和有超声波、放射线的地方，是减少疾病，促进健康的有效措施。

2. 内环境与发病

中医认为正气不足是发病的内在根据。一般来说，体质和精神状态决定着正气的强弱。由于人的体质不同，对于外邪也有不同的易感性。如肉不坚，腠理疏，则善病风；小骨弱肉者，善病寒热；粗理而肉不坚者，善病痹。

（1）体质与正气的关系：体质与先天禀赋、饮食调养、身体锻炼有关。一般来说，禀赋充实、饮食合理、营养充足、合理锻炼者，体质多壮实；禀赋不足、饮食不足、缺乏营养和锻炼者，体质多虚弱。体质壮实，脏腑功能活动旺盛，精、气、血、津液充盛，则正气充足；体质虚弱，脏腑功能减退，精、气、血、津液不足，则正气减弱。

（2）精神状态与正气的关系：情志因素直接影响精神状态。情志舒畅，精神愉快，则气血平和，脏腑功能协调，正气旺盛而健康少病；若情志不畅，精神抑郁，则可使气机逆乱，阴阳气血失调，脏腑功能失常，正气减弱而发病。因此，平时要注意调摄精神，不贪欲妄想，使真气和顺，精神内守，增强正气，从而减少和预防疾病的发生。真正做到恬淡虚无，真气从之，精神内守，则病安从来。

总之，正气是发病的内在根据，而影响正气强弱的是体质和精神状态。所以，体质壮实，情志舒畅，则正气充足，抗病力强，邪气难于入侵。

知识拓展

室内污染

最近的调查证实，在现代城市中，室内空气污染的程度比户外高出很多倍，更重要的是80%以上的城市人口，70%以上的时间在室内度过，而儿童、孕妇和慢性病人，因为在室内停留的时间比其他人群更长，受到室内环境污染的危害就更加显著，特别是儿童，他们比成年人更容易受到室内空气污染的危害。一方面，儿童的身体正在成长发育中，呼吸量按体重比成年人高近50%，另一方面，儿童有80%的时间生活在室内。世界卫生组织宣布：全世界每年有10万人因为室内空气污染而死于哮喘，而其中35%为儿童，我国儿童哮喘患病率为2%~5%，其中85%的患病儿童年龄在5岁以下。

有鉴于环境污染对人体的危害，护士在护理工作中，在患者病情允许时，要多鼓励他们到户外活动，以利于疾病的恢复。

二、基本病机

尽管疾病的种类繁多，临床表现错综复杂，千变万化，各种疾病，各个症状都有其各自的病机。但从总体来说，不外乎邪正盛衰、阴阳失调、气机失常等病机变化的一般规律。

（一）邪正盛衰

邪正盛衰，是指在疾病过程中，致病邪气与机体正气之间相互斗争所发生的盛衰变化。这种关系直接影响着疾病的发展变化及其转归,同时影响着病证的虚实变化。

1. 邪正盛衰与虚实变化

(1)虚实病机:邪气盛则实,"实"的病机,主要是由于邪气亢盛,正气尚未虚衰,邪正之间剧烈抗争而导致的一系列病理变化。多见于外感六淫的早、中期,或因痰、食、水、血等滞留于体内而引起的痰涎壅盛、食积停滞不化、水湿泛滥、瘀血内阻等病变。一般认为壮热、狂躁、声高气粗、腹痛拒按、二便不通、脉实有力等均为实证的临床表现。

精气夺则虚,"虚"的病机,主要是由于人体正气不足,抗病能力减弱,正邪之间抗争不明显,而导致一系列正气虚衰的病理变化。临床多见于素体虚弱或疾病的后期,或因大病、久病、大汗、吐利、大出血等耗伤机体的正气;或因致病邪气久留而伤正等,均可导致正气虚衰而成虚证。一般认为神疲乏力、面容憔悴、神思恍惚、心悸气短、自汗盗汗、二便失禁、脉微弱无力,或五心烦热、畏寒肢冷等均为虚证的临床表现。

(2)虚实变化:疾病发生后,邪正双方斗争力量的对比经常发生变化,因而疾病之虚实亦常随之发生变化,常见有由实转虚、因虚致实、虚实错杂、虚实真假等。

由实转虚,是指本为实证,由于未及时治疗或治疗不当;或因年老体衰,不耐病邪侵袭;或因大汗、大吐、大泻、大出血等耗损了机体的气、血、津液而致虚证。

因虚致实,是指本为虚证,由于虚久不复,脏腑、经络等组织器官的生理功能减弱,气、血、津液等运行迟缓和代谢失常,以致形成食积、痰饮、瘀血等滞留体内,积聚而成实证。

虚实错杂,是指在疾病过程中,邪正的消长盛衰,不仅可以产生单纯的虚或实的病理变化,而且可以形成虚实同时存在的虚中夹实、实中夹虚等虚实错杂的病理变化。因虚致实的虚中夹实,以虚为主,又兼夹实,正虚是本、是因,邪实是标、是果;由实转虚的实中夹虚,以实为主,又兼夹虚,邪实是本、是因,正虚是标、是果。

虚实真假,是指疾病的形象与本质不完全一致,出现一些假象。一般来说,疾病的现象和本质一致,可以反映病机的虚实,但在特殊情况下,也可出现现象和本质不符的假象,如"至虚有盛候"的真虚假实和"大实有羸状"的真实假虚等病理变化。

总之,在疾病的发生和发展过程中,病机的虚和实,都是相对的,由实转虚,因虚致实、虚实错杂,常是疾病发展过程中的必然趋势。因此,在临床护理工作中不能以静止的、绝对的观点来对待虚和实的变化,而应以运动的、相对的观点来分析虚和实的病机。

2. 邪正盛衰与疾病转归

在疾病的发生、发展及其转归的过程中,邪正的消长盛衰不仅关系到虚实的病理变化,而且关系到疾病的转归。在一般情况下,正胜则邪退,疾病趋向于好转或痊愈;邪胜则正衰,疾病趋向于恶化,甚则可以导致死亡。

正盛则邪退,是指在邪正盛衰的变化过程中,正气充盛,抗御病邪的能力较强,正气战胜邪气,邪气逐渐消退,疾病趋向好转而痊愈,这是许多疾病最常见的一种结局。如六淫之邪所致的外感疾病,多由于正气被邪气遏制而发病。如果患者的正气来复,抗御病邪能力较强,则可驱邪外出而愈。

邪盛则正衰,是指在邪正盛衰的变化过程中,邪气亢盛,正气渐衰,疾病趋向恶化,甚则死亡的一种转归。如外感热病的发展过程中,亡阴、亡阳等证候的出现,即为正不胜邪,邪盛正衰的典型表现。

此外,若邪正双方势均力敌,则亦可出现邪正相持,或正虚邪恋,或邪去而正气不复等情况,这是许多疾病由急性转为慢性,或遗留某些后遗症,或慢性病持久不愈的主要原因之一。

知识拓展

疾病复发的原因和预防

疾病的复发,是指原疾病再度发作或反复发作。这是一种特殊的发病形式,也是一定条件下正邪斗争的反映。

引起疾病复发的因素有很多,常见有食复、劳复、药复、复感外邪、自复及其他因素致复。食复,指疾病初愈,因饮食失调而复发,合理饮食调养是预防食复的关键。劳复,指疾病新愈,余邪未尽,因过度劳累而复发,轻者静养自愈,重者察其虚实。药复,指病后药物调理不当,或滥施补药,或补之过早、过急,则易致邪留不去,引起疾病复发。疾病将愈,辅以药物调理,使用要得当。其他还有在疾病将愈而未愈之际复感外邪,或疾病初愈时自行复发,或因精神因素、地域环境、护理不当引起疾病复发。

所以,在日常的护理工作中,要注意指导患者合理膳食、适当进补、适当运动和劳作,保持心情愉悦,增强患者战胜疾病的能力。

(二) 阴阳失调

阴阳失调,是指机体在疾病发展过程中,由于致病因素的作用,导致机体的阴阳消长失去相对的平衡,出现阴阳偏盛、阴阳偏衰、阴阳互损、阴阳格拒和阴阳亡失等情况,这是对机体各种病理状态的高度概括。

1. 阴阳偏盛

阴或阳的偏盛,主要是指"邪气盛则实"的实证病机。病邪侵入人体,在性质上,必从其类,即阳邪侵袭人体,则邪并于阳,形成机体的阳偏盛;阴邪侵袭人体,则邪并于阴,而形成机体的阴偏盛。

由于阴和阳是相互制约的,一般来说,阳长则阴消,阴长则阳消。所以阳偏盛必然会耗阴,从而导致阴液不足;阴偏盛必然会损阳,从而导致阳气虚损。

（1）阳盛则热:阳主动,主升而为热,故阳偏盛时,多见机体的机能活动亢进,机体反应性增强,热量过剩的病理状态。其病机特点多表现为阳气亢盛而阴液未虚的实热证。

一般来说,阳盛的形成,多因感受温热阳邪,或感受阴寒之邪,入里从阳化热,或七情内伤,五志过极而化火,或因气滞、血瘀、痰浊、食积等郁而化热所致。阳盛者,临床多见壮热、烦渴、面红、尿赤、便干、苔黄、脉数。若阳热亢盛过久,则必耗阴液,久之亦可导致人体津液不足,阴精亏损,转化为实热伤阴的病证,此即"阳盛则阴病"。

（2）阴盛则寒:阴主静,主内收而为寒,故在阴偏胜时,多见机体的机能活动代谢低下,热量不足以及病理性代谢产物积聚等阴寒内盛的病理状态。其病机特点多表现为阴邪偏盛而阳气未衰的实寒证。

一般来说,阴盛的形成,多由外感阴寒之邪,或过食生冷,阴寒内盛,阻遏机体的阳气,或由素体阳虚,阳不制阴,而致阴寒内盛。前者属实,后者则为虚实夹杂。此外,阴寒之邪壅盛,日久必伤阳气,故阴盛实寒病证,常可导致虚衰,出现机体生理功能活动减退,此即"阴盛则阳病"。

2. 阴阳偏衰

阴或阳的偏衰,主要是指"精气夺则虚"的虚证。所谓"精气夺",包括机体的精、气、血、津液等基本物质的不足及其生理功能的减退,以及脏腑、经络等生理功能的减退和失调。

（1）阳虚则寒:阳偏衰即阳虚,是指机体阳气虚损,机能减退或衰弱,机体反应性低下,代谢活动减退,热量不足的病理状态。多由于先天禀赋不足,或后天饮食失调,或劳倦内伤,或久病损伤阳气所致。其病机特点多表现为机体阳气不足,阳不制阴,阴相对偏亢的虚寒证。

阳气不足,一般以脾肾阳虚为主,尤以肾阳虚衰（命门之火不足）最为多见,因肾阳为诸阳之本。由于阳气虚衰,阳虚不能制阴,阳气的温煦功能减弱,脏腑经络等组织器官的功能活动也因之减退,血和津液的运行迟缓,水液不化而阴寒内盛,临床可见面色㿠白、畏寒肢冷、舌淡脉迟等寒象,亦可见到神疲倦卧、小便清长、下利清谷等虚象。

（2）阴虚则热:阴偏衰即阴虚,是指机体的精、血、津液等阴液亏耗,以及阴不制阳,导致阳相对偏亢的病理状态。多由于阳邪伤阴,热邪炽盛伤津耗液,或因五志过极化火伤阴,或因久病耗伤阴液所致。其病机特点多表现为机体阴液不足,滋养、宁静的作用减退,阳气相对偏盛的虚热证。

阴虚之证,五脏皆有,但临床上以肺肾阴虚与肝肾阴虚最为多见。因为肾阴为诸阴之本,所以,肾阴不足在阴偏衰的病机中占有重要的地位。由于阴液不足,不能制约阳气,阳气相对亢盛,从而形成阴虚内热、阴虚火旺和阴虚阳亢等多种病理表现。阴虚内热多有全身性虚热,表现为五心烦热、骨蒸潮热、消瘦、盗汗、口干、舌红、脉细数;阴虚火旺多有咽干疼痛、牙龈肿痛、颧红升火、咳血或痰中带血等;阴虚阳亢多见眩晕耳鸣、肢麻、肌肉颤动等。

3. 阴阳互损

阴阳互损,是指在阴或阳任何一方虚损的前提下,病变发展影响到相对的一方,形成阴阳两虚的病机。

(1)阴损及阳:是指由于阴液亏损,累及阳气生化不足,或阳气无所依附而耗散,从而在阴虚的基础上又导致了阳虚,形成了以阴虚为主的阴阳两虚病理状态。主要特点是虚热和虚寒并见,以虚热为主。

(2)阳损及阴:是指由于阳气虚损,无阳则阴无以生,久之则阴液生化不足,从而在阳虚的基础上又导致了阴虚,形成了以阳虚为主的阴阳两虚病理状态。主要特点是虚寒和虚热并见,以虚寒为主。

4. 阴阳格拒

阴阳格拒,是阴阳失调中较特殊的一类病机,包括阴盛格阳和阳盛格阴两方面。主要由于某些原因引起阴和阳的一方偏盛至极而壅盛于内,将另一方排斥格拒于外,迫使阴阳之间不相维系,从而形成真寒假热或真热假寒等复杂的病理现象。

(1)阴盛格阳:是指阴寒内盛,格阳于外,出现内真寒外假热的一种病理变化。如虚寒性疾病发展到严重阶段,除有四肢厥逆、下利清谷、脉微欲绝等阴寒过盛的症状外,又突见面红如妆、烦热欲去衣被、口渴、狂躁不安等假热现象。

此外,阴盛于下,虚阳浮越,亦可见面红如火,称为戴阳,也是阳虚阴盛,阴阳之间不相维系的一种表现。

(2)阳盛格阴:是指热极似寒的一种病理变化,由于邪热内盛,深伏于里,阳气郁闭于内,不能透达于外所致的真热假寒证。多见于热病的热盛至极,除有阳热亢盛之心胸烦热、口干舌燥、舌红等,又见"热极似寒"的四肢厥冷、脉沉伏等寒象,热势愈深,四肢厥逆愈甚。这种四肢厥冷,又称为"阳厥"或"热厥"。

5. 阴阳亡失

阴阳的亡失,包括亡阳和亡阴两类,是指机体的阴液或阳气突然大量亡失,导致生命垂危的一种病理状态。

(1)亡阳:是指机体的阳气严重耗损,导致全身机能突然严重衰竭的一种病理状态。一般多由外邪过盛,正不敌邪,阳气突然大量耗伤而脱失;也可由于素体阳虚,正气不足,加之疲劳过度等多种因素所诱发;或过用汗法,汗出过多,阳随津泄,阳气外脱所致。慢性消耗性疾病之亡阳,多由于阳气严重耗散而衰竭,虚阳外越所致。临床可见精神淡漠、面色苍白、大汗淋漓、四肢厥逆、气息微弱、口不渴或渴喜热饮、舌淡、脉微欲绝。

（2）亡阴：是指机体的阴液大量消耗或丢失，导致全身机能严重衰竭的一种病理状态。一般多由热邪炽盛，或邪热久留，煎灼阴液，或因慢性消耗性疾病，阴液耗竭所致。临床可见神情烦躁、面色潮红、呼吸短促、身热、手足温、汗出而黏、口渴喜饮、舌红而干、脉细数无力。

由于阴阳相互依存、互根互用，亡阴后则阳必无所依附，可迅速导致亡阳，亡阳后亦可出现亡阴，最后阴阳离决，精气乃绝，生命亦告终结。因此，在临床护理工作中应正确区分亡阴证和亡阳证，及时正确的抢救，挽救患者的生命。

（三）气机失常

气在人体内不停地运动，升降出入是气运动的基本形式。人体各脏腑经络组织的功能活动，以及气血津液之间的相互关系，无不依赖于气的升降出入以维护其相对的平衡协调。同时，气的运动又是在脏腑经络组织的共同配合下进行的。

气机失常，即气的升降出入运行失常，是指疾病在其发展过程中，由于致病因素的作用，导致脏腑经络之气的升降出入运动功能紊乱，从而形成气滞、气逆、气陷、气闭、气脱的病理状态。

1. 气滞

气滞，指气的运行不畅而郁滞的病理状态。主要由于七情内郁，或痰饮、食积、瘀血等阻滞，或因外邪困阻气机，或因脏腑功能障碍，影响气的正常流通，引起局部或全身的气机不畅或阻滞所致。所以气机升降失常，可导致五脏六腑、表里内外、四肢九窍，发生多种病理变化。如脾胃气滞，可见脘腹胀痛、时作时止、嗳气则舒；肝气郁滞，可见胁肋或少腹胀痛等。不管气滞病变在何部位，其共同特点是闷、胀、痛，气行则舒等。

2. 气逆

气逆，指气的上升太过或下降不及而致脏腑之气逆于上的病理状态。多由于情志所伤，或饮食寒温不适，或痰浊壅阻等因素所致。气逆病变多见于肺、胃和肝等脏腑。如在肺，则肺失肃降，肺气上逆，而见咳嗽、气喘；在胃，则胃失和降，胃气上逆，而见恶心、呕吐、呃逆、嗳气；在肝，则肝气逆上，可见头痛而胀、面赤易怒、胸胁胀满等。

3. 气陷

气陷，指以气虚无力升举而反致下陷为主要特征的一种病理状态，多由气虚发展而来。主要是由于久病体虚，或年老体衰，或者劳动用力过猛、过久损伤某一脏器所致。气虚下陷的病变主要以清气不升、气不上行和升举无力为特征。因气陷病变与脾胃关系密切，所以通常又称气陷为"中气下陷"，主要表现为少腹坠胀、便意频频、脱肛、子宫脱垂、胃下垂等。

4. 气闭与气脱

气闭，即气的外出受阻，气脱，即气失内守而散脱于外，气闭与气脱都是以气的出入异常，或为闭塞，或为脱失的严重病理状态，临床多表现为昏厥或亡脱等。

综上所述，当病邪作用于机体时，人体正气奋起与之抗争，必然会引起正邪相争，从而形成邪正盛衰的病理；破坏机体阴阳的相对平衡，则形成阴阳失调的病理；影响脏腑经络的升降出入运动，则形成气机升降失常的病理。需要注意的是在疾病的发生、发展过程中，这些病理变化又是相互影响、密切联系的。所以，在学习病因病机的内容时，要密切联系脏腑、经络、气血、津液的生理活动，以及病理变化，深刻理解并掌握正邪斗争在疾病发生、发展和转归中的作用，在临床护理中注意调动患者的主观能动性，充分发挥正气的作用。

小结

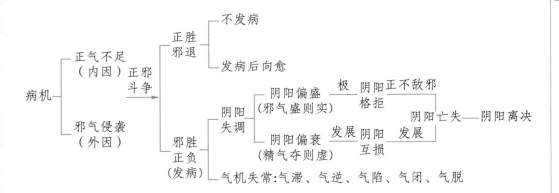

思考题

1. 说出六淫、疫疠、七情的概念和总的致病特点。

2. 简述风邪、寒邪、暑邪、湿邪、燥邪和火邪的性质和致病特点。

3. 饮食致病的原因主要有哪几方面？举例说明。

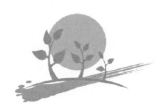

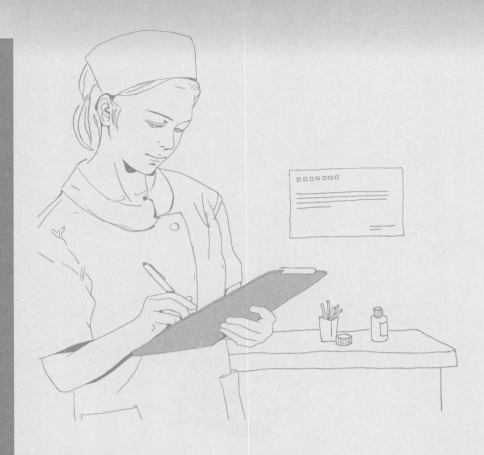

第四章　诊法与辨证

学习内容

1. 望诊、闻诊、问诊、切诊的基本内容及临床意义。

2. 望神、望色、望舌、诊脉的内容及临床意义。

3. 舌诊及脉诊的方法和操作技能。

4. 运用四诊收集资料,综合分析病情。

5. 八纲辨证中的表里、寒热、虚实、阴阳的辨证方法及关系。

6. 脏腑辨证中各证型的临床表现、证候分析及辨证要点。

7. 卫气营血辨证中各证型的临床表现及辨证要点。

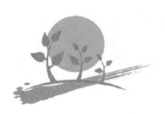

典型病例

王某，女，47 岁，2006 年 3 月 13 日就诊。

主诉：右下腹部疼痛 10 日。

现病史：10 日来右下腹部疼痛。患者精神疲惫，神情不安；右下腹部疼痛，未及肿块；语声低微，偶尔呻吟；食欲不振，饭后脘胀，口干不欲饮，夜寐不宁，五心烦热，大便干结；舌红苔白，脉弦数。查体：腹肌紧张，有压痛、反跳痛。

问题导向：

（1）本案运用了几种中医诊断方法来收集病情资料？

（2）通过本案说明中医诊断方法的特点。

　　诊法，即中医诊察疾病、收集病情资料的方法，包括望、闻、问、切四种诊法，亦称为"四诊"。临床上通过运用这种诊法，发现疾病显现在身体各个方面的症状和体征，从而了解疾病的原因、性质及其内在联系，为辨证论治和实施护理措施提供依据。

　　望、闻、问、切四种诊法，各有其独特的作用和意义，在临床运用时必须将其有机地紧密结合，做到"四诊合参"，只有这样才能全面系统地了解病情，做出准确的判断。

一、望诊

　　望诊，即医护人员运用视觉观察病人全身和局部的一切征象以及排出物等，以了解疾病情况的一种诊察方法。望诊宜在充足的光线下进行，以自然光线为佳。

　　望诊的内容包括：望神、望色、望形态、望局部、望舌、望排泄物、望小儿指纹。

（一）望神

　　望神，主要是观察病人的精神好坏，神志是否清楚，动作是否矫健协调，反应是否灵敏等，从而判断脏腑、气血、阴阳的盛衰，以及疾病的轻重和预后。一般分为"有神""无神"和"假神"三种。

　　1. 有神

　　有神亦称得神。临床表现为病人目光明亮，神志清楚，语言清晰，反应灵敏，活动自如。表示正气尚足,病情轻浅,预后良好。

2. 无神

无神亦称失神。临床表现为病人目光晦暗,瞳仁呆滞,精神萎靡,语声低微,反应迟钝,甚至神志不清,循衣摸床,或卒倒而目闭口开,手撒遗尿等。表示正气已伤,病情较重,预后不好。

3. 假神

假神常见于久病、重病精气极度衰弱的病人。如原来神识昏糊,突然神志清楚;原来不多言语,语声低微,突然转为言语不休,声音响亮;原来面色晦暗,突然颧红如妆;原来毫无食欲,忽然食欲增强。这是由于精气衰竭已极,阴不敛阳,虚阳外越,暴露出一时"好转"的假象,俗称"回光返照",或"残灯复明"。提示病情恶化,脏腑精气将绝,是临终前的征兆。

(二)望色

望色主要是观察面部的颜色和光泽。我国健康人的面色微黄透红,明润光泽,也称为"常色"。疾病状态时面部的色泽称为"病色"。病色可分青、赤、黄、白、黑五种。不同的颜色反映着不同的病证,而光泽主要反映机体精气盛衰。

1. 青色

青色主寒证、痛证、瘀血证、惊风证。

青为寒凝血瘀,经脉阻滞所致。寒伤阳气,气血运行不畅,凝滞作痛。如风寒疼痛,里寒腹痛,疼痛剧烈时,可见面色苍白而青。心、肝等脏器的慢性疾病有气血瘀滞者,常见面色青暗,口唇青紫。重证病人面色青黑,痰涎壅盛,腹胀呃逆,为脾胃气绝。小儿高热,面部青紫,以两眉间、鼻柱、口唇四周较易察见,属惊风先兆。

2. 赤色

赤色主热证。

赤为脉络中血液充盈所致。气血得热则行,热盛则血脉充盈,血色上荣,故面色红赤。如满面通红,多为外感发热或脏腑实热,属实热证。颧部潮红娇嫩,骨蒸盗汗者,属阴虚内热证。若久病重病患者,面色苍白,却颧红如妆,嫩红带白,游移不定,多为虚阳浮越之危重证候。

3. 黄色

黄色主虚证、湿证。

黄为脾虚湿蕴的征象。脾失健运,水湿内停,气血不充,故面色发黄。如面色淡黄,枯槁无光,称"萎黄",属脾胃气虚。身目俱黄为"黄疸",黄色鲜明者属湿热,黄色晦暗者多属寒湿。面色黄而浮胖,称为"黄胖",多为脾气虚衰,湿邪内阻所致。小儿生后遍体皆黄,多属胎黄。

4. 白色

白色主虚证、寒证、失血证。

白为气血不足的表现。凡阳气不足,气血运行乏力或耗气失血,气血不足,不能上荣于面,皆可导致面呈白色。如面色㿠白虚浮,多属阳气虚;面色淡白消瘦,多属血虚。里寒证剧烈腹痛时,常见面色苍白;急性病突然面色苍白,冷汗淋漓,多属阳气暴脱的证候。

5. 黑色

黑色主肾虚、水饮、瘀血。

黑为阴寒水盛或气血凝滞的病色。肾阳虚衰,水寒内盛,影响气血流畅而面色黧黑。面色淡黑,见于肾虚水泛;妇人眼眶见黑,多为寒湿带下;面色黧黑而肌肤甲错,属瘀血;面色青黑,多为寒证、痛证;面黑而干焦,多为肾精亏耗。

(三)望形态

望形态是观察病人的形体与姿态以诊察疾病的一种方法。

1. 望形体

主要是观察病人形体的强弱、胖瘦等,以了解体质的强弱和气血的盛衰。如骨骼粗大,胸廓宽厚,肌肉充实,皮肤润泽等,是强壮的征象;骨骼细小,胸廓狭窄,肌肉瘦削,皮肤枯燥等,是衰弱的征象。形体强壮者,虽病预后也良好。形体衰弱者,抗病能力弱,患病后预后较差。胖指肥胖,并非健壮;瘦指瘦削,亦非正常。形肥食少,为脾虚有痰;形肥能食,为形盛有余;形瘦善饥,为胃中有火;形瘦食少,为中气虚弱;大骨枯槁,大肉陷下,为气液干枯,脏腑精气衰竭。

2. 望姿态

主要是观察病人的动静姿态及与疾病有关的体位变化。病人喜动多言属阳证,喜静少言属阴证。卧时身体能转侧,面常向外,多为阳、热、实证;卧时身重不能转侧,面常向里,多为阴、寒、虚证。若病人卧时仰面伸足,多为阳盛;蜷卧成团,属于阳虚。

观察病人的某些特殊姿态,对疾病的诊断具有一定的意义。如发热病人眼睛、四肢不时颤动,为发痉先兆;头摇不能自主,手足蠕动,为肝风内动;半身不遂、口眼㖞斜,为中风;喘息抬肩,不能平卧,多为哮喘;关节肿胀屈伸困难,行动不便,多属痹证;循衣摸床,撮空理线,或久病卧床不起,忽然烦躁,坐卧不安,多属危重证候。

(四)望局部

望局部包括望头、发、五官、皮肤等。

1. 望头与发

望头与发可了解肾与气血的盛衰。

小儿头形过大或过小,伴有智力发育不全者,多属先天不足,肾精亏损;囟门下陷者,多为津液损伤,脑髓不足之虚证;囟门高突者,多为痰热内蕴或温病火邪上攻;囟门迟闭者,属于肾气不足,或发育不良。头项软弱无力抬起,属虚证或病重;头项强直者,多由温病火邪上攻所致;头摇不能自主,无论成人或儿童,皆属风证。

正常人头发多色黑而润泽,是肾气充盛的表现。头发稀疏易落,或干枯不荣,多为精血不足之证;青少年脱发,多因肾虚或血热;突然出现片状脱发,多属血虚受风;小儿发结如穗,多见于疳积。

2. 望五官

(1) 望目:

色泽:正常人的眼睑内与两眦红润,白睛白色,黑睛褐色或棕色。目赤肿痛多为实热证。白睛发黄多见于黄疸。目眦淡白多属血虚、失血。目胞色黑、晦暗多属肾虚。

形态:目胞浮肿,眼窝凹陷,多见于肾虚。

动态:瞳孔散大,瞪目直视,多见于危证。

(2) 望耳:

色泽:耳轮淡白属气血亏虚;耳轮红肿多属肝胆湿热或热毒上攻;耳轮青黑多见于阴寒内盛或剧痛;耳轮枯黑多属肾精亏耗。小儿耳背有红络,耳根发凉多为麻疹先兆。

形态:耳郭瘦小而薄,多属先天亏耗、肾气不足。耳廓干枯、萎缩,多属肾精耗竭之危候;耳郭皮肤甲错,可见于血瘀日久的病人。

(3) 望鼻:

色泽:鼻端色白,多属气血亏虚;鼻端色赤,多属肺脾蕴热;鼻端色青,多为阴寒腹痛;鼻端色黑,多为肾虚寒水内停;鼻端晦暗枯槁,多为胃气已衰。

形态:鼻红肿、生疮多属胃热或血热;鼻端生红色粉刺,称为"酒齇鼻",多为肺热内蕴所致;鼻柱溃陷多见于梅毒病人;鼻柱塌陷、眉毛脱落多属麻风恶候;鼻翼翕动多见于肺热壅盛或哮喘患者,病情较重。

(4) 望口唇:

色泽:唇色淡白多属血虚或失血;唇色深红多属热邪亢盛;唇色青紫多为血瘀;唇色青黑多为寒盛、痛极;口唇樱桃红色多见于煤气中毒。

形态:口唇干裂属燥热伤津或阴虚液亏;口唇糜烂多为脾胃积热上攻;小儿口角流涎,多属脾虚湿盛;成人口角歪斜,多为中风。口腔内溃疡,满口糜烂,又称"口糜"。小儿口腔、舌上满布白斑如雪片,称为"鹅口疮"。

（5）望齿与齿龈：

齿：睡中咬牙切齿为胃热或虫积；牙齿干燥多为胃阴已伤；牙齿燥如枯骨多为肾阴枯竭；牙齿稀疏松动多为肾虚或虚火上炎。

齿龈：齿龈淡白，多属血虚或失血；齿龈红肿，多为胃火亢盛；齿缝出血称为“齿衄”，多为胃火上炎，或脾不统血，或肾之虚火上炎所致；齿龈色淡、龈肉萎缩，多属肾虚或胃阴不足；齿龈溃烂，流腐臭血水，为“牙疳”，多因外感疫疠之邪、余毒未清、积毒上攻所致。

（6）望咽喉：咽部深红、肿痛明显者，多为肺胃热毒、壅盛上攻所致；咽部色红娇嫩、肿痛明显者，多为肾阴亏虚、虚火上炎所致；咽部溃烂分散表浅者，多为肺胃有热或虚火上炎；咽部溃烂成片或凹陷者，多为肺胃热毒壅盛上攻。咽部溃烂处表面覆盖一层白腐，伪膜松厚，容易拭去者，病情较轻；伪膜坚韧，不易拭去，重剥出血，复生快者，病情较重。

3. 望皮肤

望皮肤，主要是观察皮肤色泽、形态的异常，从而了解邪气的性质和气血津液的盛衰，测知内脏的病变，判断疾病的预后。

（1）望形色：正常人皮肤荣润而光泽，是精气旺盛，津液充沛的征象。皮肤表面粗糙如鳞，按之涩手，肌肤甲错者，为血虚挟瘀；皮肤虚浮肿胀，属水湿泛滥；皮肤干瘪枯燥，为津液耗伤或精血亏损。

（2）望斑疹：斑和疹都是全身性疾病反映于皮肤的一类证候。点大成片，或红或紫，压之不褪色，摸之不碍手者为“斑”；疹形如粟米，色红或紫，高出皮肤表面，摸之碍手者为“疹”。

望斑疹，主要观察其色泽与形态的变化。斑疹色泽，以红活润泽为顺，淡滞为逆。红色不深，是热毒轻浅；色深红如鸡冠色，为热毒炽盛；色紫黑，为热毒之极。斑疹的形态，一般以分布均匀，疏密适中为顺。如疹点疏密不匀，或先后不齐，或现而即陷者，多为正气不足、邪气内陷的危候。

（五）望舌

望舌，又称为舌诊，是望诊的重要内容。望舌，主要观察舌质和舌苔。舌质，又称舌体，是舌的肌肉脉络组织。舌苔，是舌面上附着的一层苔状物，由胃气上蒸所生。正常舌象是：舌体柔软，活动自如，颜色淡红，舌面铺有薄薄的、颗粒均匀、干湿适中的白苔，常描写为“淡红舌、薄白苔”。

舌的一定部位与相应的脏腑相联系，因此将舌面划分为舌尖、舌中、舌根和舌边四个部分，舌尖部分属于心肺，舌中部分属于脾胃，舌根部分属于肾，舌边部分属于肝胆。

望舌

望舌应在充足的光线下进行,要求病人将舌自然伸出口外,充分暴露舌体,舌尖略向下,舌面展平,不能卷缩,以免影响舌质的颜色。观察时,要求医护人员迅速敏捷,先看舌苔,依次观察舌尖、舌中、舌根及舌的两旁,然后再沿舌尖及两旁观察舌质。望舌时还应注意"染苔"和其他假象。如乌梅能使舌苔染黑;黄连、核黄素可使舌苔染黄;吸烟可将舌苔染灰,食用过热或辛辣的食物可使舌质颜色变深等。只有注意到以上因素的影响,结合其他诊法,才能对疾病做出正确的判断。

1. 望舌质

主要是观察舌质的颜色、舌形和舌态等方面的异常变化,通过这些可以反映人体脏腑的虚实和气血的盛衰。

(1)望舌色:舌质的颜色,一般分为淡白、红、绛、青紫四种。

淡白舌:舌色较正常浅淡者,称为淡白舌,主虚证、寒证,多为阳气虚弱、气血不足之象。舌色淡白,舌体瘦薄,多属气血虚;舌淡白胖嫩,多属虚寒证。

红舌:舌色较正常深者,称为红舌,主热证,有虚实之分。舌红起芒刺或兼黄厚苔,属实热证;舌色鲜红少苔或无苔,为虚热证。

绛舌:舌色深红者,称为绛舌,主热盛,有外感和内伤之分。外感热病见绛舌,为邪热入于营血;内伤杂病见绛舌,为阴虚火旺。舌面光滑如镜,为胃阴大伤;舌绛干枯,为肾阴已涸。

紫舌:舌色青紫者,称为紫舌,主热证、寒证、瘀血证。舌紫而干,为热盛伤津,气血壅滞;舌紫而湿润者,为寒凝血瘀;舌色紫暗或有瘀斑,为气滞血瘀。

(2)望舌形:舌体的形状,包括舌体的胖瘦、老嫩、裂纹等。

胖大舌:舌体较正常胖大者,称为胖大舌。舌淡白而胖,属脾肾阳虚、痰湿内盛;舌体胖大而深红,属心脾热盛;胖大舌舌体边缘常见牙齿的痕迹,称为齿痕舌,属脾虚湿盛。

瘦薄舌:舌体瘦小而薄者,称为瘦薄舌,为阴血不足、舌体不充之象。舌瘦薄色淡,属气血两虚;舌瘦薄色红绛而干燥者,属阴虚火旺,津液耗伤。

老嫩舌:舌质纹理粗糙,形色坚敛苍老,不论苔色如何,均属实证。舌质纹理细腻,形色浮胖娇嫩,多属虚证。

裂纹舌:舌面上有各种形状不同的裂沟者,称为裂纹舌。舌质红绛而有裂纹,为热盛伤阴;舌淡白而有裂纹,属气血不足。

芒刺舌:舌面乳头增生、肥大、高起如刺者,称为芒刺舌,为邪热内结。舌尖生芒刺,属心火亢盛;舌中生芒刺,属胃火炽盛;舌体两边有芒刺,系肝胆热盛。

舌疮:舌生疮疡,形如粟粒,好发于舌尖或舌边。疮凸于舌面,红肿疼痛,为心经热毒壅盛;疮不出舌面,红痛较轻,属肝肾阴虚,虚火上炎。

（3）望舌态：主要是观察舌体运动时的状态。

强硬舌：舌体强硬，运动不灵活，屈伸不便，或不能转动，语言謇涩，称为强硬舌。见于外感热病，多为热入心包；见于内伤杂病，多为中风征兆。

歪斜舌：伸舌时，舌体斜偏于一侧，称为歪斜舌。为中风或中风之先兆。

短缩舌：舌体紧缩不能伸长者，称为短缩舌。舌淡短缩或青而湿润短缩者，为寒凝经脉；舌胖苔腻而短缩者，属痰湿内阻；舌红绛而短缩，属热病津伤。

颤动舌：舌体震颤不定，不能自主者，称为颤动舌。久病见舌颤，属气血两虚或阳气虚弱。外感热病见舌颤，属热极生风。

吐弄舌：舌伸出口外者，为吐舌；舌微露口外又收回，或舐口唇上下左右者为弄舌。两者均多见于小儿，为心脾有热或动风先兆，也可见于小儿智能发育不全。

麻痹舌：舌体麻木，转动不灵者，称为麻痹舌，为血虚肝风内动，或肝风挟痰所致。

2. 望舌苔

主要是观察苔色和苔质的异常变化，通过这些可以反映病邪的浅深、疾病的轻重，及病情的发展变化。

（1）望苔色：即观察舌苔的颜色，一般舌苔有白、黄、灰、黑四种颜色。

白苔：主表证、寒证。苔薄白而润，属风寒表证；苔薄白而舌质偏红，为风热表证；苔白腻者，为湿浊内停或食积；苔白如积粉，为暑湿秽浊之邪内蕴。

黄苔：主里证、热证。黄色越深，热邪越重。苔淡黄为热轻，深黄为热重，焦黄为热极。黄而厚腻，为湿热或痰热；黄厚干燥，为热盛伤津。

灰苔：主里热证、寒湿证。灰苔可由白苔转化而来，也可与黄苔同时并见。苔灰而干燥，为热盛伤津；苔灰而润，为痰饮内停，或寒湿内阻。

黑苔：主热极、主寒盛。常见于疾病的严重阶段。多由灰苔或焦黄苔发展而来。苔黑而燥裂，甚则生芒刺，为热极津枯；苔黑而润滑，为阳虚寒盛。

（2）望苔质：主要观察舌苔的厚薄、润燥、腐腻、剥脱等变化。

厚薄：透过舌苔能隐隐见到舌体者为薄苔，表示疾病初起，病邪在表，病情较轻；不能见到舌体者为厚苔，表示病邪传里，病情较重，或内有饮食痰饮积滞。舌苔由薄增厚，提示病进；舌苔由厚变薄，表示病退；舌苔由无渐有，是胃气恢复；舌苔突然消失，为胃气已伤。

润燥：舌苔的润燥是机体津液盈亏和输布功能的反映。苔面干燥少津，为燥苔，多为热盛伤津。苔面水分过多，为滑苔，多为阳虚阴盛，水湿内停。舌苔由润转燥，表示热势加重，津液耗伤，病情在发展；舌苔由燥转润，表示热邪渐退，津液渐复，病情好转。

腐腻：舌苔的腐腻主要反映中焦湿浊及胃气的盛衰情况。苔质颗粒粗大，疏松而厚，形如豆腐渣，刮之易去，称为腐苔，为阳热有余蒸化胃中食浊上升而成。

苔质颗粒细腻致密,黏滑不易刮去,为腻苔,属阳气被遏,多见于湿浊、痰饮或食积。

剥脱:舌苔全部退去不再复生以致舌面光洁如镜,为光剥苔,又称为镜面舌,表示胃阴大伤,胃气将绝。舌苔剥落不全,剥脱处光滑无苔,余处斑斑驳驳地残存余苔,界限明显,为花剥苔;不规则的大面积脱落,界限清楚,形似地图,又称为地图舌,为胃之气阴两伤。小儿食滞也可见花剥苔。

(六)望排泄物

排泄物包括痰涎、呕吐物、二便等,通过观察其色、质、量及其变化,来了解相关脏腑的病变和邪气的性质。排出物清稀者,多为寒证、虚证;色黄质黏稠者,多为热证、实证。

1. 望痰涎

痰色清淡而量多,有泡沫者为风痰;无泡沫而黏者为寒痰;痰白滑易咯出者为痰湿;色黄质黏稠成块者为热痰;痰夹血丝者为燥火伤肺;咳唾腥臭痰或见脓血者为肺痈;多涎喜唾可见胃寒。

2. 望呕吐物

呕吐物清稀无臭为胃寒;稠浊酸臭或夹未消化食物,多属胃热或胃内宿食;呕吐黄绿苦水,属肝胆湿热;呕吐清水痰涎,多属痰饮。

3. 望大便

大便溏薄多属虚寒;燥硬如羊粪为实热;便黄如糜状且溏黏恶臭多为肠胃湿热;小儿见绿便有泡沫多属消化不良或受惊吓;便下脓血,或如黏冻状伴里急后重,多属痢疾;便下有血,色鲜红且先血后便者是近血,见于风热伤络之肠风或痔疮、肛裂出血;便下色黑褐者,且先便后血者是远血,病多在脾胃,为瘀血内积。

4. 望小便

小便清长量多者属虚寒;短少黄赤为实热或下焦湿热;小便黄赤混浊或偶见砂粒为石淋;混浊如米泔、淋沥而痛是膏淋;尿中带血、热涩刺痛为血淋。

(七)望小儿指纹

小儿指纹指小儿两手示指桡侧所显现的脉络,是手太阴肺经的分支。一般观察 3 岁以下小儿指纹的色泽形态,可以诊断疾病、推断病情的发展、判断疾病的预后。

1. 三关

小儿指纹分风、气、命三关。示指第一节部位为风关,第二节为气关,第三节为命关。

2. 望指纹方法

抱小儿于光线充足处,医护人员用左手握住小儿示指,用右手拇指桡侧缘轻轻地从命关推向气关、风关,直推数次,待络脉显现清晰后观察。

3. 望指纹内容

指纹的色泽、浮沉及部位可反映疾病的性质、病势轻重及邪正盛衰情况,即浮沉分表里,红紫辨寒热,淡滞定虚实,三关测轻重。

正常指纹,黄红相兼,隐现于风关之内。指纹浮现明显者,为病邪在表;指纹沉而不显者,为病邪在里。色鲜红者,为外感风寒;色紫红者,为热证;色青者主风、主惊、主痛;色紫黑者,多为血络郁闭,病情危重。指纹细而浅淡者,多属虚证;粗而浓滞者,多属实证。指纹显于风关,表示病邪轻浅;过风关至气关者,为邪已深入,病情较重;过气关达命关者,为邪陷病深;若指纹透过风、气、命三关,一直延伸指端者,即所谓"透关射甲",提示病情危重。

望小儿指纹,对3岁以下小儿疾病的诊察有较大意义,但必须配合其他诊法,综合分析,才能做出正确诊断。

二、闻诊

闻诊是通过听声音和嗅气味来诊察疾病的方法。听声音,主要是听患者的语声、呼吸、咳嗽及呃逆等异常变化,以分辨病情的寒热虚实;嗅气味,主要是嗅患者的口气、分泌物及排泄物的异常气味,以辨别病证。

(一)听声音

1. 语声

患者语声的强弱,既能反映机体正气的盛衰,也可判断邪气的性质。语声高亢洪亮,多言烦躁者,属实证、热证;语声低微,少言沉静者,属虚证、寒证。语声重浊,多属外感;神识昏蒙,胡言乱语,声高有力者,为谵语,常见于热扰心神的实证;精神衰惫,语言重复,声音低弱者,为郑声,是心气大伤、精神散乱之虚证;自言自语,见人便止者,为独语,为心气不足的表现;舌强语謇,言语不清者,多为中风。

2. 呼吸

(1)喘:呼吸急促,甚则鼻翼翕动、张口抬肩。发病急,气粗声高,以呼为快者,多由风寒袭肺或痰热壅肺、肺失肃降所致,属实证。久病病缓,气怯声低,以吸为快,动则加剧者,多由肺肾亏虚、气失摄纳所致,属虚证。

(2)哮:喘促时喉间有痰鸣声,时发时止,缠绵难愈,属虚实夹杂证。

(3)少气:气短、气微,气少不足以息,声低不足以闻,由久病体虚或肺肾气虚所致。

3. 咳嗽

咳声重浊有力,多为实证;咳声低微无力,多为虚证。咳痰色白,易咳量多,为寒痰或痰湿阻肺;痰稠色黄,咳痰不爽,多为肺热;干咳无痰或痰少而黏,为阴虚肺燥或燥邪犯肺;咳嗽阵发,咳声气急连声不断,弯腰屈背,面红目赤者,称为顿咳或百日咳。

4. 呃逆

呃逆是胃气上逆,从咽喉部发出的一种不由自主的冲击声,声短而频,呃呃作响,俗称打呃。呃声频作,高亢而短,其声有力者,多属实证、热证。呃声低沉,声弱无力,多属虚证、寒证。新病呃逆,其声有力,多属寒邪或热邪客于胃。久病、重病呃逆不止,声低气怯,无力者,多为胃气衰败之危候。

5. 呕吐

吐势徐缓、声音微弱,吐物清稀者,多属虚寒证。吐势较猛,声音壮厉,吐出黏痰黄水,或酸腐或苦者,多属实、热证。呕吐呈喷射状,为热扰神明之重证。如因进餐而发吐泻者,多为食物中毒。呕吐下利并作,多见于霍乱、类霍乱。朝食暮吐或暮食朝吐,多为反胃,属脾阳虚证。食入即吐,多为胃热。口干欲饮,饮后则呕,多见于水逆证。

6. 嗳气

嗳气是胃中气体上出咽喉所发出的声响,其声长而缓,古代称为噫气。嗳气酸腐,兼脘腹胀满者,多为宿食停滞,属实证。嗳声频作而响亮,嗳气后脘腹胀减,嗳气发作因情志变化而增减者,多为肝气犯胃,属实证。嗳气低沉断续,无酸腐气味,兼见纳呆食少者,多为胃虚气逆,常见于老年人或久病体虚之人,属虚证。嗳气频作,无酸腐气味,兼见脘痛者,多为寒邪客胃,属寒证。

7. 太息

太息又名叹息,是指情志抑郁、胸闷不畅时发出的长吁或短叹之声。太息之后自觉宽舒,是情志不遂、肝气郁结之象。

8. 肠鸣

肠鸣是腹中胃肠蠕动漉漉作响的症状。胃脘部鸣响如囊裹浆,振动有声,立行或推抚脘部,其声漉漉下行者,多为水饮留聚于胃;鸣响在脘腹,得温得食则减,饥寒则重者,为中气不足、胃肠虚寒证。腹中肠鸣如雷,脘腹痞满,大便泄泻者,多由感受风、寒、湿邪引起胃肠气机紊乱所致。腹内微有肠鸣之声,腹胀,食少纳呆者,多为胃肠气虚、传导功能减弱所致。肠鸣音完全消失,腹部胀满疼痛者,多属胃肠气滞之重证。

（二）嗅气味

1. 口气

口气指从口中散发出的异常气味。口臭多与口腔不洁、龋齿或消化不良有关。口出酸臭气，伴食欲不振、脘腹胀满者，多属胃肠积滞。口出臭秽气者，多属胃热。口气腐臭，或兼咳吐脓血者，多是内有溃腐脓疡。若臭秽难闻，牙龈腐烂者，多见于牙疳。

2. 排泄物、分泌物

排泄物、分泌物包括痰液、脓液、二便、带下等。凡恶臭者，多为实热证；略带腥味者，多为虚寒证。如咳吐浊痰脓血，腥臭异常者，多为肺痈。大便臭秽为热，有腥味为寒；大便酸腐，矢气奇臭者，多为宿食内停。小便清长色白而无臭，为虚寒；小便臭秽黄赤，多为湿热。带下黄稠而臭秽者为湿热下注；带下清稀而气腥者多为脾肾虚寒。

3. 病室气味

病室有血腥味，患者多为失血证；病室散有腐臭气，患者多患溃腐疮疡；病室尸臭，多为患者脏腑衰败，病情重笃；病室尿臊气，多见于水肿晚期；病室有烂苹果气味，多为消渴之危重证。

三、问诊

问诊是医护人员对患者或陪诊者进行有目的的询问，了解疾病的发生和发展、治疗经过、目前症状表现和其他与疾病有关的情况，以诊察疾病的方法。

问诊内容除一般情况、既往史、个人史、家族史外，应重点询问现病史，以求得到完善准确的病情资料，为诊断和治疗疾病提供可靠的依据。历代医家将其总结为"十问"，并编成歌诀。

知识拓展

十 问 歌

一问寒热二问汗，三问头身四问便，

五问饮食六胸腹，七聋八渴俱当辨，

九问旧病十问因，再兼服药参机变。

妇女尤必问经期，迟速闭崩皆可见。

再添片语告儿科，天花麻疹全占验。

问诊时,医护人员首先要抓住主诉,然后再围绕其进行有目的、有步骤的询问,既要抓住重点,又要全面了解。医护人员的态度要和蔼可亲,语言要通俗易懂、简明扼要,切不可用主观意愿去套问或暗示患者,以免使问诊资料与实际情况不符。在问诊中医护人员还要注意,不要给患者精神带来不良刺激或产生不良影响,要帮助患者建立起战胜疾病的信心。

(一) 问寒热

寒热,即恶寒、发热,是疾病中较为常见的症状。寒,有恶寒和畏寒之分。凡患者感觉怕冷,虽加衣被或近火取暖,仍觉寒冷者,称为恶寒,多由外感引起,发病急骤,轻重不一;虽怕冷,但加衣被或近火取暖而有所缓解者,称为畏寒,多由体内阳虚所致,程度轻而时间长。热,指发热,除指体温高于正常者外,还包括患者自觉全身或某一局部发热的主观感觉。

问寒热,首先要问患者是否有恶寒发热的症状。如有恶寒发热,还必须问清恶寒与发热是同时还是单独出现、恶寒发热的轻重、出现的时间、持续的长短以及兼症等。

1. 恶寒发热

疾病初起,恶寒发热同时并见,多为外感表证,可见以下三种类型。

(1)表寒证:恶寒重发热轻,是由外感寒邪所致。常伴有无汗,头身疼痛,脉浮紧。

(2)表热证:恶寒轻发热重,是由外感热邪所致。常伴有口干微渴,或有汗,脉浮数。

(3)太阳中风证:发热轻、恶风、自汗,是由外感风邪所致。

2. 寒热往来

恶寒与发热交替出现,是邪在半表半里证的特征。常伴有胸胁苦满,口苦咽干目眩,不思饮食等。

3. 但寒不热

只怕冷而不发热者,称为但寒不热。常伴面色苍白,肢凉蜷卧,大便溏薄,舌白脉细等症,多属里虚寒证。

4. 但热不寒

发热不恶寒但恶热,多属里热证,可见以下几种类型。

(1)壮热:高热不退,不恶寒,反恶热。多见于风寒入里化热,或风热内传的里实热证,常伴有多汗、烦渴等。

(2)潮热:发热如潮有定时,临床常见以下三种类型。

阴虚潮热:多为午后或入夜发热,以五心烦热为特征,常伴颧红、盗汗,舌红少苔,脉细数等,属阴虚内热。

阳明潮热：多为日晡（下午 3—5 时）发热，热势较高，又称为日晡潮热，多由胃肠燥热内结所致，常伴有腹满硬痛拒按，大便燥结，舌苔黄燥等。

湿温潮热：以午后热甚，身热不扬为特征。多由湿遏热伏，热难透达所致，常伴头身困重，胸闷呕恶，便溏，苔腻等。

（3）低热：指轻度发热（体温多在 37℃～38℃），但持续时间较长，多见于阴虚潮热或气虚发热。

（二）问汗

汗液是阳气蒸化津液，出于体表而成。问汗时要注意询问有汗无汗、汗量多少、出汗时间、出汗部位及其兼证。

1. 表证辨汗

表证无汗，兼见恶寒重发热轻，头项强痛，脉浮紧者，属外感寒邪的表实证；表证有汗，兼见发热恶风，脉浮缓者，属外感风邪的表虚证。

2. 里证辨汗

对里证患者询问出汗情况，可以了解疾病的性质和机体阴阳的盛衰。患者日间汗出，活动时尤甚，谓之自汗，常伴有畏寒、气短神疲等，属气虚或阳虚；睡中汗出，醒后汗止，谓之盗汗，常伴有颧红、五心烦热等，多属阴虚；患者先见战栗，继而汗出，称为战汗，为邪正相争，疾病发展变化的转折点。

3. 局部辨汗

出汗仅限于头部，谓之头汗，多由上焦邪热或中焦湿热郁蒸所致。身体一侧出汗，或为右侧，或为左侧，或为上半身，或为下半身，或仅一侧面颊，而另一侧无汗者，谓之半身汗，由患侧经络闭阻、气血运行不周所致，可见于中风、痿证、截瘫等患者。手足心汗出过多，谓之手足心汗，常兼见口燥咽干，便秘尿黄等，多由阴经郁热熏蒸所致。

（三）问头身胸腹

1. 问头身

头身疼痛是临床常见的症状，问头身主要是询问疼痛的部位、性质和持续时间的长短等。

（1）问头痛：发病急、病程短、头痛剧烈、痛无休止者，多为外感头痛，属实证。患者头重如裹，肢体困重者，属风湿头痛。发病慢、病程长、头痛较缓、时痛时止者，多为内伤头痛，属虚证。患者头痛绵绵，劳则更甚者，属气虚头痛。前额部疼痛连及眉棱骨，为阳明头痛；头部两侧疼痛为少阳头痛；枕部疼痛连及项部，为太阳头痛；头顶痛，为厥阴头痛；头重如裹，为太阴头痛；头痛掣脑，为少阴头痛。

（2）问身痛：身痛兼恶寒发热者，多为表证；久病周身疼痛，为气血不足，筋骨失养。四肢关节疼痛,多见于痹证,是由外感风寒湿邪所致。关节游走性疼痛者为行痹,以感风邪为主;痛有定处,疼痛剧烈者为痛痹,以感寒邪为主;痛处沉重不移者为着痹,以感湿邪为主;四肢关节红肿疼痛,或小腿部见结节红斑,为热痹,由风湿郁而化热所致。

腰部绵绵作痛,酸软无力者,属肾虚。兼见小便清长量多者,为肾阳虚;兼便秘尿赤者,为肾阴虚。腰部冷痛,阴雨天加重者,为寒湿。腰部痛如针刺,痛处固定不移拒按者,属瘀血。

2. 问胸腹

(1) 问胸部:胸痛彻背,背痛彻胸,或胸痛憋闷,痛引肩臂者,为胸痹,多因胸阳不振,痰浊内阻,或气虚血瘀,导致气血运行不畅所致;胸闷痛而痞满者,为痰饮;胸痛而咳吐脓血腥臭痰,为肺痈;胸痛兼有潮热盗汗,干咳少痰或痰中带血,为肺痨;胁肋胀痛,嗳气痛减者,为气滞;胸胁作痛,痛如针刺,为血瘀。

(2) 问腹部:腹部分大腹、小腹、少腹三部分。脐以上为大腹,属脾胃;脐以下为小腹,属肾、膀胱、大肠、小肠及胞宫;小腹两侧为少腹,为肝经所过之处。腹部暴痛为实,久痛为虚;食后疼痛为实,空腹疼痛为虚;痛而拒按为实,痛而喜按为虚;痛而灼热感为热,痛而喜暖属寒。

腹痛隐隐,遇冷加重,或呕吐涎沫,多属寒证;腹痛拒按,喜冷便秘者,多为实证、热证;腹痛喜暖喜按,多为虚证;上腹胀满疼痛,嗳腐吞酸,多为食滞;绕脐痛,时作时止者,多为虫积。

(四) 问饮食口味

问饮食口味包括询问患者的食欲、食量、渴饮及口味的变化等。

1. 问食欲食量

食欲减退或不欲食,属脾失健运。消谷善饥,为胃火炽盛;饥而不欲食,为胃阴不足。厌食油腻厚味,多因肝胆、脾胃湿热内蕴所致。嗜食异物,多为虫积之征象。妇女妊娠,可见厌食或嗜偏食,不属病态。在疾病过程中,食量渐增,提示胃气渐复;食量渐减,多为脾胃功能逐渐衰减之象。

2. 问口渴与饮水

在病变过程中,口不渴,标志着津液未伤,多见于寒证,或热象不明显;口渴,多提示津液损伤,或津液内停不能上承。口渴多饮且欲冷饮,属实热证或热盛伤津;口不渴或渴喜热饮,属寒证;口渴而不多饮,为湿热内蕴或热入营血;大渴引饮,小便量多,多为消渴。

3. 问口味

口甜而腻,为脾胃湿热;口苦,多为肝胆热盛;口中泛酸,多为肝胃蕴热;口中咸味,多为肾虚;口淡无味,多为脾虚不运。

（五）问二便

询问二便,包括问二便的性状、颜色、气味、时间、排便次数及伴随症状等。

1. 问大便

大便燥结,排出困难,次数减少,甚则多日不便,称为便秘。如患者高热便秘,腹满胀痛,口渴,舌红苔黄燥者,多为实证、热证。久病、老人、产后便秘,属虚证。

大便次数增多,稀软不成形或呈水样,称为泄泻。如大便溏泻,兼有纳少腹胀、面色萎黄者,属脾虚;脘闷嗳腐,腹痛泄泻,泻后痛减者,属伤食;腹冷便溏,腹痛绵绵,为寒泻;大便黄褐,肛门灼热,小便短赤,为热泻;长期黎明前腹痛泄泻,称为五更泄,属脾肾阳虚;便下脓血,发热腹痛,里急后重者,为湿热下痢;腹痛即泻,泻后痛不减者,为肝郁犯脾;便血鲜红,为痔疮下血或热伤血络;先便后血,血色紫黑,属瘀血内阻。

2. 问小便

小便清长量多,畏寒喜暖者,属虚寒;小便短赤量少,属实热;小便涩痛,排尿不畅,为膀胱湿热;小便余沥不尽,或失禁、遗尿,为肾气不固。

（六）问睡眠

1. 失眠

失眠又称不寐,表现为经常不易入睡,或睡而易醒不能再睡,或时时惊醒睡不安稳,甚至彻夜不眠。如失眠,兼心悸健忘、食欲减退、倦怠乏力者,为心脾两虚;虚烦不眠、潮热盗汗、舌红少津、脉细数者,为阴虚内热;夜卧不安、嗳气腹胀、舌苔厚腻者,为脾胃不和;夜眠不宁、胆怯心烦、口苦恶心者,属胆郁痰扰;心烦不宁、多梦易醒、口舌生疮者,为心火亢盛。

2. 嗜睡

嗜睡又称多眠,表现为神疲困倦,睡意很浓,经常不自主地入睡。如嗜睡,兼肢体困重、苔腻脉滑者,多为湿盛;食后困倦易睡、纳呆乏力者,多为脾气虚弱;昏睡谵语、身热、舌绛脉数者,多属邪入心包、热盛神昏之征。

（七）问经带胎产

1. 问月经

问月经包括询问月经周期、行经天数、经量、经色、经质及其兼症,必要时询问末次月经的日期和初潮或停经的年龄。

月经的正常情况:初潮年龄一般在14岁左右,可早自11~12岁,迟至18岁;月经周期一般为28日左右,如在25~35日,无其他症状,亦属正常;经期3~5日,亦有6~

7 日者；每次排出经血总量为 50～100 ml；经色暗红或紫红，在开始和结束时为淡红色；经质不稀不稠，无瘀块，无特殊气味；绝经期年龄大约在 49 岁。

（1）问经期：月经周期提前 7 日以上并连续 3 个周期以上者，称为月经先期。先期而经色鲜红、质稠量多者，属血热；先期而色淡、质稀量多者，属气虚。月经周期错后 7 天以上并连续 3 个周期以上者称为月经后期。后期而色淡、质稀量少者，属血虚；后期而色暗、有块量少者，属血寒。月经前后不定，超前或错后在 7 天以上并连续 3 个周期以上者，为月经前后不定期。若经行无定期，腹痛拒按，或经前乳胀，多为肝郁气滞。

（2）问经量：月经量多，多由热迫冲任、气虚失摄或瘀血内阻所致；月经量少，多由血海空虚或寒凝血瘀所致。不在经期，忽然大量出血，或持续淋沥不断者称为崩漏；停经 3 个月以上，未受孕又不在哺乳期者，称为闭经。

（3）问经色、经质：若经色淡红质稀，多为血虚；经色鲜红质稠，多为血热；经色紫红有块多为血瘀。

2. 问带下

问带下包括问量的多少及色、质和气味等。

正常情况下，妇女阴道内有少量乳白色无臭的分泌物，为生理性带下，有濡润阴道的作用。若分泌物过多或绵绵不绝，即为病理性带下。若带下色白量多，清稀无臭，多为脾虚；带下清冷稀薄，伴腰酸者，为肾虚；带下色黄，黏稠臭秽，为湿热；带下色红黏稠，或赤白相间，为肝经郁热。

3. 问胎产

已婚妇女，平素月经正常，突然停经，而无病理表现，脉象滑数冲和者，为妊娠。妊娠妇女出现厌食、恶心、呕吐、不能进食，为妊娠恶阻。妊娠妇女小腹坠痛、腰酸见红者，称为胎动不安，为坠胎先兆。产后恶露淋漓不断，多为气虚、血热、血瘀等；产后恶露紫暗、小腹疼痛拒按，为瘀血未净；产后潮热自汗，为气血两虚。

（八）问小儿

问小儿除一般问诊内容外，还要根据小儿的生理特点，询问出生前后的情况。如是否患过麻疹、水痘，做过哪些预防接种，是否与传染病患者接触，是否足月出生，出生时情况，囟门闭合的时间，走路说话的迟早，采用的喂养方法，有无遗传性疾病，父母的健康状况等。

四、切诊

切诊，是医护人员用手在患者体表的一定部位进行触、摸、按、压，以了解病情的一种诊察方法，包括脉诊和按诊。

（一）脉诊

脉诊又称为切脉，是医护人员用手指指腹触按患者的脉搏，探查脉象，以了解病情的一种诊察方法。

1. 部位

目前临床上主要运用寸口诊法，即医护人员用自己的示指、中指及环指指腹切按患者的掌后桡动脉浅表部位。寸口脉分为寸、关、尺三部。掌后高骨（桡骨茎突）的部位为关；关前（腕端）为寸，关后（肘端）为尺。两手各有寸、关、尺三部，共六部脉。其分候的脏腑：左寸候心，左关候肝，左尺候肾；右寸候肺，右关候脾，右尺候肾（命门）。

2. 方法

切脉前，宜先让患者稍事休息。切脉时，患者取坐位或仰卧位，手臂平伸和心脏处于同一水平，直腕，掌心向上，腕下垫脉枕，以使气血通畅。首先用中指按高骨处定关部，再用示指按关前的寸部，环指按在关后的尺部。三指呈弓形，指头平齐，以指腹按触脉体。布指的疏密，可视患者身材的高矮而定。小儿寸口脉狭小，可用"一指（拇指）定关法"，而不细分三部。

切脉时，常用三种指力体察脉象。轻轻用力按在皮肤上为浮取；用中等指力按至肌肉为中取；重用力按至筋骨为沉取。寸、关、尺三部，每部均有浮、中、沉三候，合称三部九候。

诊脉时应注意保持环境安静，医者要精力集中，细心体察脉象，包括频率、节律、充盈度、显现的部位、通畅的程度和波动的幅度等。每次诊脉时间，不应少于 1 分钟。

3. 正常脉象

正常脉，亦称常脉或平脉。基本脉象：三部有脉，不浮不沉，一息四至（每分钟70~80 次），和缓有力，节律均匀，尺脉沉取有一定力量。但随年龄、性别、体重、气候等因素的影响，而有相应的生理性变化。如春季脉稍弦，夏季脉稍洪，秋季脉稍浮，冬季脉稍沉；小儿脉象较数，老年人脉多弱；瘦人脉多浮，胖人脉多沉；妇女脉象较男子濡软而略数；妇女妊娠多见滑脉。当喝酒、运动、劳动以及情绪波动时，也能引起脉象的变化，但其变化是暂时的，亦属正常脉象。

4. 常见病脉

疾病反应于脉象的变化，称为病脉。现将临床常见的 15 种病脉的脉象和主病分述如下。

（1）浮脉：

【脉象】轻按即得，重按稍弱。其特点是脉搏显现部位表浅。

【主病】表证。有力为表实，无力为表虚。

（2）沉脉：

【脉象】轻取不应，重按始得。其特点是脉搏显现部位较深。

【主病】里证。沉而有力为里实，沉而无力为里虚。

（3）迟脉：

【脉象】脉来迟缓，一息不足四至。

【主病】寒证。有力为实寒，无力为虚寒。

（4）数脉：

【脉象】脉来疾速，一息五至以上。

【主病】热证。数而有力为实热，数而无力为虚热。

（5）虚脉：

【脉象】三部脉举按均空虚无力，是无力脉的总称。

【主病】虚证。

（6）实脉：

【脉象】三部脉举按皆有力，是有力脉的总称。

【主病】实证。

（7）滑脉：

【脉象】往来流利，应指圆滑，如盘走珠。

【主病】痰饮、食滞、实热。妇女妊娠亦见滑脉，为气血充盛而调和之象。

（8）涩脉：

【脉象】往来艰涩不畅，如轻刀刮竹。

【主病】气滞、血瘀、精伤、血少。

（9）洪脉：

【脉象】脉形宽大，如波涛汹涌，来盛去衰。

【主病】热盛。

（10）细脉：

【脉象】脉细如线，软弱无力，应指明显。

【主病】气血两虚、诸虚劳损、湿病。

（11）弦脉：

【脉象】端直以长，如按琴弦。

【主病】肝胆病、痛证、痰饮。

（12）紧脉：

【脉象】脉来绷急，应指有力，状如牵绳转索。

【主病】寒证、痛证。

（13）促脉：

【脉象】脉来急数，有不规则的间歇。

【主病】阳盛实热、痰饮、宿食停滞。

（14）结脉：

【脉象】脉来迟缓，有不规则的间歇。

【主病】阴盛气结、寒痰血瘀。

（15）代脉：

【脉象】脉来缓慢，有规则的间歇，间歇时间较长。

【主病】脏气衰微。

（二）按诊

按诊是医护人员对患者的肌肤、手足、脘腹及其他病变部位进行触摸按压，以察知局部的冷热、软硬、压痛、痞块等异常情况，从而推断疾病的部位、性质和病情轻重的一种诊察方法。

1. 按肌肤

按肌肤主要是审察全身肌肤的寒热、润燥及肿胀等情况。

（1）寒热：切按肌表不仅能从冷暖知寒热，还可从热的微甚而分表里虚实。

（2）润燥滑涩：用手轻摸肌表，可从皮肤的润燥，辨别身体的有汗无汗和气血津液的盈亏。

（3）疼痛：触摸肌肤疼痛程度，可辨病之虚实。肌肤濡软，按之痛减者，为虚证；硬痛拒按者，为实证；轻按即痛者，病在表浅；重按方痛者，痛在深部。

（4）肿胀：重手按之凹陷不起的为水肿；按之陷下，举手即起的为气肿。

（5）疮疡：凡痛疡按之肿硬而不热，根盘平塌漫肿者，为阴证；按之高肿灼手，根盘紧束者，为阳证。按之紧硬而热不甚者，为无脓；按之边硬顶软而热甚者，为有脓。轻按即痛者，为脓在浅表；重按而痛者，为脓在深部。按之陷而不起者，为脓未成；按之有波动感者，为脓已成。

2. 按手足

按手足，主要是诊察寒热。四肢手足俱冷者，为阳虚寒盛，属寒证；四肢手足俱热者，为阳盛热炽，属热证。凡内伤、劳役、饥饱不节者，多手心热盛；外感风寒者，多手背热盛。热证见手足热者，属顺候；热证反见手足逆冷者，属逆候。

3. 按脘腹

按脘腹主要是检查脘腹的疼痛、软硬以及有无癥瘕、积聚等情况。

脘腹疼痛喜按，按之痛减者，为虚证；痛而拒按者，为实证。腹部胀满，叩之如鼓，小便自利者，属气胀；按之如囊裹水，推之漉漉有声，小便不利者，属水臌。腹内有肿块，按之坚硬，推之不移，刺痛且痛有定处者，属癥属积，多为血瘀；肿块时聚时散，或按之无形，痛无定处者，属瘕属聚，多为气滞。若腹痛绕脐，左下腹部按之有块累累，当考虑燥屎内结。右侧少腹部按之疼痛,尤以重按后突然放手而疼痛更为剧烈的,多为肠痈初起。

4. 按腧穴

按腧穴,是通过对某些特定腧穴的按压,以了解穴位的反应,从而诊断疾病的一种方法。

机体发病时,相应腧穴所在部位可出现结节或条索状物,按压时可有疼痛或敏感反应。如胃病在胃俞穴和足三里穴有压痛;肠痈在阑尾穴有压痛;肺病可在肺俞穴摸到结节,或中府穴有压痛。

小结

诊法,即望、闻、问、切四种诊察疾病的方法。临床运用时,必须将四诊所收集的临床资料进行综合分析,才能全面了解病情,判断出部位、病因、性质,辨证施治。望诊包括望全身的神、色、形态,望局部的头发、五官、皮肤,望舌、小儿指纹、排泄物等。其中,尤以望神、色、舌为重点内容,对窥察脏腑的病变有着重要意义。闻诊是听患者的语声、呼吸、咳嗽及呃逆的异常变化,嗅口气、分泌物、排泄物及病室的异常气味。问诊包括问寒热、问汗、问头身胸腹、问饮食口味、问二便、问睡眠、问经带胎产、问小儿等协助对疾病的诊断。切诊包括脉诊和按诊两部分,以脉诊为重点,学习时应抓住诊脉的方法、脉象与主病这一主要内容。按诊包括按肌肤、手足、脘腹、腧穴等。总之,中医诊法是一门精巧的艺术,必须不断地在实践中体会才能真正掌握四诊的技能。

典型病例答案

诊法病例解答:

(1)本案运用了望、闻、问、切四种中医诊断方法收集病情资料。

(2)通过本案说明,强调中医诊断须四诊合参,切忌过分强调某一诊的重要性。本案通过望、闻、问、切四诊所得资料如下:望诊——精神疲惫,神情不安,舌红苔白;闻诊——语声低微,偶尔呻吟;问诊——右下腹部疼痛,食欲不振,饭后脘胀,口干不欲饮,夜寐不宁,五心烦热,大便干结;切诊——腹部未及肿块,腹肌紧张,有压痛、反跳痛,脉弦数。

思考题

1. 望诊包括哪些内容?

2. 试述舌诊的内容和临床意义。

3. 描述恶寒发热的表现形式和临床意义。

4. 说出寸口脉的分部和临床意义。

第二节 辨证

辨证是中医认识和诊断疾病的方法。辨证的过程即是诊断的过程,也就是从整体观出发,运用中医理论,将四诊所收集的病史、症状、体征等资料,进行综合分析,判断疾病的病因,病变的部位、性质,正邪盛衰等情况以及各种病变间的关系,从而做出诊断的过程。

中医有很多辨证方法,如八纲辨证、脏腑辨证、六经辨证、卫气营血辨证、气血津液辨证、三焦辨证等。其中八纲辨证是各种辨证的总纲,也就是从各种辨证方法的个性中概括出来的共性;脏腑辨证主要应用于杂病,又是其他各种辨证的基础;六经辨证、卫气营血辨证、三焦辨证,主要是针对外感热病的辨证方法,这些辨证方法虽各有特点,对不同疾病的诊断上各有侧重,但又是相互联系和相互补充的,它们是以脏腑、经络、气血的理论为基础的。

知识拓展

患者近两天有咳嗽吐黄稠痰,口渴,身热恶风,头痛有汗,咽喉肿痛,苔薄黄,脉浮数等证候。根据肺主气,司呼吸,主宣发,外合皮毛和风为阳邪,其性开泄与热邪耗伤津液等理论,分析其病因为外感风热,其病变部位在肺系和皮毛,其病变性质属于热证,机体正邪斗争情况是疾病初起邪气盛,正气也不虚衰,呈正邪相搏之势,属于实证。综合分析,此患者可诊断为"风热犯肺证"。从而可以看出辨证的"证",是疾病处于一定阶段的病因、病位、疾病性质和正邪斗争等方面情况的病理概括,它与疾病反映的个别症状,如发热、咳嗽等,有严格区别。

本节重点介绍八纲辨证、脏腑辨证与卫气营血辨证。

一、八纲辨证

典型病例

李某,女,36 岁,教师。发热 3 日,体温达 39.5℃,恶寒无汗,肢节烦痛,鼻塞声重,口渴,咽痛,咳嗽气息,痰黄黏稠,溲赤便秘,舌质红,苔黄,脉浮数。

问题导向:

(1)本病案的诊断、辨证分型是什么?

(2)试用八纲辨证分析此病例辨证依据。

八纲辨证是各种辨证的总纲。八纲,即阴、阳、表、里、寒、热、虚、实。用这八类证候概括说明病变的大体类别、部位、性质及邪正盛衰等方面的情况,把千变万化的病症归纳为阴与阳、表与里、寒与热、虚与实四对纲领性证候,用以指导临床治疗与护理。

(一) 表里

表里辨证是辨别病变部位、病情轻重和病势趋向的一对纲领。通常病在皮毛、肌腠,部位浅者属表证,病在脏腑、血脉、骨髓,部位深者属里证。

1. 表证

表证指六淫之邪从皮毛、口鼻侵入人体而引起的病位浅在肌肤的一类证候,多见于外感病初起阶段,通常具有发病急、病程短、病位浅的特点。其临床表现以发热恶寒(或恶风)、舌苔薄白、脉浮为主,常兼见头身疼痛、鼻塞、咳嗽等症状。

表证以发热恶寒(或恶风)、脉浮为辨证要点。

2. 里证

里证是与表证相对而言的,指病位深在于内(脏腑、气血、骨髓等)的一类证候。由于表邪不解,内传于里,或外邪直中脏腑,或七情、饮食、劳逸等因素伤于内,直接损伤脏腑气血,使其功能失调、气血紊乱所致。里证包括的范围广泛(详见寒热、虚实及脏腑辨证),具有发病缓、病程长、病位深的特点。

3. 表证与里证的关系

(1)表里同病:表证和里证在同一时期出现,如表证未罢,又及于里;本有内伤,又加外感;先有外感,又伤饮食等。

(2)表里转化:表证和里证可以相互转化,即由表入里或由里出表。一般机体抗邪能力降低,或邪气过盛,或护理不当,或失治、误治等因素,可导致表证不解,内传入里,侵犯脏腑就转为里证,病势加重;反之,如加强护理,提高抗病能力,病邪可由里出表,病势减轻。

(二) 寒热

寒热是判断疾病性质的两个纲领,是阴阳偏盛偏衰的具体表现,所以辨寒热就是辨阴阳之盛衰。辨别疾病的寒热性质,也是治疗时立法用药的依据之一。

1. 寒证

寒证是感受寒邪,或阳虚阴盛,机体的功能活动衰减所表现的证候。常见恶寒喜暖、口淡不渴、面色苍白、肢冷蜷卧、小便清长、大便稀溏、舌淡苍白而润滑、脉迟或紧等症状。

寒证以冷、凉为特点,功能减退为辨证要点。

2. 热证

热证多由外感火热之邪,或因七情过激,郁而化火,或饮食不节,积蓄为热,或房室劳倦,劫夺阴精,阴虚阳亢,或阳盛阴虚,表现为机体功能活动亢进的证候。常见发热喜凉,口渴饮冷,面红目赤,烦躁不宁,小便短赤,大便燥结,舌红苔黄而干燥,脉数等。

3. 寒证和热证的鉴别

寒证属阴盛,多与阳虚并见;热证属阳盛,常有津液燥涸的证候出现,两者鉴别如表4-1。

表4-1 寒证和热证的鉴别

鉴别要点	面色	四肢	寒热	口渴	大便	小便	舌象	脉象
寒证	苍白	清凉	但寒不热	不渴或热饮不多	稀溏	清长	舌淡苔白润	迟
热证	红赤	燥热	但热不寒	口渴喜冷饮	干结	短赤	舌红苔黄干	数

4. 寒证和热证的关系

寒热证可以互相转化,一般由寒转化为热证,是人体正气尚盛;若由热转化为寒证,多属正不胜邪。

(三) 虚实

虚实辨证是分析辨别邪正盛衰的两个纲领。辨别虚实为治疗采用补泻方法提供依据,虚证则补虚以扶正,实证则泻实以祛邪。

1. 虚证

虚证是正气不足所表现的证候。有阴虚、阳虚、气虚、血虚的区分,其形成有先天不足和后天失养,以后天失于调养为主,如饮食失调、七情劳倦、房事过度,或久病及失治、误治等,均可损伤正气,内伤脏腑气血而导致虚证。其证候表现总以不足、无力、松弛、衰退为特征,各种虚证临床表现不同又相互联系,气虚兼有寒象则为阳虚证,血虚证兼有热象则为阴虚证,气虚也可导致血虚,血虚亦可导致气虚。

虚证以不足、虚弱为辨证要点。气虚与阳虚、血虚与阴虚的鉴别如表4-2。

表4-2 气虚与阳虚、血虚与阴虚的鉴别

虚证	临床表现
气虚	面色无华,少气懒言,语声低微,疲倦乏力,自汗,动则加剧,舌质淡,脉虚弱
阳虚	畏寒肢冷,小便清长,大便溏泻,舌淡苔白润,脉沉迟
血虚	面色萎黄,唇甲色淡,头晕眼花,心悸失眠,手足麻木,经量少,延期或经闭,舌质淡,脉细弱无力
阴虚	五心烦热,两颧潮红,午后潮热,夜间盗汗,舌质红、少津,脉细数

2. 实证

实证是由邪气过盛所反映出来的一类证候。其形成原因,一则外邪侵袭,二则内脏功能失调,代谢障碍,以致痰饮、水湿、瘀血等病理产物停留在体内所致。实证往往表示邪正斗争处于激烈的阶段,证候表现总以有余、强盛、结实、亢进为特征。

3. 虚证和实证的鉴别

一般外感初期,证多属实;内伤久病,证多属虚。虚证和实证的鉴别如表 4-3。

表 4-3　虚证和实证的鉴别表

特点		发病	精神	形体	声息	疼痛	大便	小便	舌象	脉象
虚证	不足 无力 松弛 衰退	内伤久病 起病缓 病程长	疲乏 乏力	喜静 蜷卧	声低 气微	隐痛 喜按	大便 稀溏	小便 清长	舌质淡嫩 少苔	细弱
实证	有余 强盛 结实 亢进	新病初起 起病急 病程短	烦躁 难静	喜动 仰卧	声高 息粗	剧痛 拒按	大便 秘结	小便 短赤	舌质苍老 舌苔厚腻	实而 有力

4. 虚证和实证的关系

虚证和实证互相联系,在一定的条件下亦可相互转化,也可以同时并存。

(1)虚实转化:实证状态下,由于失治或误治,如大汗、大吐、大下之后,耗伤阴液,损伤正气,就有可能转为虚证;若身体虚弱,脏腑功能失调,代谢障碍,以致痰、血、水、湿等病理产物滞留,则可形成虚实夹杂证。临床上虚证转为实证相对较少。

(2)虚实夹杂:指虚证和实证同时出现,有以实证为主而夹杂有虚证,有以虚证为主而夹杂有实证,也有虚实并重的。

5. 虚实和表里、寒热的关系

表证和里证各有寒热虚实之证,即表寒证、表热证、表虚证、表实证、里寒证、里热证、里虚证、里实证。此外,在里证中还有虚寒、虚热、实寒和实热证的证候,虚寒证即阳虚证,虚热证即阴虚证,实寒证即里寒证,实寒证即里热证。

(四)阴阳

阴阳是八纲辨证的总纲,用以统括其余的六个方面,即表、热、实属阳证;里、寒、虚证属阴证。

1. 阴证

阴证是阳气虚衰或寒邪凝滞的证候。多由于年老体衰、内伤久病或外邪内传五脏,常表现为机体功能衰减、脏腑功能降低,见于里证的虚寒证。其临床表现为恶寒,四肢逆冷,息短气乏,身体沉重,精神不振,但欲卧寐,呕吐,下利清谷,小便色白,爪甲色青,面白,舌质淡,脉沉微等。阴证以见寒象为辨证要点。

2. 阳证

阳证是体内热邪壅盛或阳气亢盛的证候。多由于邪气盛而正气未衰,处于正邪斗争阶段,常表现为机体功能亢盛、脏腑功能亢进,常见于里证的实热证。其临床表现为身热,不恶寒,心烦口渴,躁动不安,气高声粗,口鼻气热,视物模糊或目赤多眵,面唇色红,小便红赤,大便或秘或干,舌质红绛,脉滑数有力等。阳证以见热象为辨证要点。

3. 阳证和阴证的鉴别

(1)阳证见热象,以身热、恶热、烦渴、脉数为辨证要点;阴证见寒象,如身寒肢冷、无热恶寒、精神萎靡、脉沉微无力等为辨证要点。

(2)阴阳本身的病变,即阴阳的相对平衡遭到破坏所引起的病变,还有阴虚、阳虚,亡阴、亡阳等证候。

1)阴虚与阳虚:阴虚与阳虚是机体阴阳亏损而导致的阴不制阳、阳不制阴的证候。其临床表现,阴虚证除见形体消瘦、口燥咽干、眩晕失眠、脉细舌净等阴液不足的证候外,还伴见五心烦热、潮热盗汗、舌红绛、脉数等,此为阴不制阳、虚热内生的证候。阳虚证除见神疲乏力、少气懒言、蜷卧嗜睡、脉微无力等气虚功能衰减的证候外,还兼见畏寒肢冷、口淡不渴、尿清便溏或尿少肿胀、面白舌淡等,此为阳不制阴、水寒内盛的证候。

2)亡阴与亡阳:亡阴与亡阳属于疾病过程中的危重证候,大都出现在高热大汗、剧烈吐泻、失血过多等阴液或阳气迅速亡失的情况下。亡阴是指阴液大量消耗所致阴液衰竭的证候,常见大汗淋漓,汗出如油,呼吸短促,身热,手足温,面色潮红,脉细数无力。亡阳是指体内阳气严重耗损所致阳气虚脱的证候,常见大汗淋漓,汗出如水,肌肤凉,手足冷,蜷卧神疲,脉微欲绝。

(五)八纲之间的相互关系

临床疾病证候的反映,往往不是单纯的、典型的,而是错综复杂的。表里、寒热、虚实证候常常是交织在一起出现的。因此,在辨证过程中,既要辨明八纲各自不同的证候,又要注意八纲之间证候的相互关系。如辨别表里必须与寒热虚实相联系,辨别寒热又必须与虚实表里相联系,辨别虚实又必须与表里寒热相联系。因为表证有表寒、表热、表虚、表实之别,还有表寒里热、表实里虚等错综复杂的变化。表证如此,其他里证、寒证、热证、虚证、实证也是如此。在一定的条件下,表里、寒热、虚实是可以转化的,如由表入里、由里出表、寒证化热、热证化寒、虚证转实、实证转虚等。有的病情发展到严重阶段,病势趋于寒极和热极时,往往出现与疾病本质相反的假象,即所谓真寒假热、真热假寒等。总之,疾病是千变万化的,八纲辨证也必须灵活运用。

小结

八纲即表、里、寒、热、虚、实、阴、阳八个辨证的纲领,八纲辨证是辨证的最基本要求,通过八纲辨证可掌握病证要领,确定类型,预测趋势,指明治疗方向。八纲辨证可用于临床各科、各种疾病的辨证。

典型病例答案

八纲辨证病例解答:

(1) 感冒,表寒里热型。

(2) 患者可能素体热盛或肺热内蕴,复感风寒,内热为外寒所遏,形成外寒里热证。寒热无汗,肢节烦痛,鼻塞声重,苔黄质红,脉浮数,为表邪挟热之证。内有蕴热,热攻于上,则见心烦、口渴、咽痛;邪热郁闭于肺,肺气失宣而见咳嗽气息,痰黄黏稠;热结于下,则便秘溲赤;苔黄、脉数为里热之象。

二、脏腑辨证

脏腑辨证是以脏腑学说为基础,运用四诊的方法,根据脏腑的生理功能、病理表现分析各种病证,推究病机,判断病位、病性、邪正盛衰状况,是内伤杂病最主要的辨证方法,指导着临床治疗与护理。

脏腑病证是脏腑功能失调的反映。根据不同脏腑的生理功能及其病理变化来分辨病证,这是脏腑辨证的理论依据。所以熟悉各脏腑的生理功能及其病变规律,则是掌握脏腑辨证的基本方法。

中医的辨证方法虽然有多种,且各有其特点及侧重面,但若要确切地辨明疾病的部位、性质并指导治疗,都必须落实到脏腑上。故脏腑辨证是临床诊断疾病(特别是内科杂病)的基本方法,是其他各种辨证的基础。

脏腑病变是复杂的,在病变过程中脏腑之间可以相互影响,临床上既有一个脏腑的病变,也有两个或多个脏腑兼病的病理变化。下面介绍临床比较常见的证候。

（一）心病辨证

典型病例

患者，女，58 岁，因"心悸脉迟 10 年，加剧 2 年"入院。10 年来，心悸时作，常感肢冷乏力，经外院体格检查示"心律不齐，心率 44 次/分"，心电图示：高度房室传导阻滞。长期服用增快心率的西药。近因头晕欲厥，在服西药时心率仍慢，白天 42 次/分，夜晚降至 38 次/分，再次就诊于外院，该院决定对其植入心脏起搏器治疗。患者不从，主动转往中医医院，要求中医药治疗。刻下症见：心悸时作，心率 44 次/分，头晕神疲，肢厥畏寒，唇白无华，饮食量少，小便清长，大便溏，舌苔白滑，舌质淡，有紫痕，脉结代，迟弱欲绝。

问题导向：

（1）本患者目前的中医诊断、辨证分型是什么。

（2）请根据上述病史，着重分析辨证依据。

心的主要功能是主血脉和神志。心开窍于舌，与小肠相表里，故心的病变多表现在血液运行障碍和神志异常等方面。

心的病症有虚有实，虚证为气、血、阴、阳之不足，实证多是火、热、痰、瘀等邪气的侵犯。

1. 心气虚

（1）临床表现：心悸，气短，自汗，活动或劳累后加重，面色淡白，体倦乏力，舌质淡，苔白，脉虚。

（2）证候分析：心主血脉，心气虚，推动无力，气血不能正常运行，故心悸，气短；汗为心液，气虚肌表不固则自汗；动则耗气，故活动或劳累后加重；气虚，推动无力则体倦乏力；气虚，运血无力，血不上荣，故面色淡白；舌质淡，苔白，脉虚为气虚之象。

（3）辨证要点：心脏及全身功能活动衰弱。

2. 心阳虚

（1）临床表现：心悸，气短，自汗，活动或劳累后加重，形寒肢冷，心胸憋闷，面色苍白，舌体胖嫩，舌质淡，脉细弱或结代。

（2）证候分析：心气虚故心悸，气短，自汗，活动或劳累后加重；阳虚，温煦无力，故形寒肢冷；心主血脉，心阳亏虚，推动血液运行无力，心脉受阻，故心胸憋闷，脉结代；气虚，血不上荣，故面色苍白，舌体胖嫩，舌质淡，脉细弱。

（3）辨证要点：心气虚证的基础上出现虚寒症状。临床表现为心阳虚脱，除有心阳虚的症状外，兼见大汗淋漓，四肢厥冷，口唇青紫，呼吸微弱，脉微欲绝。

3. 心血虚

（1）临床表现：心悸失眠，健忘多梦，头晕目眩，面色不华，唇甲色淡，舌质淡，脉细弱。

（2）证候分析：心主血脉，心血不足则心悸；心藏神，心血不足，心失所养，心不藏神，故失眠，健忘多梦；血不能荣上，故头晕目眩，面色不华，唇舌色淡；爪为筋之余，筋失所养，则爪甲色淡；血虚，脉管不能充盈，故脉细。

（3）辨证要点：心的常见症状与血虚证共见。

4. 心阴虚

（1）临床表现：心悸失眠，健忘多梦，头晕目眩，五心烦热，两颧潮红，午后潮热，夜间盗汗，口干，舌质红，少津，脉细数。

（2）证候分析：心血亏虚，则心悸失眠，健忘多梦，头晕目眩；心阴不足，阴不制阳，虚热内扰，故五心烦热，两颧潮红，午后潮热，夜间盗汗，口干，舌质红，少津，脉细数。

（3）辨证要点：心血虚症状与虚热证共见。

心血虚与心阴虚的共同症状是：心悸失眠，健忘多梦。

5. 心血瘀阻

（1）临床表现：心悸，心胸憋闷疼痛，并常引起臂内侧疼痛，尤以左臂痛厥多见，一般痛势较剧，时作时止，重者并有面、唇、指甲青紫，四肢逆冷，舌质暗红，或见紫色斑点，苔少，脉微细或涩。

（2）证候分析：心主血脉，邪阻心脉，气血运行不畅，故心胸憋闷疼痛；心经循环于肩背及上臂内侧，故痛引肩臂及内臂；血脉痹阻，血运不畅，阳气不能外达，故四肢逆冷；面、唇、指甲青紫，舌质暗红，有斑点，脉涩，均为瘀血阻滞之象。

（3）辨证要点：胸部憋闷疼痛，痛引肩背内臂，时发时止。

6. 心火亢盛

（1）临床表现：心中烦热，失眠多梦，口舌糜烂疼痛，口渴，舌质红，脉数，甚则发生吐血、衄血。

（2）证候分析：心藏神，心火炽盛，热扰神明，故心烦，失眠多梦；心开窍于舌，心火炽盛，故口舌糜烂疼痛；热灼津伤，故口渴；心火炽盛，迫血妄行，故吐血、衄血；舌质红，脉数乃内热之象。

（3）辨证要点：神志异常及内热炽盛并见。

（二）肺病辨证

典型病例

　　赵某，女，65岁，退休教师，曾有"支气管哮喘"病史40余年，近10年来呼吸浅短，声低气怯，动则喘甚，甚至张口抬肩，倚息不能平卧，咳嗽，咳痰色白，胸膺膨满，胸闷心慌，形虚自汗，小便清长，舌质淡，脉沉细无力。

　　问题导向：

　　（1）此病案的中医诊断、辨证分型是什么？

　　（2）试分析此病例的辨证依据。

肺的主要功能为主气,司呼吸,主宣发肃降,通调水道,朝百脉,主治节。肺外合皮毛,开窍于鼻,与大肠相表里。肺的病变主要反映在呼吸功能异常,且与水液代谢失调有关。

肺的病证有虚有实,虚证多为肺气虚弱与肺阴不足,实证多由风、寒、燥、热等邪气侵袭或痰浊犯肺所致。

1. 肺气虚

(1)临床表现:咳喘无力,痰液清稀,气短乏力,自汗,动则加重,声音低微,或语言断续无力,面白无华,或畏风,易感冒,舌质淡嫩,脉虚弱。

(2)证候分析:肺气虚,宗气不足,呼吸功能减弱而致咳喘无力;肺气虚,通调水道功能减退,水液停聚于肺,故痰液清稀;肺气虚不能宣发卫气,固护肌表,导致腠理不密、卫表不固,故自汗畏风,易感冒;气虚则面白无华,乏力,声音低微,舌质淡,脉虚。

(3)辨证要点:咳喘无力,气少不足以息和全身功能活动减弱。

2. 肺阴虚

(1)临床表现:干咳无痰,或痰少而黏,或痰中带血,并有咽喉干痒,或声音嘶哑,身体消瘦,口燥咽干,五心烦热,两颧潮红,午后潮热,夜间盗汗,口干,舌质红,少津,脉细数。

(2)证候分析:肺阴不足,肺失肃降,故干咳无痰,或少痰;虚火灼肺,热灼津伤,炼液为痰,故痰少而黏;虚火灼伤肺络,故痰中带血;虚火灼肺,热灼津伤,津液不能上润咽喉,故声音嘶哑,口燥咽干;五心烦热,两颧潮红,午后潮热,夜间盗汗,口干,舌质红,少津,脉细数为阴虚内热之象。

(3)辨证要点:肺病常见症状伴阴虚内热表现。

3. 风寒束肺

(1)临床表现:咳嗽或气喘,痰白而质稀,多泡沫,口不渴,常伴有鼻塞流清涕,或兼见发热恶寒、头痛身酸楚等症状。舌苔薄白,脉浮紧。

(2)证候分析:风寒之邪袭肺,肺失宣发,故咳嗽或气喘,痰色白而质稀;鼻为肺窍,肺失宣发,鼻窍不利,故鼻塞流清涕;肺合皮毛主卫表,风寒袭肺,卫气郁遏,故发热恶寒,头痛身酸楚;舌苔薄白、脉浮紧为风寒束表之象。

(3)辨证要点:咳嗽痰稀兼见风寒表证。

4. 风热犯肺

(1)临床表现:咳嗽,痰色黄质稠,不易咳出,甚则咳吐脓血臭痰,伴咽喉疼痛,鼻流浊涕,口渴欲饮。舌尖红,脉浮数。病重者气喘鼻煽,烦躁不安。

(2)证候分析:风热犯肺,肺失宣肃则咳嗽;热灼津液为痰,故痰色黄质稠,不易咳出;热盛肉腐,肉腐则为脓,故咳出脓血臭痰,鼻流浊涕;风热上扰,故咽喉疼痛;热灼津伤,故口渴欲饮;热盛气随津伤,肺气不足故气喘鼻煽;热扰神明故烦躁不安;舌尖红,脉浮数为外感风热之象。

(3)辨证要点:咳嗽与风热表证共见。

5. 风燥犯肺

(1)临床表现:干咳无痰,或痰少而黏,或痰中带血,缠喉难出,鼻燥咽干,口干舌燥,皮肤干燥;伴有胸痛,恶寒发热,头痛,周身酸楚等。舌质红,苔薄白少津,脉浮细。

(2)证候分析:燥伤肺津,肺失宣肃,故干咳无痰,或痰少而黏,缠喉难出或伴胸痛;燥邪化热,灼伤脉络,可见痰中带血;燥伤肺津,肺失滋润,津液不布,故鼻燥咽干,口干舌燥,皮肤干燥;燥邪外袭,肺卫失宣,故恶寒发热头痛,身体酸楚,苔薄白脉浮;津液受损故脉细。

(3)辨证要点:肺系症状及干燥少津。

6. 痰浊阻肺

(1)临床表现:咳嗽,痰量多,色白而黏,容易咳出,或见气喘,胸闷,痰鸣,呕恶等。舌苔白腻,脉象多滑。

(2)证候分析:痰浊阻肺,肺气上逆,故咳嗽,痰量多,色白而黏,容易咳出;痰湿阻滞气道,肺气不利,故气喘,胸闷,痰鸣;苔白腻、脉滑均为痰湿之象。

(3)辨证要点:咳嗽及痰多质黏、色白易咳。

(三)脾病辨证

典型病例

肖某,男,23岁,售货员,一周前与朋友在外聚餐后,出现白睛、周身皮肤黄染如橘子色,右侧胁肋胀痛而拒按,发热,口干渴欲饮水,恶心,不思饮食,小便黄赤,大便秘结,2~3日1次,舌质红,苔黄腻,脉弦数。

问题导向:

(1)分析患者目前的中医诊断、辨证分型是什么?

(2)若并见黄疸迅速加深,壮热烦渴,腹胀,尿少便结,烦躁不安,皮下出现瘀斑,舌质红绛,苔黄燥,脉弦数。此时的辨证是什么?

(3)若变见身目俱黄,黄色晦暗如烟熏,痞满食少,神疲畏寒,胀满便溏,口淡不渴,舌质淡,苔白腻,脉濡缓。此时的辨证又如何?

1. 脾气虚

(1)临床表现:食纳减少,食后作胀,或肢体水肿,小便不利,或大便稀溏,时息时发,四肢倦怠,少气懒言,面色萎黄,身体消瘦,舌质淡嫩,苔白,脉缓弱。

（2）证候分析:脾气虚弱,运化无力,故食纳减少,食后作胀;脾虚水湿不运,则大便溏泻,时息时发;脾气虚弱,水湿运化无力,故肢体水肿,小便不利;脾失健运,气血生化不足,四肢肌肉及全身失于充养,故四肢倦怠,少气懒言,面色萎黄,身体消瘦;苔淡脉弱为气虚之象。

（3）辨证要点:运化功能减退和气虚证共见。

2. 中气下陷

（1）临床表现:脘腹坠胀,便溏久泻,肛门坠胀,甚至脱肛,或子宫脱垂、胃下垂,尿如米泔,伴食纳减少,食后作胀,体倦少气,头晕目眩,气短懒言,面色萎黄,舌质淡,苔白,脉虚。

（2）证候分析:脾气虚弱,运化无力,故食纳减少,食后作胀;气血生化不足,四肢肌肉及全身失于充养,故四肢倦怠,头晕目眩,少气懒言,面色萎黄,身体消瘦;脾气升举脏器无力,脘腹坠胀,肛门坠胀,甚至脱肛,或内脏下垂;舌质淡,苔白,脉虚为气虚之象。

（3）辨证要点:脾气虚和内脏下垂表现。

3. 脾不统血

（1）临床表现:面色苍白或萎黄,饮食减少,倦怠无力,少气懒言,肌衄,便血以及妇女月经过多,或崩漏。舌质淡,脉细弱。

（2）证候分析:脾气虚弱,运化无力,气血生化不足,故面色苍白或萎黄,饮食减少,倦怠无力,少气懒言;脾气虚弱,摄血无力,血溢脉外,故肌衄,便血以及妇女月经过多,或崩漏,脉细;舌质淡,脉弱为气虚之象。

（3）辨证要点:脾气虚并见出血证。

4. 脾阳虚

（1）临床表现:食少纳差,脘腹冷痛,腹满时减,得温则舒,大便溏薄,甚则下利清谷,口淡不渴,甚则口泛清水,四肢不温,气怯形寒,肢体水肿,小便短少。妇女则见白带清稀量多,小腹下坠,腰酸沉等。舌质淡,苔白,脉沉迟无力。

（2）证候分析:脾阳不足,脾失健运,故食少纳差;阳虚阴盛,寒从中生,寒凝气滞,故脘腹冷痛,腹满时减,得温则舒,口泛清水,四肢不温,气怯形寒;阳虚水湿不运,则大便溏泻,甚则下利清谷,小便短少;水湿溢于肌肤,故肢体水肿;中焦虚寒,则口淡不渴,甚则口泛清水;舌质淡,苔白,脉沉迟无力均为阳虚之象。

（3）辨证要点:脾失健运的基础上伴有寒象。

5. 寒湿困脾

（1）临床表现:脘腹胀满,头身困重,食纳减少,泛恶欲吐,口淡不渴,腹痛便溏,小便不利,妇女白带量多,或水肿,身目发黄,面黄晦暗。舌体胖,舌质淡,苔白腻或白滑,脉濡缓。

（2）证候分析:寒湿困脾,脾失健运,故食纳减少;脾失健运,气机升降失常,故脘腹胀满,腹痛便溏;中阳受困,胃失和降,故泛恶欲吐;脾主肌肉,湿性重浊,故头身困重;湿泛于上,故口淡不渴;脾为湿困,水湿不运,故小便不利;水湿泛溢肌肤则水肿;寒湿下注,则白带量多;寒湿困脾,肝胆失于疏泄,胆汁外溢,故身目发黄,面黄晦暗;舌体胖,舌质淡,苔白腻或白滑,脉濡缓为寒湿内盛之象。

（3）辨证要点:脾失健运又见寒湿中遏表现。

6. 脾胃湿热

（1）临床表现:面目皮肤发黄,鲜明如橘色,脘腹胀满,不思饮食,厌恶油腻,恶心、呕吐,体倦身重,水肿。舌体胖,舌质淡,苔黄腻,脉濡数。

（2）证候分析:湿热蕴结脾胃,脾失健运,湿遏气机,故脘腹胀满,不思饮食,恶心呕吐;湿性重浊,则体倦身重;脾不运湿,湿溢肌肤则水肿;湿热困脾,熏蒸肝胆,肝失于疏泄,胆汁外溢,故身目肌肤发黄;舌体胖,舌质淡,苔黄腻,脉濡数为湿热内盛之象。

（3）辨证要点:脾失健运和湿热内阻并见。

（四）肝病辨证

典型病例

张某,男,47岁,有慢性乙型病毒性肝炎病史10年,平时少言多虑,不善交际,每因心情不悦常感胸胁胀闷,近半年来因"肝区时有隐痛,并逐渐加重"而就诊,体格检查发现:肝位于右肋下5 cm,剑突下6 cm,质地较硬,表面高低不平,轻触痛,查甲胎蛋白明显升高,腹部B超、CT均提示肝右叶占位性病变,诊断为原发性肝癌,为求中医治疗收住入院。现右肋下痞块,胁肋胀痛,情绪低落,胸闷,善叹息,纳呆,大便溏薄,日行两次,舌质暗红,苔薄白腻,脉弦。

问题导向:

（1）该患者目前的中医诊断和辨证分型是什么?

（2）根据以上病史,分析中医辨证分型的依据。

1. 肝血虚

（1）临床表现:眩晕耳鸣,面白无华,两目干涩,视物不清或雀目,爪甲不荣。或见肢体麻木,关节拘急不利,手足震颤,肌肉跳动,妇女常见月经量少、色淡,甚则经闭。舌质淡,脉弦细。

（2）证候分析:肝经血虚,不能上荣,故眩晕耳鸣,面白无华,两目干涩,视物不清或雀目;肝在体合筋,其华在爪,筋脉失于濡养,则出现爪甲不荣,肢体麻木,关节拘急不利,手足震颤,肌肉跳动;肝血不足,血不盈脉,故经量少、色淡,甚则经闭;舌淡脉细为血虚之象。

（3）辨证要点:筋脉、爪甲、两目、肌肤等失去血之濡养与血虚证共见。

2. 肝阴虚

（1）临床表现:眩晕耳鸣,胁痛目涩,面部烘热,口咽干燥,五心烦热,潮热盗汗,手足蠕动,舌质红,少津,脉弦细数。

（2）证候分析:肝阴亏虚,阴不制阳,虚热上扰,故眩晕耳鸣,面部烘热;阴虚,两目失于濡润,故目涩;筋失濡润,故手足蠕动;阴虚则内热,故五心烦热,潮热盗汗,舌质红,少津,脉弦细数。

（3）辨证要点:头目、筋脉、肝络等失于濡润及虚热证共见。

3. 肝阳上亢

（1）临床表现:头目胀痛、眩晕耳鸣,面红目赤,头重脚轻,口苦咽干,烦躁易怒,失眠多梦,健忘,腰膝酸软,舌质红,少津,脉弦有力。

（2）证候分析:肝阴亏虚,阴不制阳,阳亢于上,故头目胀痛,眩晕耳鸣,面红目赤;肝阳亢盛于上,阴液亏于下,故头重脚轻;肝阳化火,故口苦咽干,烦躁易怒;阴虚阳亢,心失所养,故失眠健忘多梦;肝肾阴虚,筋脉失养,故腰膝酸软;舌质红,少津,脉弦而有力为阴虚阳亢之象。

（3）辨证要点:肝阳亢于上与肾阴亏于下并见。

4. 肝风内动

风有内外之分,一般所称肝风常指内风。主要以抽搐、震颤、麻木等为主要表现。

（1）肝阳化风:

1）临床表现:眩晕欲仆,头痛头摇,肢体麻木或震颤,舌体抖动,舌质红,脉弦,甚则猝然昏倒,口眼㖞斜,舌强语謇,或半身不遂。

2）证候分析:肝肾阴亏于下,肝阳亢盛于上,肝阳化风,风性轻扬,上扰头目,故眩晕欲仆,头痛头摇;肝主筋,阴虚筋失濡润,故肢体麻木或震颤,舌体抖动;肝阳亢盛,炼液为痰,风痰上扰,蒙蔽心窍,则猝然昏倒,不省人事;风痰阻络,气血运行不畅,故口眼㖞斜,舌强语謇,半身不遂;舌质红,脉弦为肝阳亢盛之象。

3）辨证要点:肝阳上亢及肝风内动的症状。

（2）热极生风:

1）临床表现:高热烦躁,颈强直,肢体抽搐,两目上视,甚则神志昏迷、牙关紧闭、角弓反张,舌质红,苔黄,脉弦数。

2)证候分析:邪热炽盛,故高热不退;热灼肝经,筋脉失养则动风,故颈强直,肢体抽搐,两目上视,甚则牙关紧闭,角弓反张;热入心包,心神被扰,故烦躁不安,重则神志昏迷;舌质红,苔黄,脉弦数为热盛之象。

3)辨证要点:高热与肝风共见。

(3)血虚生风:

1)临床表现:头晕目眩,视物模糊,面色萎黄,经常手臂发麻,或突然手足抽搐,牙关发紧,舌质淡,少苔,脉弦细。

2)证候分析:血虚,血不上荣,头目失于濡养,故头晕目眩,视物模糊,面色萎黄;筋脉失养,故手臂发麻,或突然手足抽搐,牙关发紧;舌质淡,脉细为血虚之象。

3)辨证要点:筋、甲、目、肌肤等失于濡养并见血虚表现。

5. 肝气郁结

(1)临床表现:情志抑郁,胁肋少腹胀满窜痛,胸闷不舒,善太息,不欲饮食。或见口苦善呕,头目眩晕。或见妇女月经不调、痛经或经前乳房作胀等症。或见咽部异物感,瘿瘤、瘰疬。舌苔白滑,脉弦。

(2)证候分析:肝气郁结,肝失疏泄,情志失于调畅,故情志抑郁;气机不畅,故胁肋少腹胀满窜痛,经前乳房作胀,胸闷不舒,善太息;肝气犯脾,脾失健运,故不欲饮食;肝郁气滞,气血不畅,冲任失调,则月经不调、痛经;气机阻滞,津液不布,聚而成痰,痰随气逆,痰气搏结于咽喉,故咽部异物感,瘿瘤、瘰疬,舌苔白滑;脉弦为肝郁之象。

(3)辨证要点:情志抑郁,肝经所过部位发生胀闷疼痛,妇女则有月经不调等。

6. 肝火上炎

(1)临床表现:胸胁灼痛,急躁易怒,头痛眩晕,耳聋耳鸣,面红目赤,口苦咽干,尿黄便秘,甚则咯血、吐血、衄血。舌质红,苔黄,脉弦数。

(2)证候分析:肝火内炽,壅滞经脉则胸胁灼痛;肝火炽盛,肝失疏泄,故急躁易怒;火性上炎,循经上扰,故头痛眩晕,耳聋耳鸣,面红目赤,口苦咽干;肝火灼伤脉络则咯血,吐血,衄血;尿黄便秘,舌质红,苔黄,脉弦数为肝火内盛之象。

(3)辨证要点:肝脉循行部位见到实火炽盛症状。

7. 肝胆湿热

(1)临床表现:胁肋胀痛,口苦纳呆,呕恶腹胀,厌油腻,小便短赤,或小便黄而浑浊,大便不调。或身目发黄,或带下色黄腥臭,外阴瘙痒,或睾丸肿痛,红肿灼热。舌质红,苔黄腻,脉弦数。

（2）证候分析：湿热蕴结，肝胆疏泄失常，气机郁滞，故胁肋胀痛；湿热熏蒸，胆气上溢则口苦；湿热郁阻，肠胃升降失常，故纳呆，呕恶腹胀，厌油腻；湿热下注，故小便短赤，或小便黄而浑浊，大便不调，或带下色黄腥臭，外阴瘙痒，或睾丸肿痛，红肿灼热；湿热熏蒸，胆汁外溢肌肤则身目发黄；舌质红，苔黄腻，脉弦数为肝胆湿热之象。

（3）辨证要点：右胁肋部胀痛，纳呆，尿黄，舌质红，苔黄腻。

8. 寒滞肝脉

（1）临床表现：少腹胀痛，牵引睾丸；或睾丸胀大下坠；或阴囊冷缩，遇寒则重，遇暖则轻。畏寒肢冷，舌润苔白，脉多沉。

（2）证候分析：肝经绕阴器抵少腹，寒邪侵袭肝经，经气凝滞而不通畅，故少腹胀痛，牵引睾丸，或睾丸胀大下坠，或阴囊冷缩；寒则气血凝滞，热则气血流通，故遇寒则重，遇暖则轻；寒邪易伤阳气，故畏寒肢冷；舌润苔白，脉沉为寒邪内盛之象。

（3）辨证要点：少腹牵引阴部坠胀冷痛。

（五）肾病辨证

典型病例

施某，女，67岁，两年前初发尿频、尿急、尿痛，虽经抗生素治疗，但未规则服药，以致尿频、尿痛常易反复，尿有余沥，并出现腰酸，乏力，口干，烦热。近日因劳累而症状复作，小便频数，灼热刺痛，小腹胀痛，腰酸，口干，口苦，时有恶心，并见发热，舌质红，苔薄黄腻，脉细滑数。查尿常规示：白细胞（+++），红细胞8个/HP，蛋白（－）。

问题导向：

（1）该患者的中医诊断、分型及辨病辨证依据是什么？

（2）若患者又出现尿色红赤，此时病证有何变化？

（3）若患者经治疗后尿频、尿痛缓解，发热退，仍有腰酸，口干，烦热，乏力，舌质红，少津，苔薄，脉细数。此时病证是什么？

1. 肾阳虚

（1）临床表现：形寒肢冷，头晕耳鸣，腰膝酸冷，精神萎靡；或阳痿不举，宫寒不孕，小便频数清长，夜尿多；或尿少水肿；或五更泻。舌质淡，苔白，脉沉迟或两尺无力。

（2）证候分析：腰为肾之府，肾主骨，生髓，通脑，开窍于耳，肾阳虚，故头晕耳鸣，腰膝酸冷;阳气虚不能温煦肌肤,故形寒肢冷;肾主生殖,肾阳虚,生殖功能减退,故阳痿不举,宫寒不孕;肾阳不足,气化失常,故小便频数清长,夜尿多;肾主水,肾阳虚,气化无权,水湿内停,溢于肌肤,故尿少水肿;肾阳不能温煦脾阳,故五更泻;舌质淡,苔白,脉沉迟或两尺无力为阳虚之象。

（3）辨证要点:全身功能低下伴见寒象。

2. 肾阴虚

（1）临床表现:腰膝酸软,头晕耳鸣,牙齿松动,失眠遗精,经少、经闭或崩漏,咽干口燥,五心烦热,两颧潮红,午后潮热,夜间盗汗。舌质红,脉细数。

（2）证候分析:肾阴虚,不能充骨养脑,腰膝酸软,头晕耳鸣,牙齿松动;肾阴亏虚,肾精不足,故经少、经闭;肾阴不足则失于滋润,故咽干口燥;虚热内扰,则遗精、崩漏;五心烦热,两颧潮红,午后潮热,夜间盗汗,舌质红,脉细数均为虚热之象。

（3）辨证要点:肾病的主要症状和阴虚内热同见。

3. 肾精不足

（1）临床表现:男子精少不育,女子经闭不孕,性功能减退。小儿发育迟缓,身材矮小,智力和动作迟钝,囟门迟闭,骨骼痿软。成人早衰,发脱齿摇,耳鸣耳聋,健忘恍惚,动作迟缓,足痿无力,精神呆钝等。

（2）证候分析:肾藏精,主生长发育和生殖,肾精不足,生殖功能减退,故精少不育,经闭不孕;精不养骨充脑,故小儿发育迟缓,成人早衰。

（3）辨证要点:小儿生长发育迟缓,成人早衰,生殖功能减退。

4. 肾气不固

（1）临床表现:滑精早泄,尿后余沥,小便频数而清,甚则不禁,腰脊酸软,面色淡白,听力减退,舌质淡,苔白,脉细弱。

（2）证候分析:肾气不足,精关不固,故滑精早泄;肾气不固,膀胱失约,不能储藏尿液,故小便频数而清,甚则不禁;余则皆为肾气虚衰之象。

（3）辨证要点:肾与膀胱不能固摄的症状。

5. 肾不纳气

（1）临床表现:气短喘促,呼多吸少,动则喘甚,腰膝酸软,自汗神疲,舌质淡,脉虚。甚则喘息加剧,面青肢冷,冷汗淋漓,脉大无根。

（2）证候分析:肾主纳气,肾气不足,肾不纳气,故气短喘促,呼多吸少,动则喘甚;腰为肾之府,肾主骨,肾气虚,故腰膝酸软;肺主一身之气,肺气虚,卫外失职,故自汗神疲;肾气虚则肾阳虚衰,故喘息加剧,面青肢冷,阳气欲脱,故冷汗淋漓,脉大无根;舌质淡,脉虚为气虚之象。

（3）辨证要点:久病咳喘,气不得续,动则加重为主,伴见肺肾两虚之象。

（六）腑病辨证

典型病例

　　董某，女，28 岁。 患者于产后 3 个月，因家庭不和，情怀抑郁，复加饮食不慎而出现呕吐，近一年来反复不愈。 目前患者呕吐量不多，恶心，口苦，纳少，便溏，精神不振，肢倦乏力，两胁胀痛不适，烦躁，面色萎黄，舌质红，舌尖有溃疡，苔薄黄腻，脉细弦滑。曾做肝功能、胃镜检查等均未见异常，予服香砂六君子汤等温中理气之剂，却未见好转。

　　问题导向：

　　（1）此时患者的中医诊断、分型及辨证依据是什么？

　　（2）二次就诊患者药后呕吐减少，饮食稍进，口苦烦躁及两胁胀痛缓解，唯舌质红，少苔，口干，脉细弦。 此时辨证是什么？

　　（3）三次就诊患者呕吐渐止，纳谷日增，口不渴，舌质转润，苔见薄白，仍有神倦乏力，便溏。 此时辨证又有何变化？

　　1. 胃病辨证

　　（1）胃寒：

　　1）临床表现：胃脘冷痛，阵阵发作，遇寒则重，遇暖则轻。呕吐清水，舌苔白滑，脉沉迟或沉紧。

　　2）证候分析：寒性凝滞，寒邪犯胃，则胃阳受损，气机阻滞不通，故胃脘冷痛，阵阵发作，遇寒则重，遇暖则轻；寒邪伤阳，阳气不化，寒湿内盛，故呕吐清水，舌苔白滑；脉沉迟或沉紧为寒邪内犯之象。

　　3）辨证要点：胃脘冷痛和寒象同见。

　　（2）胃热（火）：

　　1）临床表现：胃脘灼热而疼痛，烦渴多饮或渴欲冷饮，消谷善饥，牙龈肿痛，口臭，泛酸嘈杂，舌质红，苔黄，脉滑数。

　　2）证候分析：胃热炽盛，胃络气血壅滞，故胃脘灼热而疼痛；热盛伤津，故口渴饮冷；火能消谷，故消谷善饥；胃络于龈，胃火循经上炎，气血壅滞不通而致牙龈肿痛；胃中浊气上逆，故口臭；若肝火犯胃，则泛酸嘈杂；舌质红，苔黄，脉滑数为热盛之象。

　　3）辨证要点：胃病常见症状和热象共见。

　　（3）食滞胃脘：

　　1）临床表现：脘腹胀满，呕吐，嗳气反酸，或矢气酸臭，不思饮食，大便泄泻或秘结。舌苔厚腻，脉滑。

2）证候分析:食滞胃脘,阻滞气机,故脘腹胀满;宿食化腐,浊气上逆,故呕吐酸腐,嗳气反酸;浊气下行,积于肠道,故矢气酸臭;食积于内,拒绝受纳,故不思饮食;食滞肠胃,传导失常,故大便泄泻或秘结;苔腻,脉滑为食滞之象。

3）辨证要点:胃脘胀闷疼痛,嗳腐吞酸。

（4）胃阴虚:

1）临床表现:胃脘灼痛,嘈杂似饥,饥不欲食,干呕作呃,口燥咽干,大便干结,多以睡后明显,并有心烦,低热,舌质红,少苔或无苔,脉细数。

2）证候分析:胃阴不足,虚热内扰,胃气不和,故胃脘灼痛,嘈杂似饥,饥不欲食,干呕作呃;胃阴亏虚,不能滋润咽喉则口燥咽干;不能滋大肠则大便干结;余则为阴虚虚热之象。

3）辨证要点:胃病常见症状伴有阴虚之象。

2. 大肠病辨证

（1）大肠湿热:

1）临床表现:腹痛,里急后重,下痢脓血,肛门灼热,小便短赤,或发热口渴,舌苔黄腻,脉多弦滑而数。

2）证候分析:湿热蕴结大肠,气机阻滞,故腹痛下痢,里急后重;湿热熏灼肠道,脉络受损,热盛肉腐,故下痢脓血;热灼肛门,故肛门灼热;水液从大便外泻,故小便短赤;热盛津伤,故发热口渴;苔黄腻,脉多弦滑而数为湿热之象。

3）辨证要点:腹痛,排便次数增多,或下痢脓血,或下黄色稀水。

（2）大肠液亏:

1）临床表现:大便燥结,甚如羊粪,难以排出,往往数日一次,口燥咽干,可兼见头晕、口臭等症。舌质红,少津或可见黄燥苔,脉涩或细。

2）证候分析:大肠津液不足,失去濡润,故大便燥结,甚如羊粪,难以排出,往往数日一次;阴伤于内,故口燥咽干;腑气不通,浊气上逆,故头晕、口臭;脉涩或细,舌质红少津或苔黄燥均为阴虚津伤之象。

3）辨证要点:大便干燥难以排出。

3. 膀胱病辨证（膀胱湿热）

（1）临床表现:小便不畅,尿频,尿急,尿痛或小便淋沥,小便黄赤,尿色浑浊,或有脓血,或有砂石。舌苔黄腻,脉数。

（2）证候分析:湿热蕴结,膀胱气化失常,排尿困难,故小便不畅,尿频,尿急,尿痛或小便淋沥,尿色浑浊;湿热熏蒸,故小便黄赤;热灼脉络,热盛肉腐则有脓血;热盛煎熬津液,故有砂石;舌苔黄腻,脉数为湿热之象。

（3）辨证要点:尿频,尿急,尿痛,尿黄。

（七）脏腑兼病辨证

典型病例

李某，男，48岁，教师。平素不喜交际，遇事多虑少言，三年前因琐事多感心情不畅，胸胁胀闷，大便偏艰，腹胀作响，医师曾予木香顺气丸治疗，腹胀胸闷略舒。近半年来，发为腹痛即泻，不觉急迫，泻后腹安，日多4～5行，兼见完谷不化，不耐寒冷，情绪紧张或饮食过饱之后泄泻加重。精神萎靡，四肢乏力。查大便常规正常，做纤维结肠镜检查见充血水肿，未发现占位病变和溃疡、出血。舌边齿印，苔薄白腻，脉弦缓。

问题导向：

（1）本患者目前的中医诊断、辨证分型是什么？

（2）若见头晕、心悸，稍动易短气自汗，倦怠纳少，每日勉食150～200 g，恶心，脘闷，肛门坠胀，泻而不爽，黏腻臭秽。苔根转厚腻而白，脉沉弦细。此时的辨证是什么？

（3）若病变见少腹冷痛，时滑脱不禁，形体消瘦，四肢不温，小便清长。舌苔薄白腻而滑，脉沉细。此时辨证是什么？

1. 心肺气虚

（1）临床表现：心悸气短，咳嗽气喘，动则尤甚，咳痰稀薄，面色淡白，头晕乏力，自汗懒言，舌质淡，脉细弱。甚者可见口唇青紫，舌质暗淡或有瘀斑，脉结代。

（2）辨证要点：心悸咳喘与气虚证共见。

本证多由劳累过度、久咳不愈、久病体虚、年老体弱所致。中气不足导致气血生化不足，为其主要病机。

2. 心脾两虚

（1）临床表现：心悸怔忡，失眠多梦，健忘，食纳减少，腹胀，大便溏泻，面色萎黄，倦怠乏力，舌质淡嫩，脉细弱。

（2）辨证要点：心悸失眠，面色萎黄，神疲食少，腹胀便溏。

本证多由病后失调，或慢性失血，或劳心过度，或饮食不节所致。心脾两脏病变常互相影响，如因心而影响脾的，主要表现为心悸、气短，治当以益心为主；如因脾而影响心的，主要表现为在食少腹胀、便溏乏力，治以补脾为主。

3. 心肾不交

（1）临床表现：心烦失眠，心悸健忘，头晕耳鸣，咽干，腰膝酸软，多梦遗精，潮热盗汗，小便短赤。舌质红，无苔，脉细数。

（2）辨证要点：心烦失眠，腰膝酸软，多梦遗精，以心肾阴虚为关键。

本证多因思虑过度，或情志忧郁，郁而化火，耗损心肾之阴；或因虚劳久病、房事不节等导致肾阴不足，虚热内生，上扰心神；或由外感热病、心火独亢所致。

4. 肺脾两虚

（1）临床表现：久咳不已，短气乏力，痰多清稀，食纳减少，腹胀，便溏，声低懒言，甚则足面水肿。舌质淡，苔白，脉细弱。

（2）辨证要点：咳喘，纳少，腹胀，便溏，伴见气虚症状。

本证多由久咳耗伤肺累及于脾，子病及母；或饮食不节，劳倦伤脾，不能布精于肺，母病及子，终致肺脾两虚。

5. 肝火犯肺

（1）临床表现：胸胁灼痛，咳嗽阵作，甚则咳吐鲜血，性急善怒，烦热，口苦，头眩，目赤。舌质红，苔黄，脉弦数。

（2）辨证要点：胸胁灼痛，急躁易怒，目赤，口苦，咳嗽。

本证多因情志郁结，肝郁化火，上逆犯肺，肺失宣肃所致。

6. 肺肾阴虚

（1）临床表现：咳嗽痰少，动则气促，间或咯血，腰膝酸软，消瘦，骨蒸潮热，盗汗，遗精，颧红，口干咽燥。舌质红，苔少，脉细数。

（2）辨证要点：久咳痰血，腰膝酸软，遗精等症与阴虚症状同见。

本证多因久咳损肺，病久累及肾；或因房劳过度，肾阴亏虚，津不上承，而肺失濡润所引起。

7. 肝脾不调

（1）临床表现：胸胁疼痛，常喜太息，腹胀肠鸣，大便稀薄，矢气多，精神抑郁，性情急躁，食纳减少，或腹痛欲泻，舌苔白，脉弦或缓。

（2）辨证要点：胸胁胀满窜痛，易怒，纳呆，腹胀，便溏。

本证多由情志不遂，肝气郁结影响脾之健运；或由饮食不节、劳倦伤脾、脾虚湿盛影响肝的疏泄所致。

8. 肝胃不和

（1）临床表现：胸胁胀满，善太息，精神抑郁或性情急躁，胃脘胀满作痛，嗳气吞酸，嘈杂或呕恶，舌质红，苔薄黄，脉弦。

（2）辨证要点：胸胁、胃脘胀痛，吞酸嘈杂为辨证要点。

本证多由情志不遂，肝气郁结，横逆犯胃，引起胃失和降而产生。

9. 脾肾阳虚

（1）临床表现：胃寒肢冷，腰膝或腹部冷痛，食少纳差，久泻不止或五更泄泻，完谷不化,或见小便不利,水肿,甚则腹满膨胀。舌质淡,苔白润,脉细弱。

（2）辨证要点:腰膝、下腹冷痛,久泻不止,水肿,与寒证并见。

本证多因久病耗损阳气;或久泻,脾阳衰微不能充养肾阳;或由水邪久居,肾阳虚衰不能温煦脾阳所致。

10. 肝肾阴虚

（1）临床表现:头晕目眩,耳鸣,胁痛,腰膝酸软,咽干,颧红,盗汗,五心烦热,男子或见遗精,女子或见月经不调。舌质红,无苔,脉细数。

（2）辨证要点:胁痛,腰膝酸软,耳鸣遗精与阴虚内热症状同见。

本证多因久病失调,阴血内耗;或房劳过度肾精亏耗;或七情内伤肝之阴血暗耗所致。肝肾同源,肝肾之阴相互滋生,相互影响,肝阴不足导致肾阴不足,肾阴不足亦可导致肝阴不足,最终形成肝肾阴虚。

小结

熟悉运用脏腑辨证的基本方法,要注意以下要点:① 脏腑生理功能及其病理变化是脏腑辨证的理论依据。② 病因病性辨证是脏腑辨证的基础。③ 在进行脏腑辨证时,应从整体观角度全面分析脏腑病所属证候。

典型病例答案

心病辨证病例解答:

（1）心悸,心阳不振。

（2）患者有心悸脉迟头晕 10 年的病史,故诊断为心悸。心主血脉,久病,时值冬季,心阳衰微,脉冲不续,故心悸频作,厥冷畏寒,脉结代欲绝。头为诸阳之会,阳气虚则不能温养头脑,则头晕神疲,甚至发生昏厥。阳气不足,脾失健运,故饮食量少及大便溏;阳气不足,肾失固摄,故小便清长。舌脉均为心阳不足,气血亏虚的表现。

肺病辨证病例解答:

（1）肺胀,肺肾气虚。

（2）患者哮病史 40 余年,日久耗伤肺气,肺气亏损日久,而致肺肾两虚,故见呼吸浅短,声低气怯,动则甚喘,咳嗽咯痰,肾气亏虚加剧以致命门火衰,而见形虚,小便清长,肺气亏虚,卫外不固,而见自汗;舌质淡,脉沉细无力均为肺肾不足之象。

脾病辨证病例解答:

（1）黄疸,阳黄,热重于湿。

（2）湿热夹毒，热毒炽盛。

（3）寒湿困脾，属于阴黄。

肝病辨证病例解答：

（1）肝积，肝郁脾虚型。

（2）患者有慢性乙型病毒性肝炎病史10年，根据平时少言多虑，不善交际，每因心情不悦常感胸胁胀闷等特点，可知平时肝气失于条畅，见情绪低落，胸闷，善叹息。木郁克土、肝气犯脾致脾气虚弱，见纳呆，大便溏薄，苔薄白腻。肝气不舒则气机阻滞、痰毒内阻、血行受阻，气滞、痰凝、血瘀日久形成肝积，见右胁下痞块，胁肋胀痛。

肾病辨证病例解答：

（1）患者主症为小便频数疼痛，故诊断为淋证。病程已有2年，反复发作，久淋伤肾，肾阴亏虚，故见腰酸，乏力，口干，烦热，舌质红，脉细；近日病情复作，出现明显的小便频数，灼热刺痛，小腹胀痛，此乃湿热蕴结下焦，膀胱气化失司之象；湿热内蕴，邪正相争，故有发热，口苦，恶心等症；苔黄腻，脉滑数，均为湿热内盛之征。故本病辨证当属本虚标实，肾阴亏虚为本，湿热下注为标，目前正处急性发作时期，以标实为急。

（2）热伤血络，由热淋转为血淋。

（3）标实已去，肾阴亏虚为主。

腑病辨证病例解答：

（1）呕吐，从患者目前表现来看，有纳少、便溏、神倦、乏力、面色萎黄、脉细等症，似应属脾虚失运，胃弱失降证。但患者同时尚有口苦、两胁胀痛不适、烦躁、舌质红、舌尖有溃疡，苔薄黄、脉弦之象，显然有肝郁化火，横逆犯胃之征，推究其发病原因，乃起于产后情志不畅，饮食不慎，气郁挟食使然，以往治疗又误用温中散寒之剂，以致气郁化火，故有肝火犯逆并伤阴之果。同时，因伤食脾胃失运，久而蕴生痰浊，故有苔腻、脉滑。由此看来，辨证当为肝火犯胃兼有痰浊，脾胃亏虚，乃本虚实标之证，且以标实为急。

（2）治疗后热清痰除，但见明显口干，舌质红，少苔，此为郁火伤阴之证。

（3）阴伤已复，唯脾胃气虚。

脏腑兼病辨证病例解答：

（1）泄泻，肝脾不和，脾气已虚。

（2）转为脾气不足，中气下陷，兼有食积湿邪内蕴。

（3）脾肾阳亏。

三、卫气营血辨证

典型病例

患者，女，40岁。2年前第5胎产后汗出较多，但未经治疗。此后经常出汗。近一年半来呈阵发性出汗，越来越严重，素畏风寒，汗后尤甚。来诊时见大汗淋漓，状如水洗，以毛巾拭之，随拭随出。问诊得知：此般出汗，日数次至数十次，每于情绪激动或劳累后加重。曾诊断为"自主神经功能紊乱"，常服谷维素、维生素 B、维生素 C、马来酸氯苯那敏（扑尔敏）、阿托品等药物。初服有效，继而无效。现全身乏力，汗出恶风，时有心慌，面色苍白，精神疲倦，舌体稍肿，舌质淡，边有齿痕，苔薄白，脉浮大无力。

问题导向：

（1）本病案的诊断、辨证分型是什么？

（2）若患者不予治疗病情加重会出现何种变证？

卫气营血辨证是指对外感温热病发生、发展过程中所表现的证候进行分析、归纳，概括为卫、气、营、血四个不同阶段的证候类型，说明病位深浅，病情轻重，各阶段的病理变化和疾病的传变规律。

卫气营血辨证是对外感温热病辨证的一种方法。温热病是感受温热病邪所引起的急性热病的总称，其特点是发病急速，病情多变。在病理方面，易于化燥伤阴，甚至耗血动血；在证候方面，初起即见热象偏盛而多有口渴，在病变过程中，易于出现神昏谵语、斑疹、吐衄，在病的后期，易动风痉厥。

外感温热病多起于卫分，渐次传入气分、营分、血分，这是病情发展的一般规律。但这种传变规律并不是一成不变的。由于患者体质有强弱之分，感邪有轻重之别，临床上亦有起病即从营分或气分开始；或气分有热，血分也受热灼，酿成气血两燔的。因此，在临床辨证时，还应根据疾病的不同情况，具体分析，灵活运用。

温热病的治疗原则：在卫，宜辛凉解表；在气，宜清热生津；入营，宜清营透热；入血，宜凉血散血。

下面仅就卫气营血的典型证候做简要介绍。

（一）卫分证

卫分证是指温热邪气侵犯肌表，卫气功能失常所表现的证候，一般常见于温热病的早期。因肺主皮毛，卫气通于肺，故卫分证常伴有肺经病变的证候，其特点是发热，微恶风寒，脉浮数。

1. 临床表现

发热，微恶风寒，头痛，咳嗽，口微渴，咽喉肿痛，舌尖边红，苔薄白或微黄，脉浮数。

2. 辨证要点

邪犯肌表，卫气被郁，故发热恶寒。温为阳邪，所以发热重而恶寒轻。温热上扰清窍，则头痛。肺主皮毛与卫气相通，卫气被郁则肺失宣降，故咳嗽。温热伤津，则口渴，咽喉为肺之门户，温热袭肺，故咽喉肿痛。舌尖边红，苔薄白或微黄，脉浮数为温热之象。

（二）气分证

气分证是指温热之邪，入于脏腑，但尚未入营血，为正盛邪实，阳热亢盛的里热证。其特点是不恶寒，但恶热，口渴，苔黄。

温热入气的途径大致有两个方面：① 从卫分传来，即先有发热恶寒，而后才转变为不恶寒，但恶热；② 温热直入气分，即没有经过微恶风寒的卫分阶段，开始就出现但热不寒的气分证。

热入气分属里热证。因感邪有温热、湿热的差异，及邪犯气分所在脏腑部位的不同，其病理变化与临床证候也不一样。常见有热壅于肺，气分大热，热结肠道，湿热蕴脾等。

1. 热壅于肺

（1）临床表现：发热而不恶寒，喘咳，胸痛，咳痰黄稠，汗出，口渴，甚则鼻翼翕动，舌质红，苔黄，脉数。

（2）辨证要点：因本证里热已盛，故发热而不恶寒，脉数，舌质红，苔黄。里热郁蒸，津液耗伤，所以汗出而口渴亦甚。邪热壅肺，肺失宣降，故喘咳，胸痛，咳痰黄稠，甚则鼻翼翕动。

2. 气分大热

（1）临床表现：大热，大渴，喜冷饮，大汗出，面赤，心烦，舌苔黄燥，脉洪大。

（2）辨证要点：胃热亢盛，蒸腾于外，故大热，面赤。热气蒸腾，逼津外泄，故大汗。热盛津伤，故烦渴引饮。热扰心神，故心烦。内热炽盛，气盛血涌，故脉洪大，苔黄燥。

3. 热结肠道

（1）临床表现：日晡潮热，大便燥结，腹满硬痛，拒按，舌苔黄燥，甚则焦黑起刺，脉沉实有力。

（2）辨证要点：热结肠道，温热耗伤津液，津少不足润肠，故大便燥结。燥屎内结，腑气不通，故腹满硬痛，拒按。热结肠道，故日晡潮热，苔黄燥，甚则焦黑起刺，脉沉实有力。

4. 湿热蕴脾

（1）临床表现：身热不扬，汗出而热不解，倦怠肢酸，胸闷，腹胀，呕恶，便溏，尿赤，苔黄腻，脉濡数。

（2）辨证要点：湿热蕴结于内，热在湿中，热为湿遏，故身热不扬，汗出而热不退。湿蕴于内，阻闭清阳，上下不通，则胸闷，腹胀，呕恶，尿赤。热蒸于内，脾气受困，则倦怠肢酸。苔黄腻，脉濡数，是湿热阻遏气分之征象。

（三）营分证

营分证是温热病邪气内陷的深重阶段。因营是血中之气，为血的前身，内通于心，故营分证以营阴受损，心神被扰的病变为主。其特点是舌质红绛，心烦不寐，或有神昏，营分介于气分和血分之间，若疾病由营转气，表示病情好转，而由营入血示病情深重。

温热入营的途径有三个方面：① 由卫分传来，即温热由卫分不经气分而直入营分，这又称为"逆传心包"；② 由气分传来，即先见气分的热象，而后才出现营分见证；③ 由温邪直入营分，即开始没有经过卫分或气分阶段，而直接见营分症状。

1. 热伤营阴

（1）临床表现：身热夜甚，口干不欲饮，心烦不寐，或见谵语，斑疹隐隐，舌质红绛，脉细数。

（2）辨证要点：邪热入营，损伤营阴，故身热夜甚。热入营分，内扰心神，则心烦不寐或见谵语。热窜血络，则见斑疹隐隐。营热蒸腾，营气上升则口干不欲饮。热盛伤津，故脉细数。舌质红绛是热伤营阴之征。

2. 热入心包

（1）临床表现：高热，神昏谵语，或昏愦不语，舌质红绛。

（2）辨证要点：热邪侵入心包，热扰心神，阻闭心窍，故见高热，神昏谵语，或昏愦不语。舌质红绛是热邪深入心营的特征。

（四）血分证

血分证是温热病发展过程中最为深重的阶段，也是卫气营血病变的最后阶段。心主血，肝藏血，故热邪深入血分，势必影响心肝两脏，而邪热久羁耗伤真阴，病又累及于肾，所以血分证以心、肝、肾病变为主。其特点是耗血、动血、伤阴、动风。

温热入血多由营分证不解传入血分而来，即先见营分的证候，而后出现血分证；也有由气分传来的，即病由气分直入血分，称为"气血两燔"。

血分证常见的有血热妄行、肝热动风等。

1. 血热妄行

（1）临床表现：出血（包括吐血、衄血、便血、尿血，发斑和不正常的月经等），血色鲜红或深红带紫，发热夜甚，心烦少寐，舌深绛脉细数。有前证兼有全身壮热，口渴引饮等气分证者，则为气血两燔。

（2）辨证要点：热邪迫血妄行，故见吐衄，尿血、便血等动血症状，且血色鲜红，若血热深重则血色深红带紫。热邪伤阴，营阴受损，则见发热夜甚。热扰心神，则见心烦少寐。舌质深绛，脉细数，是热邪深入血分的特征。

2. 肝热动风

（1）临床表现：发热，心烦，口渴，头痛眩晕，阵阵抽搐，角弓反张，舌质红绛，脉弦数。

（2）辨证要点：热邪亢盛，灼伤津液，故高热，口渴，心烦。热邪上扰清窍，故头痛眩晕。血热伤肝，筋脉失养，则见抽搐，角弓反张等热盛动风之象。舌质红绛，脉弦数，是肝热内盛的表现。

小结

卫气营血辨证将外感温热病发展过程中不同病理阶段所反映的证候，分为卫分证、气分证、营分证、血分证四类，用以说明病位的浅深，病情的轻重，并指导临床治疗。

典型病例答案

卫气营血辨证病例解答：

（1）诊断为自汗。患者产后气血亏虚，故出汗较多，但当时未经治疗。此后病势逐渐发展而加重，阵发性出汗，素畏风寒，汗后尤甚，是营卫不调的表现，来诊时见大汗淋漓，状如水洗，以毛巾拭之，随拭随出，汗出异常严重，甚至伴有心慌，乃是阳气大亏，阳虚漏汗的表现，故辨证为营卫不调，卫阳大亏，表虚不固。

（2）患者已经出现时有心慌，面色苍白，精神疲倦，若不加治疗，继续大汗不止，会气随汗脱，发展成为亡阳之脱证。

思考题

1. 八纲辨证有哪些特点？

2. 试述寒证、热证的鉴别要点。

3. 表证与里证如何鉴别？

4. 心气虚、肺气虚和脾气虚的辨证要点各是什么？

5. 肾阳虚证的常见临床表现有哪些？

6. 何谓脾不统血、脾气下陷？

7. 试比较心阴虚、肺阴虚、肾阴虚的异同点。

8. 心肾不交、心脾两虚、肝肾阴虚、肝胃不和各有何主要见证？

9. 卫分、气分、营分、血分等证的证候特征是什么？

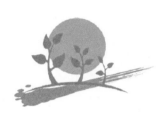

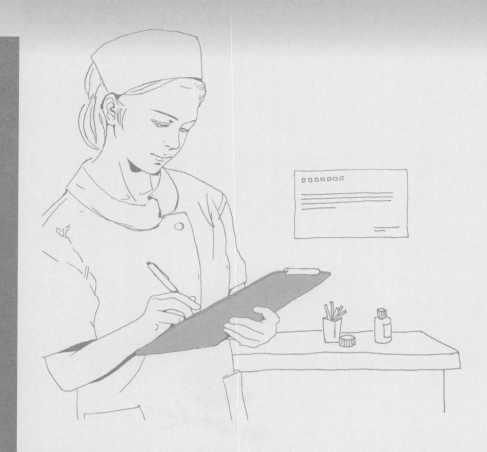

第五章 治则与治法

学习内容

　　1. 治病求本:治标与治本、正治与反治及病治异同的治疗原则。

　　2. 扶正与祛邪:扶正、祛邪的治疗原则。

　　3. 调整阴阳:损其有余、补其不足的治疗原则。

　　4. 三因制宜:因时、因地、因人制宜的治疗原则。

　　5. 治疗八法:汗、吐、下、和、温、清、消、补。

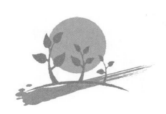

赵某，女性，50岁。 头晕、乏力5个月，发热5日。 患者近5个月来自觉头晕、困倦乏力，时有心悸、失眠多梦。 血常规检查白细胞计数波动在$(3.0\sim4.0)\times10^9$/L，诊断为"白细胞减少症"，经口服利血生及对症治疗不见好转。 5日前开始出现高热，最高体温达39.5℃，伴微恶寒、头痛、咽干痛、口渴多饮、干咳，口服用对乙酰氨基酚，等药物体温可暂时下降，为求进一步诊治，收入住院。 现症：发热，伴微恶寒，头晕，头痛，干咳，咽干痛，口渴多饮，面色萎黄，倦怠乏力，失眠多梦，大便干结，小便色黄，舌质淡红，舌边有齿痕，苔薄白，脉象细数尺弱无力。 体格检查：体温39.5℃，脉搏98次/分，呼吸22次/分，血压125/75 mmHg。 意识清楚，精神萎靡，咽充血(++)，双侧扁桃体不肿大。 双肺呼吸音清晰，未闻及明显的干、湿性啰音。 心率98次/分，心律规整，各瓣膜听诊区未闻及病理性杂音。

问题导向：

（1）该病治疗首先遵循的治则是什么？

（2）经治疗，发热、咳嗽等症消失，还有头晕、乏力等症。 继续治疗，遵循的治则是什么？

（3）分别采取的治法是什么？

治则，即治疗疾病的总原则，是治疗和护理中所必须遵循的法则，是在整体观念和辨证论治（施护）原则指导下制定的，对中医临床护理具有普遍指导意义。

治法是治疗疾病的基本方法。

治则与治法不同，治则指导治法，治法是治则的具体体现。

第一节 治则

治则有治病求本、扶正祛邪、调整阴阳和三因制宜四个方面。

一、治病求本

治病求本，就是寻找出疾病的根本原因，并针对根本原因进行治疗，是辨证论治的一个基本原则。

"本"与"标"相对应，具有多种含义。关于标本的分辨：以正邪而言，正气为本，邪气为标；以病因和症状而言，病因为本，症状为标；以病变部位来分，内脏为本，体表为标；以病程来分，旧病、原发病为本，新病、继发病为标。分清标本，辨别病证的主次、本末、轻重、缓急,从复杂的疾病矛盾中找出主要矛盾或矛盾的主要方面,从而抓住疾病治疗的关键。运用的治则有治标与治本、正治与反治及病治异同。

(一)治标与治本

在复杂多变的病证中,根据标本主次的不同,治疗上有先后缓急的区别,在临床运用中遵循的原则是"急则治其标""缓则治其本"和"标本兼治"。

1. 急则治其标

急则治其标是在标病危急时所采取的一种暂时的治疗措施。在某些情况下,标病甚急,如不及时解决,可危及患者生命,或影响疾病的治疗。例如,大出血患者,突然大出血,气随血脱,危及生命。无论属于何种出血,均应采取紧急措施止血以治其标,血止后再针对病因以治其本。

2. 缓则治其本

缓则治其本是在病情不急时,针对疾病本质进行治疗的原则,是一般情况下病势较缓病证的常规治疗原则。例如,脾虚泄泻,脾虚为本,泄泻为标,采用健脾益气治本的方法,使脾气健运后,泄泻自然停止。

3. 标本兼治

标本兼治是在标病与本病并重时,所采用的治疗原则。例如,标本都较急的热结阴伤,症见身热、腹硬满痛、大便燥结、口干渴、舌燥、苔焦黄,此属实热内结为本,阴液受伤为标,可用滋阴清热之法以标本兼顾治之,泻其实热可以存阴,滋阴润燥有利于通下,而达到标本同治的目的。又如,标本都不急的气虚表证,气虚为本,外感(或表证)为标,则应益气解表同用,标本兼治。

(二)正治与反治

1. 正治

正治又称"逆治",是逆其证候性质而治的一种治疗法则。"逆"即指采用的方药性质与疾病的证候表现性质相反。适用于疾病的证候表现性质与疾病本质相一致病证,是临床上最常用的治则。正治法的具体应用有"寒者热之""热者寒之""虚则补之""实则泻之"。

(1)寒者热之:是指寒性病证表现寒象,用温热性质的方药治疗。

(2)热者寒之:是指热性病证表现热象,用寒凉性质的方药治疗。

(3)虚则补之:是指虚损病证表现虚象,用补益扶正的方药治疗。

(4)实则泻之:是指邪实病证表现实象,用攻邪泻实的方药治疗。

2. 反治

反治又称"从治",是顺从疾病假象而治的一种治疗法则。"从"即指采用的方药性质与疾病的证候表现性质相顺从。适用于疾病的证候性质与疾病本质相反（如寒证表现热象）的病证。反治法的具体应用有"寒因寒用""热因热用""塞因塞用""通因通用"。

（1）寒因寒用：指热性病证表现寒象（真热假寒证），用寒凉性质的方药治疗。

（2）热因热用：指寒性病证表现热象（真寒假热证），用温热性质的方药治疗。

（3）塞因塞用：指虚损病证表现闭塞不通的征象（真虚假实证），用补益扶正的方药治疗。

（4）通因通用：指邪实病证表现通泄征象（真实假虚证），用攻邪泻实的方药治疗。

正治与反治，相同之处都是针对疾病的本质而治，同属于治病求本的范畴。不同之处在于，正治适用于疾病本质与其证候表现相一致的病证，反治则适用于疾病本质与其证候表现不完全一致的病证。

（三）病治异同

病治异同，包括"同病异治"与"异病同治"两个方面。

1. 同病异治

同病异治就是对同一种疾病发生、发展过程中，证候表现不同，而采用不同的治法。如感冒，由于感受的外邪有风寒、风热之别，临床表现的证候也不同，治法就有辛温解表、辛凉解表的不同。又如，外感温热病，其证候有卫、气、营、血四个不同阶段，治疗时也就有解表、清气、清营和凉血的不同治法。即所谓"一病多方"。

2. 异病同治

异病同治就是对不同疾病发生、发展过程中，证候表现相同，而采取相同样的治法。如脱肛、子宫脱垂、胃下垂等病，其病机都是气虚下陷，故治疗中也都采用益气、升提中气的方法，都用补中益气汤治疗，即所谓"多病一方"。

知识拓展

"同病异护"及"异病同护"的应用

中医学"同病异治""异病同治"的辨证论治理论和方法，是指导中医临床护理工作的最基本理论依据，具体护理时采取"同病异护"或"异病同护"的方法。所谓"同病异护"，如感冒病，辨证时有风寒证和风热证之别，施护方法亦不同。风热者，应采用避风寒保暖，室温宜偏高，饮热粥或热汤以助汗出，给予豆豉汤、生姜红糖水等辛温解表之法护理；风热者，则不须助汗，室温宜低而湿度偏高，使患者感到凉爽舒适，减轻心烦、口干之不适感，饮食宜给绿豆汤、西瓜、藕汁、苦瓜等清热生津辛凉之品护理。

所谓"异病同护",如脱肛、子宫下垂等,均表现为中气下陷证,护理中都采用升提中气法。注意休息,不宜从事重体力劳动,多做缩肛运动,食用黄芪、党参炖母鸡及薏苡仁粥、茯苓粥以益气健脾,多吃富含纤维的蔬菜和水果及富含脂类的芝麻、花生、核桃等食物,保持大便通畅,针刺百会、关元补中益气等。

二、扶正与祛邪

疾病的演变过程,是正气与邪气矛盾双方相互斗争的过程。邪正斗争的胜负,决定着疾病的转归和预后,邪胜则病进,正胜则病退;邪正之间的盛衰,决定着疾病的虚实变化,"邪气盛则实,精气夺则虚"。治疗中通过扶正祛邪,改变邪正双方的力量对比,使疾病向痊愈方向转化。所以扶正祛邪是临床治疗的一个重要法则。

扶正,即扶助正气,增强体质,提高机体抗病能力的一种治疗原则。扶正适用于正虚为主的病证,即所谓"虚则补之"。具体治法有益气、养血、滋阴、壮阳等。

祛邪,即祛除邪气,排除或削弱病邪侵袭和损害的一种治疗原则。祛邪多用泻实之法,适用于邪实为主的病证,即所谓"实则泻之"。具体治法有发汗、攻下、清热、祛寒、消导等。

正确运用扶正与祛邪,临床中必须全面分析正邪双方消长盛衰的情况,根据正邪矛盾的主次轻重,决定扶正与祛邪的主次和先后。或单纯以扶正为主,或单纯以祛邪为主,或扶正与祛邪兼用,或先扶正后祛邪,或先祛邪后扶正。总之,要机动灵活,辨证施治,应以"扶正不留邪,祛邪不伤正"为原则。

三、调整阴阳

调整阴阳,是针对机体阴阳偏盛偏衰的病理状态,采取损其有余,补其不足的方法,使阴阳恢复相对平衡的状态。

疾病发生的本质是机体阴阳相对平衡遭到破坏,所以调整阴阳是治疗疾病的根本法则之一。

(一)损其有余

损其有余,即对阴或阳一方过盛、有余的病证采用"实则泻之"的方法治疗。如对阳热亢盛的实热证,治疗用"热者寒之"的方法,以清泻其阳热;对阴寒内盛的实寒证,治疗用"寒者热之"的方法,以温散其阴寒。

（二）补其不足

补其不足，即对阴或阳一方偏衰、不足的病证采用"虚则补之"的方法治疗。如对阴虚、阳虚、阴阳两虚的虚证，治疗用滋阴、补阳、阴阳双补的方法，以补其不足。

知识拓展 |

调整阴阳的应用

在阴阳偏盛偏衰的疾病过程中，一方的偏盛偏衰，亦可导致另一方的相对有余或不足。故在调整阴阳盛衰时，还应兼顾其另一方面，以免矫枉过正，造成新的失衡。

（1）阳病治阴，阴病治阳："阴虚则热"的虚热证，采用"阳病治阴"的方法，滋阴以制阳亢，即"壮水之主，以制阳光"。"阳虚则寒"的虚寒证，采用"阴病治阳"的方法，扶阳以抑阴，即"益火之源，以消阴翳"。

（2）阳中求阴，阴中求阳：根据阴阳互根互用的理论，临床上治疗阴虚证时，在滋阴剂中适当佐以补阳药，即"阳中求阴"。治疗阳虚证时，在补阳剂中，适当佐以滋阴药，即"阴中求阳"。

各种疾病的病理变化，从根本上来说，均可用阴阳失调加以概括。凡病理上的表里出入，上下升降，寒热进退，邪正虚实，气血不和等，均为阴阳失调的具体表现。因此，从广义来讲，解表攻里，升清降浊，寒热温清，补虚泻实，调理气血等治法，均属于调整阴阳的范畴。

四、三因制宜

三因制宜，包括因时、因地、因人制宜，是指治疗和护理时，要根据天时气候、地域环境，患者的年龄、性别、体质等因素，采用适宜的治法。

（一）因时制宜

因时制宜，是根据不同的季节气候特点，确定治疗原则。气候的变化，对人体的生理和病理均有一定的影响。如同为外感风寒证，因夏季人体腠理疏泄，汗出较多，治疗就不宜过用辛温，以防发汗太过伤阴；冬季腠理致密，治疗可重用辛温解表，以使邪从汗而解；暑季多雨，气候潮湿，病多挟湿，治疗也应适当加入化湿、渗湿的药物。

（二）因地制宜

因地制宜，是根据不同的地理环境，确定治疗原则。不同的地域，其环境、气候、生活习俗、生活条件等也各不相同,因而人的生理活动和病理变化的特点也不尽相同。如西北地高,气寒少雨,病多燥寒,治宜辛温润燥,慎用寒凉之品;东南地低,气温多雨,病多温热或湿热,治宜苦寒以清热化湿,慎用温热及助湿之品。

（三）因人制宜

因人制宜,是根据患者的年龄、性别、体质等,确定治疗原则。第一,年龄方面。老年人生机渐减,气血阴阳亏虚,脏腑功能衰弱,患病多虚证或虚实夹杂证,治疗上补益较多,实证攻之应注意配方用药及药量,以防攻邪过度而损伤正气;小儿生机旺盛,气血未充,脏腑娇嫩,患病易寒易热,易虚易实,病情变化较快,故治疗慎用峻攻,少用补益,药量宜轻。第二,性别方面。妇女有经、带、胎、产等情况,治疗护理上应多加注意。如妊娠者,禁用或慎用峻下、破血、滑利、走窜、有毒之品;产后者,应考虑气血亏损及恶露情况。第三,体质方面。阳偏盛或阴虚体质者,用药和饮食应慎用温热;阴偏盛或阳虚体质者,用药和饮食应慎用寒凉。又如实证,体质强者,能耐攻伐,祛邪药量可重;体质弱者,不耐攻伐,祛邪药量宜轻。

三因制宜的原则,充分体现了中医学整体观念和辨证论治在实际应用上的原则性和灵活性。临床工作中,必须全面看问题,具体情况具体分析。

小结

上述治则,一是治病求本,此为基本原则,包括治标与治本、正治与反治、病治异同;二是扶正祛邪,应用时以"扶正不留邪,祛邪不伤正"为原则;三是调整阴阳,通过损其有余、补其不足恢复阴阳平衡;四是三因制宜,即因时、因地、因人制宜。

第二节　治法

治法,即治疗疾病的方法。治法包括治疗大法和具体治法两个内容。治疗大法又称为基本治法,概括了多种具体治法的共性内容,在临床上有普遍的指导意义。基本治法包括汗、吐、下、和、温、清、消、补八法。具体治法是针对具体病证进行治疗的方法,属于治疗大法的具体体现,如辛温解表法、清热解毒法、温补脾肾法等。

一、汗法

汗法,又称为解表法,是运用发汗解表的方药,开泄腠理,祛邪外出,解除表证的一种治疗大法。适用于一切外感表证,某些水肿和疮疡病初起,以及麻疹透发不畅而兼表证者。

临床外感风寒证用辛温解表法,外感风热证用辛凉解表法。

汗法的应用,以汗出邪去为度,不可发汗太过,以防伤津耗气。对于表邪已解,疮疡已溃,或自汗、盗汗、失血、吐泻、热病后期津亏者,不宜用汗法。用发汗法后应避风寒,忌食油腻荤腥食物。

二、吐法

吐法,又称为催吐法,是运用涌吐方药,引导邪或毒物从口吐出的一种治疗方法。适用于误食毒物尚在胃中,宿食停留胃脘不化,顽痰留滞胸膈,痰涎阻塞气道者。

吐法是一种急救的方法,用之得当,收效迅速,但易伤正气,必须慎用。凡病情危重、喘促不安、体质素弱、年老体衰或孕妇、产妇及出血患者,不宜用吐法。用吐法催吐后宜进稀粥,禁食辛辣、硬性食物。

三、下法

下法,又称为泻下法,是运用泻下的方药,通过泻下通便,以攻逐实邪,排除积滞一种治疗大法。适用于胃肠积滞、实热内结、胸腹积水、瘀血内停、大便不通等里实证。

因病情的缓急,病邪性质的不同,下法又分为攻下、润下、逐水等法。

下法易伤正气,应以邪去为度,不可过量或久用。对于年老体虚、脾胃虚弱、产后血亏、月经期及妊娠期者应慎用或禁用下法。

四、和法

和法,又称为和解法,是运用和解与疏泄的方药,以祛除病邪,调整脏腑功能的一种治疗大法。本法应用范围广泛,适用于半表半里之少阳证、肝胃不和、肝脾不和及胃肠不和等证。

根据病邪的位置和性质,以及脏腑功能失调的不同情况,和法又分为和解少阳、疏肝和胃、调和肝脾、调和胃肠等法。

凡邪在肌表而未入少阳,或邪已入里而阳明热盛者,或三阴寒证者,不宜使用和法。

五、温法

温法,又称为温里法、祛寒法,是运用温热性质的方药,达到补益阳气,祛除寒邪的一种治疗大法。用于中焦虚寒、阳衰阴盛、亡阳欲脱、寒凝经脉等里寒证。

根据寒邪所在部位的不同，以及人体阳气盛衰的程度差异，温法有温中散寒、温经散寒、回阳救逆、温化痰饮等法。

温法所用的药物，性多燥热，易耗阴血，故对于阴虚、血热等证，以及孕妇均应慎用或禁用。

六、清法

清法，又称为清热法，是运用寒凉性质的方药，通过清热、泻火、凉血、解毒等作用，以清除热邪的一种治疗大法，适用于各种里热证。

根据热邪所犯脏腑和病情发展的不同阶段，清法又分为清热泻火、清热解毒、清热凉血、清热凉血以及清脏腑热等具体治法。

清热法所用方药多属寒凉之品，常易损伤脾胃阳气，故不宜久用。另外，体质素虚、脏腑本寒者，表邪未解、阳气被郁而发热者，气虚、血虚发热者，均禁用清法。

七、消法

消法，又称为消散法或消导法，是运用消导、消散、软坚、化积等方药，祛除病邪，消除体内积滞的一种治疗大法。适用于气、血、食、痰、湿等所形成的积聚、癥瘕、痞块等实证。

根据不同作用，消法又分为消食导滞、软坚散结、行气化瘀、消痰化饮等法。消法属于攻邪的范围，凡阴虚热病或脾虚而腹胀、便泻、完谷不化，妇女血枯而致月经停闭者，均应禁用消法。体质较虚者，使用消法时，应攻补兼施，以防损伤正气。

八、补法

补法，又称为补益法，是运用补益的方药，扶助正气，消除虚弱证候的一种治法。适用于各种原因造成的阴阳、气血、脏腑功能虚弱的病证。

根据作用的不同，补法一般分为补气、补血、补阴、补阳四大类。若多种虚证同时出现时，还可以数法兼用，如气血双补、阴阳双补等。

补法之补气助阳之品，性多温燥，肝阳上亢、阴虚内热者应慎用。滋阴养血之品性多滋腻，凡脾胃虚弱者，应佐以健脾益胃药同用。对邪实正虚而以邪气盛为主者，应当慎用，防止造成"闭门留寇的不良后果"。

小结

治疗八法中,汗法解表,吐法催吐病邪,下法泻下里实之邪,和法和解表里、调整脏腑,温法温散里寒,清法清解里热,消法消散积滞,补法补益阴阳气血之不足。

典型病例答案

治则与治法病例解答：

（1）首先治疗的治则是祛邪。

（2）继续治疗的治则是扶正。

（3）治则祛邪采取的治法是汗法,治则扶正采取的治法是补法。

思考题

1. 治标与治本的原则是什么?

2. 举例说明正治、反治的应用。

3. 扶正与祛邪的应用原则是什么?

4. 举例说明三因制宜的应用。

5. 治疗八法有哪些?

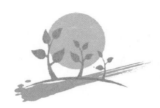

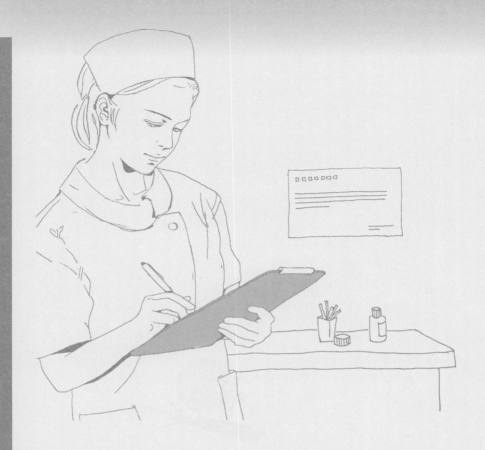

第六章　经络、腧穴与针推疗法

学习内容

1. 经络系统的概念、组成；十二正经走向、交接规律及流注次序。

2. 经络的生理功能及临床应用。

3. 腧穴的分类、作用、常用定位方法。

4. 十四经穴及常用经外奇穴定位、主治、操作。

5. 毫针法、灸法的分类主要操作方法、临床应用。

6. 针刺意外预防及处理方法。

7. 推拿手法的分类、基本操作要求。

8. 常用推拿手法的动作要领及临床应用。

9. 拔罐法、刮痧法的基本操作和临床应用。

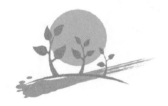

第一节　经络

　　经络是人体组织结构的重要组成部分,人体气血津液的运行、脏腑器官的功能活动以及相互的联系和协调,均须通过经络系统的运输传导、联络调节功能得以实现,并使之成为一个有机的整体。

　　经络学说是中医理论体系的重要组成部分,是研究人体经络系统的组织结构、生理功能、病理变化及其与脏腑形体官窍、气血津液等相互关系的学说。

一、经络概念及组成

（一）经络的概念

　　经络是人体运行气血,联络脏腑形体官窍,沟通上下内外的通道。经络是经脉和络脉的总称。"经",指经脉,是经络系统的主干,多循行于深部,纵行于固定的路径。"络",即网络的意思,是经脉的分支,分布于人体的深部和浅部,呈纵横交错的网络状分布全身。经脉和络脉,相互沟通联系,将人体所有的脏腑、形体、孔窍紧密联结成一个统一的有机整体。

（二）经络系统的组成

　　人体经络系统,是由经脉系统和络脉系统组成。经脉系统分为正经和奇经两类。正经有十二条,即手、足三阴经和手、足三阳经,合称为"十二正经"。十二正经有一定的起止,一定循行部位和交接顺序,在肢体的分布和走向上有一定的规律,与脏腑有直接的属络关系,是人体气血循行的主要通道。奇经有八条,即任脉、督脉、冲脉、带脉、阴跷脉、阳跷脉、阴维脉、阳维脉,合称为"奇经八脉",奇经主要具有统率、联络和调节十二正经的作用。

知识拓展

　　"十二经别"是从十二正经分出的较大的分支,分别起于四肢,循行于人体脏腑深部,上出于颈项浅部。其中阳经之经别从本经别出循行体内后,仍回到本经;阴经之经别从本经别出循行于体内,而与相表里的阳经相合,起到加强十二正经中表里两经联系的作用。十二经别还可到达某些正经未循行到的形体部位和器官,以补正经之不足。

"十二经筋"是十二正经之气结、聚、散、络于筋肉、关节的体系,其主要作用是联络四肢百骸,主司关节运动,以保持人体正常的运动功能。

　　"十二皮部"是十二正经的功能活动在体表一定的皮肤部位的反应区,也是经络之气的散布所在,是机体的卫外屏障。

　　络脉是经脉的分支,多数无一定的循行路径,并有别络、浮络和孙络之分。别络是较大的络脉,十二正经、督脉、任脉各别出一支,再加上脾之大络,合为"十五别络"。别络的主要功能是加强互为表里的两条经脉之间在体表的联系。络脉中行于浅表部位的称为"浮络"。络脉中最细小的分支称为"孙络",遍布全身,难以计数。经和络组成经络系统的主体,如图 6-1。

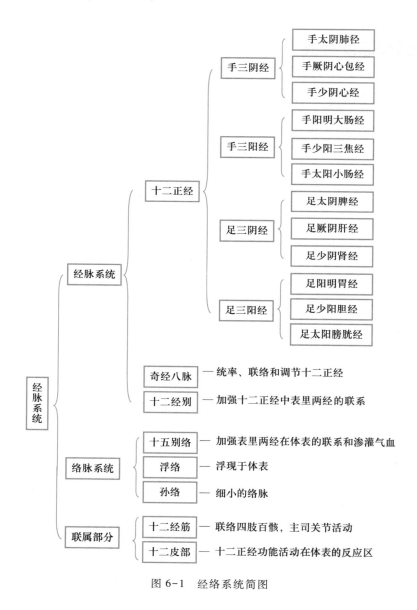

图 6-1　经络系统简图

二、十二正经

（一）命名与分布规律

十二正经是经络系统的核心部分，十二正经分为手三阴经、手三阳经、足三阴经、足三阳经。它们对称地分布于人体的两侧，分布循行于上肢或下肢的内侧或外侧，每一条经脉又分别属于一脏或一腑，如表6-1。

表6-1　十二正经名称分类表

	阴经(属脏)	阳经(属腑)	循行部位 阴经行于内侧，阳经行于外侧	
手	太阴肺经	阳明大肠经	上肢	前线
	厥阴心包经	少阳三焦经		中线
	少阴心经	太阳小肠经		后线
足	太阴脾经	阳明胃经	下肢	前线
	厥阴肝经	少阳胆经		中线
	少阴肾经	太阳膀胱经		后线

注：在下肢内侧内踝上8寸以下，肝经走前线，脾经走中线。

（二）走向和交接规律

十二正经的走向和交接有一定的规律，手三阴经均从胸部起始，经上肢内侧，终止于手指末端，与其各相为表里的手三阳经交会；手三阳经均从手指末端起始，经上肢外侧终止于头面部，与其同名的足三阳经交会；足三阳经均从头面部起始，过躯干，经下肢外侧而终止于足趾部，与其各相为表里的足三阴经交会；足三阴经均起于足趾，经下肢内侧，过腹部抵达胸部，各与手三阴经交会。

（三）表里关系

手足三阴、三阳经，通过经别和别络的互相沟通，组成六对表里相合的关系，如表6-2。

表6-2　十二正经表里相合关系

阴经(里)	阳经(表)
手太阴肺经	手阳明大肠经
手厥阴心包经	手少阳三焦经
手少阴心经	手太阳小肠经
足太阴脾经	足阳明胃经
足厥阴肝经	足少阳胆经
足少阴肾经	足太阳膀胱经

（四）流注次序

十二正经中的气血运行循环贯注，首尾相接，环流不止，周而复始。其流注次序如图 6-2。

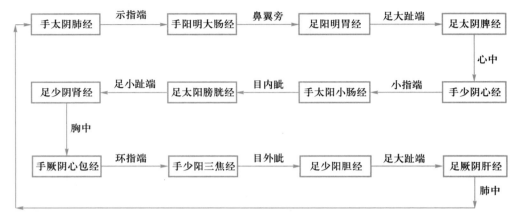

图 6-2 十二正经流注次序

三、奇经八脉

奇经八脉是督脉、任脉、冲脉、带脉、阴跷脉、阳跷脉、阴维脉、阳维脉的总称。"奇经"是十二正经之外的特殊通路，与十二正经不同，既不直属脏腑，又无表里相配，它们的分布不像十二正经那样规则，而是纵横交叉于十二正经之间，其生理功能主要是沟通十二正经之间的联系，并对十二经气血有蓄积和渗灌的调节作用。

知识拓展

八脉之中，任、督、冲三脉均起于胞中，同出会阴，称为"一源三歧"。其中，任脉行于胸腹部正中，上抵颏部，能总任一身阴经，称为"阴脉之海"；督脉行于腰背正中，上至头面，能总督一身阳经，称为"阳明之海"；冲脉并足少阴经挟脐上行，环绕口唇，至目眶下，并通过其分支行脊柱，通督脉，上至头，下至足，贯穿全身，成为气血的要冲，能调节十二正经的气血，故称为"十二经之海"，亦称为"血海"。带脉起于胁下，围腰一周，犹如束带，能约束纵行诸脉；阴跷脉起于足跟内侧，随足少阴肾经上行，行至内眦与阳跷脉会合；阳跷脉起于足跟外侧，伴足太阳膀胱经上行，至目内眦与阴跷脉会合，沿足太阳经上额，于项后会于足少阳经。二跷脉主宰一身左右的阴阳，共同调节肢体的运动和眼睑开合功能；阴维脉起于小腿内侧，沿腿股内侧上行，与六阴经相联系，至咽喉与任脉会合，主一身之里；阳维脉起于足跗外侧，沿股膝外侧上行，与六阳经相联系,至项后与督脉会合,主一身之表。二维脉维络一身表里之阴阳,进一步加强了机体的统一性。因任、督二脉有专穴,故与十二正经并称为"十四经"。

奇经八脉对加强人体各经脉之间的联系、调节其气血的盛溢有极重要的作用,同时又与肝、肾、女子胞、脑、髓等脏腑在生理病理上有较密切的联系。

四、经络的生理功能及临床应用

(一)经络的生理功能

经络的功能活动主要表现在以下几个方面。

1. 沟通表里上下,联系脏腑器官

十二正经及其分支纵横交错,能出入表里,通达上下,又相互属络脏腑,连接肢节,奇经八脉联系沟通于十二正经,从而使人体的各个脏腑组织器官有机地联系起来,机体内外、上下保持协调统一,构成一个有机的整体。

2. 通行气血,濡养脏腑组织

经络可传输气血,是气血运行的主要通道,能使气血通达全身,以发挥营养组织器官,抗御外邪,保卫机体的作用,从而维持人体各脏腑组织器官的正常生理活动。因此,《灵枢·本脏》说:"经脉者,所以行血气而营阴阳,濡筋骨,利关节者也"。

3. 感应传导作用

经络系统对于针刺或其他刺激有感觉传递和通导作用,针刺中的"得气"现象和"行气"现象就是经络传导感应的表现。

4. 调节机体平衡

经络能运行气血和协调阴阳,使人体功能活动保持相对的平衡。当人体发生疾病,出现气血不和及阴阳失调时,即可运用针灸等治法,激发经络的调节作用,以"泻其有余,补其不足,阴阳平复"(《灵枢·刺节真邪》)。

(二)经络学说的临床应用

经络学说应用于临床,用以说明人体的病理变化,指导疾病的诊断、治疗及预防。

1. 说明病理变化

正常情况下,人体脏腑之间的相互沟通,彼此联系,是通过经络的传注作用而实现的。但在疾病的情况下,经络却是传注病邪,反映病变的途径。外邪侵犯人体,常以经络为途径,从皮毛腠理内传五脏六腑,脏腑之间又因经络的沟通联系而使病变相互影响。如肝病影响脾胃,心火可下移于小肠等。此外,内脏病变可以通过经络的传导,反映于体表的特定部位或与其相应的孔窍。如肝火上炎,可见目赤肿痛;心火上炎可见舌尖红赤、糜烂;真心痛,不仅表现为心前区疼痛,且常放射到上肢尺侧缘,这是因为手少阴心经行于上肢内侧后线之故。

2. 指导疾病的诊断

应用经络学说诊断疾病,主要体现在通过经络的循行部位,判断病位的经络脏腑所在。

(1)根据经络的特异联系作为诊断的依据。由于经络有一定的循行部位和属络脏腑,可以反映所属脏腑的病证。如心火上炎引起舌尖赤痛;肝火上炎引起的两目红赤;肾虚可致耳聋、足跟痛等。

(2)根据经络循行部位作为病候诊断的依据。根据经络循行的部位及所属脏腑的规律,对疾病症状和体征所出现的个体部位进行分析,可以判断它和哪些经络有关。如两胁疼痛,多为肝胆疾病;缺盆中痛,常是肺脏的病变。又如头痛,痛在前额,多与阳明经有关;痛在两侧,多与少阳经有关;痛在后头部及项部,多与太阳经有关;痛在巅顶,多与厥阴经有关。

(3)根据经络所属穴位异常反应作为诊断疾病的依据。机体患病时,常在体表的某些穴位或部位出现病理性反应,或表现为压痛,或呈现为结节状、条索状的反应物,或局部出现形态变化等,这些有助于疾病的诊断。如胃肠疾病患者常在足三里、上巨虚等穴出现压痛;肺脏疾病患者常在肺俞、中府等穴有压痛或出现结节;肠痈患者可在阑尾穴有压痛等。

3. 指导临床治疗

经络学说广泛地指导临床各科的治疗,特别是对针灸、推拿和药物治疗,更具有指导意义。针灸与推拿治疗常采用"循经取穴"的方法治疗某一脏腑组织的病证,如胃病取胃经的足三里穴,肝病取肝经的期门穴等。针刺麻醉、耳针疗法等都是在经络理论的指导下创立和发展起来的。药物治疗也是以经络为基础,根据某些药物对某一脏腑经络具有特殊选择性作用,因而形成"药物归经"理论,对临床用药有一定的指导作用。如治疗头痛,属太阳经头痛用羌活;属阳明经头痛用白芷;属少阳经头痛用柴胡,属厥阴经头痛用藁本等。

4. 预防疾病

临床可以通过调理经络达到调整脏腑气血、预防疾病的目的。如常灸足三里穴可以强身、防病、益寿;灸风门穴可以预防感冒;灸足三里、悬钟穴可预防中风等。

▌ 小结

本节阐述了经络学说的基本内容,包括经络的基本概念、组成、分布、走向及交接的基本规律、经络的生理功能及临床应用。经络学说是学习针灸治疗的基础知识部分。

第二节 腧穴

经络与腧穴是针灸推拿的基础。腧穴是人体脏腑经络之气输注于体表的部位，也是针灸推拿及其他一些外治法施术的部位。腧穴通过经络与脏腑密切联系，脏腑的生理、病理变化可以反映到腧穴，同样对腧穴给予各种适当的刺激，可以调整脏腑的生理功能和病理变化。

一、腧穴的分类与作用

（一）腧穴的分类

腧穴分为经穴、经外奇穴、阿是穴三类。

1. 经穴

经穴是指分布在十二正经和任、督二脉循行路线上的腧穴，也称为"十四经穴"，简称"经穴"。经穴有明确的固定位置和专用名称，是腧穴的主要部分，2006 年颁布的《中华人民共和国国家标准腧穴名称与定位》（GB/T 12346—2006）中，经穴总数为362 个。经穴的主治范围广泛。

2. 经外奇穴

经外奇穴是指未归属于十四经脉，有明确的位置，又有专用名称的腧穴，也称为"奇穴""经外穴"。奇穴的主治范围窄，但是对治疗具有特异性。

3. 阿是穴

阿是穴是指既无固定部位，又无具体名称，而是在人体患病处以痛点或其他反应点为穴，又称为"天应穴""不定穴"。阿是穴无一定数目。

（二）腧穴的作用

腧穴有接受刺激、防治疾病的作用。腧穴是气血输注的部位，也是邪气所客之处，又是针灸防治疾病的刺激点。通过针刺、艾灸等对腧穴的刺激可通其经脉，调其气血，使阴阳归于平衡，脏腑趋于和调，从而达到扶正祛邪的目的。腧穴的主治作用有以下三个方面的特点。

1. 近治作用

这是经穴、奇穴和阿是穴所共有的主治特点，即腧穴都能治疗其所在部位及邻近部位的病证，即"腧穴所在，主治所在"。如胃部的中脘、梁门等穴，均能治胃病；眼区的睛明、承泣、四白各穴，均能治眼病；耳区的听宫、听会、翳风诸穴，均能治耳病。

2. 远治作用

这是经穴,尤其是十二正经在四肢肘、膝关节以下腧穴的主治特点。这些穴位不仅能治局部病证,而且能治本经循行所到达的远隔部位的病证。这就是常说的"经脉所过,主治所及"。如合谷穴,不仅能治上肢病证,而且能治颈部和头面部病证,足三里穴不但能治下肢病证,而且能治胃肠以及更高部位的病证等。

3. 特殊作用

除了上述近治和远治作用外,腧穴还具有双向调整、整体调整和相对的特殊治疗作用。很多腧穴都有双向调整作用,如天枢穴,便秘时针刺能通便,泄泻时针刺则可止泻;内关穴,心动过速时针刺能降低心率,心动过缓时针刺则可提高心率。有些穴位还能调治全身性的病证,这在手足阳明经穴和任督脉经穴更为多见,如合谷、曲池、大椎可治外感发热;足三里、关元具有强壮保健作用。有些穴位的治疗作用还具有相对的特异性,如至阴穴可矫正胎位;阑尾穴可治阑尾炎等。

二、腧穴的定位方法

临床应用针灸推拿治疗疾病时,腧穴定位的准确与否,直接影响治疗效果。临床常用的腧穴定位方法有体表标志定位法、骨度分寸定位法、手指同身寸法及简便取穴法4种。

(一)体表标志定位法

体表标志定位法是指以体表解剖学的各种体表标志为依据来确定腧穴位置的方法。体表解剖标志,可分为固定标志和活动标志两种。

1. 固定标志

固定标志是指不受人体活动的影响而固定不移的标志,如人体的毛发、指(趾)甲、五官、乳头、肚脐及各部位由骨骼和肌肉形成的凹陷和隆起。例如,眉头定攒竹;脐中旁开2寸定天枢;两眉之间定印堂等。

2. 活动标志

活动标志是指利用关节、肌肉、皮肤随活动而出现的凹陷、突起或皱纹等作为取穴标志的一种方法。例如,张口在耳屏前凹陷处取听宫。

(二)骨度分寸定位法

骨度分寸定位法是指以体表骨节为主要标志,折量全身各部的长度和宽度,定出分寸,作为腧穴定位的方法。详细的骨度分寸如图6-3、表6-3。

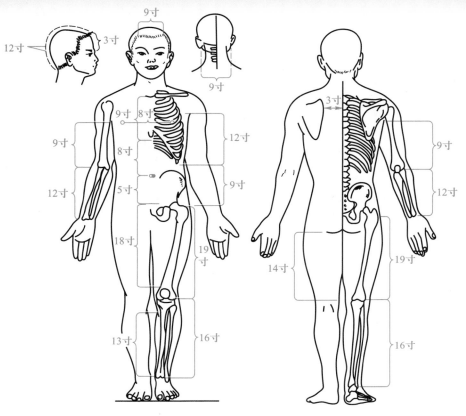

图 6-3　常用骨度分寸

表 6-3　常用骨度分寸表

部位	起止点	折量寸	度量法	说明
头面部	前发际正中至后发际正中	12	直寸	用于确定头部腧穴的纵向距离
	眉间(印堂)至前发际正中	3	直寸	用于确定前头部腧穴的纵向距离
	两额角发际(头维)之间	9	横寸	用于确定头前部腧穴的横向距离
	耳后两乳突(完骨)之间	9	横寸	用于确定头后部腧穴的横向距离
胸腹胁部	胸骨上窝(天突)至剑胸结合中点(歧骨)	9	直寸	用于确定胸部任脉穴的纵向距离
	剑胸结合中点(歧骨)至脐中	8	直寸	用于确定上腹部腧穴的纵向距离
	脐中至耻骨联合上缘(曲骨)	5	直寸	用于确定下腹部腧穴的纵向距离
	两肩胛骨喙突内侧缘之间	12	横寸	用于确定胸部腧穴的横向距离
	两乳头之间	8	横寸	用于确定胸腹部腧穴的横向距离
	腋窝顶点至第 11 肋游离端(章门)	12	直寸	用于确定胁肋部腧穴的纵向距离
背腰部	肩胛骨内侧缘至后正中线	3	横寸	用于确定背腰部腧穴的横向距离
上肢部	腋前、后纹头至肘横纹(平尺骨鹰嘴)	9	直寸	用于确定上臂部腧穴的纵向距离
	肘横纹(平尺骨鹰嘴)至腕掌(背)侧远端横纹	12	直寸	用于确定前臂部腧穴的纵向距离

部位	起止点	折量寸	度量法	说明
下肢部	耻骨联合上缘至髌底	18	直寸	用于确定大腿内侧部腧穴的纵向距离
	髌底至髌尖	2	直寸	
	髌尖(膝中)至内踝尖15寸	15	直寸	用于确定小腿内侧部腧穴的纵向距离
	胫骨内侧髁下方阴陵泉至内踝尖	13	直寸	用于确定小腿内侧部腧穴的纵向距离
	股骨大转子至腘横纹(平髌尖)	19	直寸	用于确定大腿部前外侧部腧穴的纵向距离
	臀沟至腘横纹	14	直寸	用于确定大腿后部腧穴的纵向距离
	腘横纹(平髌尖)至外踝尖	16	直寸	用于确定小腿外侧部腧穴的纵向距离
	内踝尖至足底	3	直寸	用于确定足内侧部腧穴的纵向距离

（三）手指同身寸法

手指同身寸法是依据患者本人手指所规定的分寸以量取腧穴的方法,如图6-4。

1. 中指同身寸

以患者中指中节桡侧两端横纹头之间的距离为1寸。

2. 拇指同身寸

以患者拇指的指间关节的宽度为1寸。

3. 横指同身寸(一夫法)

让患者将示指、中指、环指和小指并拢,以中指中节横纹为准,其四指的宽度为3寸。

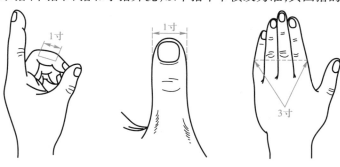

图6-4 手指同身寸

（四）简便取穴法

简便取穴法指应用一种简便易行的定位方法取穴。如两虎口平直交叉,示指尖下取列缺;两耳尖直上连线与头部正中线之交点处取百会等。这些方法都是在长期的临床实践中总结出来的。

三、常用腧穴

常用腧穴如图6-5。

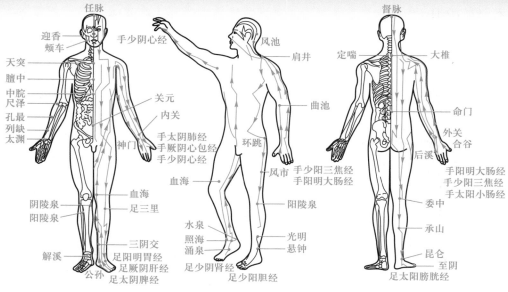

图 6-5　十四经常用腧穴

（一）手太阴肺经常用腧穴

本经共 11 穴,本经穴主治喉、胸、肺部病证,以及本经循行部位的病证。

知识拓展

歌　诀

LU 十一是肺经,

起于中府少商停,

胸肺疾患咳嗽喘,

咳血发热咽喉痛。

1. 尺泽

定位:肘横纹中,肱二头肌肌腱桡侧凹陷处(图 6-6)。

主治:咳嗽、咯血、胸闷气喘、咽喉肿痛、急性吐泻、小儿惊风、肘臂挛痛等。

操作:直刺 0.8~1.2 寸,或点刺放血;可灸。

2. 列缺

定位:前臂桡侧缘,桡骨茎突上方,腕横纹上 1.5 寸(图 6-7)。

主治:咳嗽、气喘、头痛、项强、咽喉肿痛、牙痛、口眼㖞斜、手腕酸痛等。

操作:向上斜刺 0.3~0.5 寸;可灸。

（二）手阳明大肠经常用腧穴

本经共 20 穴。本经腧穴主治热性病证,头面、五官、咽喉、胃肠病证,以及本经循行部位的病证。

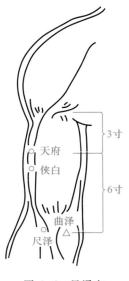

图 6-6　尺泽穴

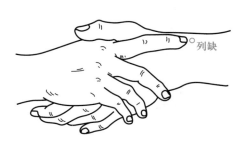

图 6-7　列缺

知识拓展

歌　　诀

LI 二十手大肠，

起于商阳止迎香，

头面眼鼻口齿喉，

皮肤身热与胃肠。

1. 合谷

定位：微握拳，在手背第 1、第 2 掌骨之间，当第 2 掌骨桡侧中点处（图 6-8）。

主治：感冒、发热、头痛、咽喉肿痛、失音、牙痛、面肿、鼻衄、目赤肿痛、耳聋耳鸣、牙关紧闭、晕厥、口眼㖞斜、上肢瘫痪、多汗、腹痛、吐泻、便秘、痛经、难产、风疹等。

操作：直刺 0.5～1 寸；可灸。孕妇慎用。

2. 曲池

定位：肘横纹外侧端，屈肘时当尺泽与肱骨外上髁连线中点（图 6-9）。

主治：发热、吐泻、眩晕、咽喉肿痛、牙痛、风疹、湿疹、上肢麻木、瘫痪、疼痛等。

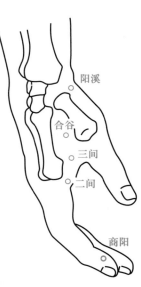

图 6-8　合谷穴

操作：直刺 1~1.5 寸；可灸。

3. 迎香

定位：在鼻翼外缘中点旁，当鼻唇沟中（图6-10）。

主治：鼻塞、鼻渊，口㖞、面瘫。

操作：直刺或平刺 0.3~0.5 寸；不宜灸。

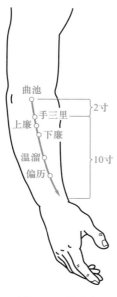

图 6-9　曲池穴

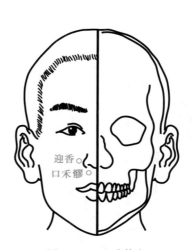

图 6-10　迎香等穴

（三）足阳明胃经常用腧穴

本经共 45 穴。本经腧穴主治胃肠病和头面、目、鼻、口、齿病和神志病，以及经脉循行部位的其他病证。

知识拓展

歌　诀

ST 四五是胃经，

起于承泣厉兑停，

胃肠血病与神志，

头面热病皮肤病。

1. 四白

定位：目正视，瞳孔直下，当眶下孔凹陷处（图6-11）。

主治：目赤肿痛、视物不清。

操作:直刺或斜刺 0.3~0.5 寸,不可深刺。

2. 天枢

定位:腹中部,脐中旁开 2 寸处(图 6-12)。

主治:腹痛、腹胀、泄泻、痢疾、便秘、肠痈、痛经、月经不调等。

操作:直刺 0.8~1.2 寸;可灸。

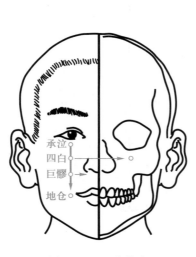

图 6-11 四白等穴

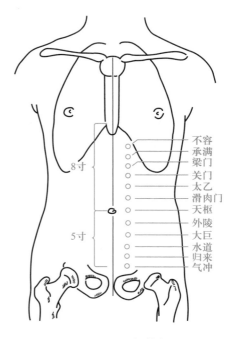

图 6-12 天枢等穴

3. 犊鼻

定位:屈膝,在膝部髌骨与髌韧带外侧凹陷中(图 6-13)。

主治:膝痛、关节屈伸不利。

操作:向后内斜刺 0.8~1.5 寸;可灸。

4. 足三里

定位:小腿外侧,犊鼻穴下 3 寸,距胫骨前缘一横指处。

主治:本穴为全身保健要穴;胃痛、腹痛、腹胀、呕吐、泄泻、痢疾、便秘、疳积、黄疸、下肢不遂、瘫痪、膝胫酸痛、头晕耳鸣、心悸气短、失眠多梦、体虚羸瘦、癫狂、昏厥、乳痈、产后血晕、遗尿、水肿等。

操作:直刺 1~2 寸;可灸。

(四)足太阴脾经常用腧穴

本经共 21 穴。本经腧穴主治脾胃病证、妇科病证、前阴

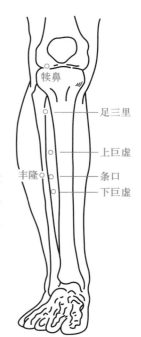

图 6-13 犊鼻等穴

小便病证，以及本经循行部位病证。

知识拓展

歌　　诀

SP 二一是脾经，
起于隐白大包终，
脾胃肠腹泌尿好，
五脏生殖血舌病。

1. 三阴交

定位：小腿内侧，内踝尖上 3 寸，胫骨内侧缘后方处(图 6-14)。

主治：腹胀、肠鸣、泄泻、月经不调、崩漏、带下、痛经、闭经、不孕、难产、阴挺、阳痿、遗精、早泄、外阴瘙痒、遗尿、小便不利、失眠多梦、下肢痿痹等。

操作：直刺 1~1.5 寸；可灸。孕妇慎用。

2. 阴陵泉

定位：胫骨内侧髁后下方凹陷处。

主治：腹胀、水肿、小便不利或失禁、膝痛、泄泻、黄疸等。

操作：直刺 1~2 寸；可灸。

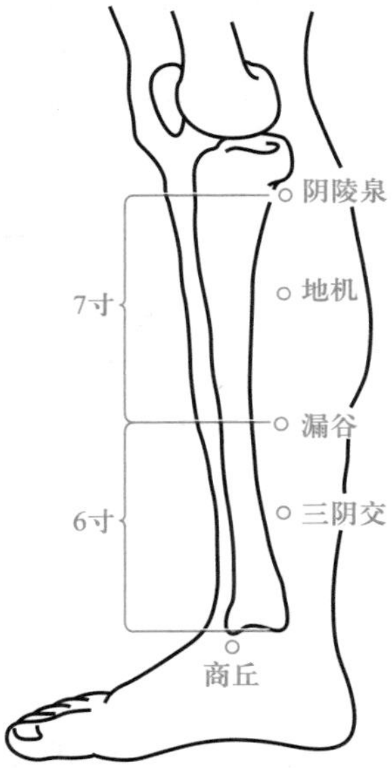

图 6-14　三阴交等穴

（五）手少阴心经常用腧穴

本经共 9 穴。本经主治心、胸、神志病证，以及本经循行部位的病证。

知识拓展

歌　　诀

HT 九穴是心经，
起于极泉止少冲，
神志血病痛痒疮，
烦热悸汗皆可用。

1. 少海

定位：屈肘，在肘横纹内侧端与肱骨内上髁连线的中点处(图 6-15)。

主治:心痛、失眠、肘臂酸痛、屈伸不利、颈痛肢麻、头晕目眩等。

操作:直刺 0.5~1 寸;可灸。

2. 神门

定位:腕掌横纹尺侧端,当尺侧腕屈肌肌腱的桡侧凹陷处(图 6-16)。

主治:失眠健忘、心烦、心悸、心痛、癫狂痫、癔症等。

操作:直刺 0.2~0.5 寸;可灸。

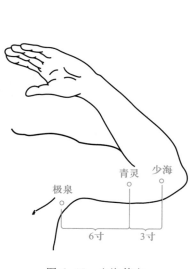

图 6-15 少海等穴

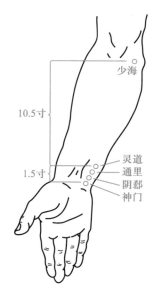

图 6-16 神门等穴

(六) 手太阳小肠经常用腧穴

本经共 19 穴。本经腧穴主治头颈、耳目、咽喉病证,热性病证,神志病证,以及本经循行部位的病证。

知识拓展

歌　诀

SI 十九手小肠,

少泽听宫起止详,

头项耳目热神志,

痒疮痛肿腋病良。

1. 后溪

定位:手掌尺侧,微握拳,当小指第 5 掌指关节尺侧近端赤白肉际(图 6-17)。

主治:头项强痛、肩背腰痛、耳鸣耳聋、目赤生翳、落枕、癔症、癫痫、手指挛痛等。

操作:直刺 0.3~0.5 寸;可灸。

2. 听宫

定位:面部,耳屏前,下颌骨髁状突的后方,张口时呈凹陷处(图6-18)。

主治:耳鸣、耳聋、聍耳、牙痛、头痛、癫狂等。

操作:张口,直刺 0.5~1 寸;可灸。

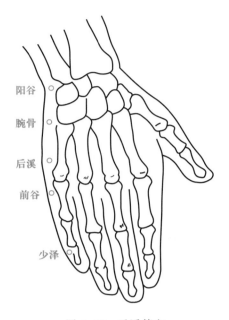

图 6-17 后溪等穴

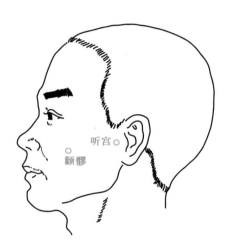

图 6-18 听宫等穴

(七)足太阳膀胱经常用腧穴

本经共 67 穴。本经腧穴主治头目、项背、腰腿部病证,与背部十二俞穴相应的脏腑病证,热性病证,以及本经循行部位的病证。

知识拓展

歌　诀

BL 六七膀胱经,

起于睛明至阴终,

脏腑头面筋痔腰,

热病神志身后凭。

1. 肾俞

定位:第 2 腰椎棘突下,旁开 1.5 寸(图6-19)。

主治:腰痛、阳痿、遗精、早泄、不育、不孕、水肿、月经不调、痛经、带下、遗尿、小便不利、耳聋耳鸣、肾虚气喘等。

操作:直刺 0.5~1 寸;可灸。

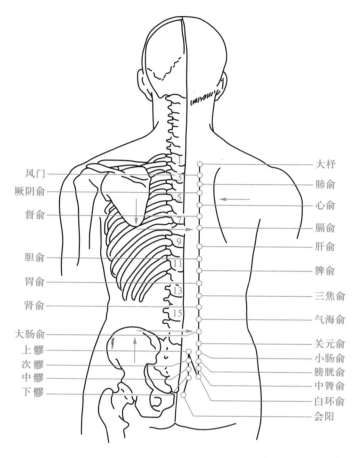

风门
厥阴俞
督俞
胆俞
胃俞
肾俞
大肠俞
上髎
次髎
中髎
下髎

大杼
肺俞
心俞
膈俞
肝俞
脾俞
三焦俞
气海俞
关元俞
小肠俞
膀胱俞
中膂俞
白环俞
会阳

图 6-19　肾俞等穴

2. 委中

定位:腘横纹中央,当股二头肌肌腱与半腱肌腱的中央处(图 6-20)。

主治:腰背疼痛、腰腿扭伤、小腿挛急、下肢瘫痪、痹证、腹痛、急性吐泻、高热抽搐、中风昏迷、膝痛等。

操作:直刺 1~1.5 寸,可用三棱针点刺腘静脉放血;可灸。

(八)足少阴肾经常用腧穴

本经共 27 穴。本经腧穴主治前阴、妇科、咽喉、肺、肾、神志方面病证,以及本经循行部位的

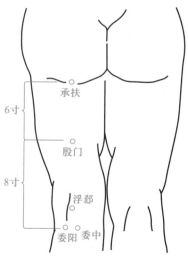

6寸

承扶

8寸

殷门

浮郄

委阳　委中

图 6-20　委中等穴

病证。

知识拓展

歌　诀

KI 二七是肾经，

起于涌泉止俞府，

肝心脾肺膀胱肾，

肠腹泌尿生殖喉。

1. 涌泉

定位：足底部，蜷足时足前部凹陷处，约当足底第 2、第 3 趾趾缝纹头端与足跟连线的前 1/3 与后 2/3 交点上（图 6-21）。

主治：晕厥、小儿惊风、癫证、癔症、足心热、头顶痛等。

操作：直刺 0.5~1 寸；可灸。

2. 太溪

定位：在内踝尖与跟腱之间的凹陷处（图 6-22）。

主治：咳喘、胸痛、咯血、头痛、眩晕、耳聋、耳鸣、咽痛、牙痛、月经不调、阳痿、遗精、尿频、腰痛、踝痛、足跟疼痛等。

操作：直刺 0.5~1 寸；可灸。

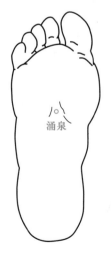

图 6-21　涌泉穴

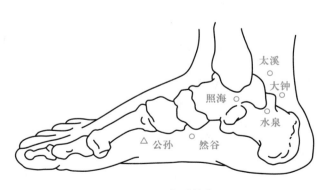

图 6-22　太溪等穴

（九）手厥阴心包经常用腧穴

本经共 9 穴。本经腧穴主治心、胸、胃、神志病证，以及本经循行部位的病证。

歌 诀

PC 九穴手厥阴，

起于天池中冲尽，

心胸肺胃效皆好，

诸痛痒疮亦可寻。

1. 曲泽

定位：肘横纹中，当肱二头肌肌腱尺侧缘（图6-23）。

主治：心痛、心悸、胃痛、呕吐、泄泻、热病、肘臂疼痛等。

操作：直刺0.8~1寸；可灸。

2. 内关

定位：腕横纹上2寸，当掌长肌腱与桡侧腕屈肌腱之间（图6-24）。

主治：心悸、心痛、胸闷、胸痛、胃痛、恶心、呕吐、呃逆、失眠多梦、眩晕、头痛、热病、癫狂、癔症、中风偏瘫、肘臂疼痛等。

操作：直刺0.5~1寸；可灸。

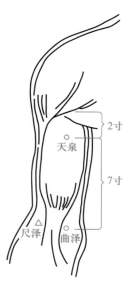

图6-23 曲泽等穴

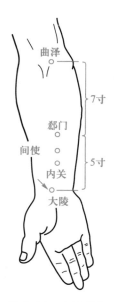

图6-24 内关等穴

（十）手少阳三焦经常用腧穴

本经共23穴。本经腧穴主治头面、耳目、咽喉、胸胁病证，热性病证，以及本经循行部位的病证。

歌　诀

TE 二三三焦经，

起关冲止丝竹空，

头侧耳目热神志，

腹胀水肿遗尿癃。

1. 外关

定位：腕背横纹上 2 寸，当桡骨与尺骨之间（图 6-25）。

主治：热病、头痛、颊痛、目赤肿痛、耳鸣耳聋、胸胁疼痛、肩痛、上肢痹痛、麻木不遂等。

操作：直刺 0.5~1 寸；可灸。

2. 翳风

定位：耳垂后方，当乳突与下颌角之间的凹陷处（图 6-26）。

主治：耳鸣、耳聋、面瘫、头痛、颊肿、牙痛、牙关紧闭、聍耳等。

操作：直刺 0.8~1.2 寸；可灸。

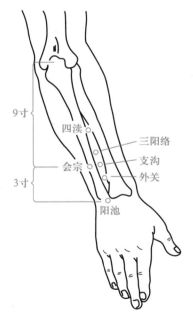

图 6-25　外关等穴

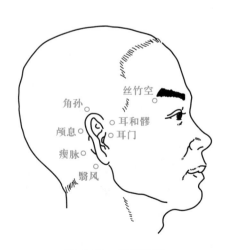

图 6-26　翳风等穴

（十一）足少阳胆经常用腧穴

本经共 44 穴。本经腧穴主治头、耳、目、咽喉病证，肝胆病证，热性病证，神志病证,以及本经循行部位的病证。

歌　诀

GB 四十四足少阳,

瞳子髎窍阴起止详,

侧头耳目鼻咽病,

身侧神志热病良。

1. 风池

定位:枕骨下,当胸锁乳突肌与斜方肌上端之间的凹陷处(图 6-27)。

主治:颈项强痛、头痛眩晕、感冒、发热、鼻塞、目赤、耳聋、耳鸣、癫痫等。

操作:针尖微下,向鼻尖方向斜刺 0.5~0.8 寸,深部为延髓,必须严格掌握针刺角度与深度。

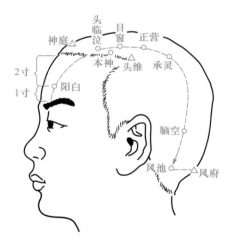

图 6-27　风池等穴

2. 环跳

定位:在股外侧部,侧卧屈股,当股骨大转子最高点与骶管裂孔连线的外 1/3 与内 2/3 交点处(图 6-28)。

主治:腰胯疼痛,下肢痹痛,半身不遂,瘫痪等。

操作:直刺 2~3 寸;可灸。

3. 阳陵泉

定位:腓骨小头前下方凹陷处(图 6-29)。

主治:胁痛、呕吐、口苦、黄疸、膝痛、下肢痿痹、半身不遂、小儿惊风等。

操作:直刺 1~1.5 寸;可灸。

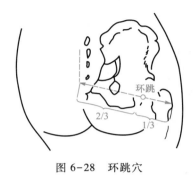

图 6-28　环跳穴

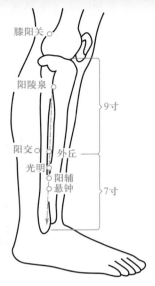

图 6-29　阳陵泉等穴

（十二）足厥阴肝经常用腧穴

本经共 14 穴。本经腧穴主治头目、胸胁、腹部、前阴、妇科、肝胆病证,以及本经循行部位的病证。

知识拓展

歌　诀

LR 十四是肝经,

起于大敦期门终,

肝病胆病前阴病,

肾心脾肺治亦灵。

1. 太冲

定位:足背第 1、第 2 跖骨结合部前的凹陷处(图 6-30)。

主治:头痛眩晕、目赤肿痛、咽痛、胁痛、黄疸、癫狂、惊风、遗尿、癃闭、月经不调、痛经、下肢痿痹等。

操作:0.5~0.8 寸;可灸。

2. 期门

定位:乳头直下,当第 6 肋间隙处。

主治:胸胁疼痛、腹胀、呕吐、咳喘、乳痈等。

操作:斜刺或平刺 0.5~0.8 寸;可灸。

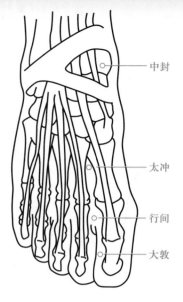

图 6-30　太冲等穴

（十三）任脉常用腧穴

本经共 24 穴。本经腧穴主治胸腹、头面部病证，以及相应的内脏器官病证，本经腹部关元、气海等腧穴具有强壮保健作用。

知识拓展

歌　诀

二四任脉走腹胸，

起于会阴承浆停，

强壮为主次分段，

泌尿生殖作用良。

1. 中极

定位：前正中线上，脐下 4 寸处。

主治：遗尿、癃闭、小便不利、月经不调、痛经、不孕、崩漏、带下、阴挺、遗精、阳痿等。

操作：直刺 0.5~1 寸；可灸。孕妇慎用。

2. 关元

定位：前正中线上，脐下 3 寸处（图 6-31）。

主治：腹痛、久泻久痢、尿频、尿闭、遗尿、遗精、阳痿、月经不调、痛经、闭经、不孕、崩漏、带下、中风虚脱、脾胃虚寒、虚劳体弱等。关元为固本强身保健的要穴。

操作：直刺 1~1.5 寸；可灸。

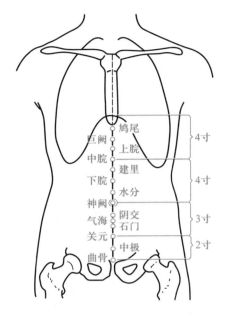

图 6-31　关元等穴

3. 气海

定位：前正中线上，脐下 1.5 寸处。

主治：腹痛、腹胀、泄泻、便秘、遗尿、遗精、月经不调、经闭、不孕、带下、身体虚弱、中风虚脱等。气海为保健要穴。

操作：直刺 1~1.5 寸；可灸。

4. 神阙

定位：在腹中部，脐中央。

主治：虚脱、中风脱证，腹痛、泄泻、脱肛，水肿。

操作：不针，多用艾条、艾炷隔盐灸。

5. 中脘

定位：在上腹部，前正中线上，当脐上 4 寸处。

主治：胃痛、呕吐、吞酸、食不化、腹胀、泄泻、黄疸，癫狂。

操作：直刺 1~1.5 寸；可灸。

（十四）督脉

本经共 29 穴。本经腧穴主治腰背、头项部病证，神志、生殖方面病证，以及热性病证和相应的内脏病证。

歌　诀

二九督脉行脊梁，

起于长强止龈交，

脑病为主次分段，

各段主治在其乡。

1. 命门

定位：后正中线上，第 2 腰椎棘突下（图 6-32）。

主治：阳痿、遗精、月经不调、带下、腰痛、遗尿、泄泻等。

操作：直刺 0.5～1.5 寸；可灸。

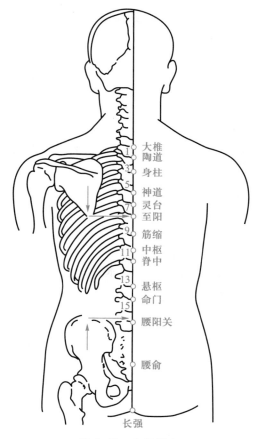

大椎
陶道
身柱
神道
灵台
至阳
筋缩
中枢
脊中
悬枢
命门
腰阳关
腰俞
长强

图 6-32　命门等穴

2. 大椎

定位：后正中线上，第 7 颈椎棘突下（图 6-33）。

主治：热病、感冒、咳喘、头项肩背疼痛、骨蒸盗汗、癫痫等。

操作:向上斜刺 0.5~1 寸;可灸。

3. 百会

定位:头部,后正中线上,两耳尖连线中点(图 6-34)。

主治:昏厥、中风失语、头痛、头晕、失眠、健忘、癫狂、脱肛、阴挺等。

操作:平刺 0.5~0.8 寸;可灸。

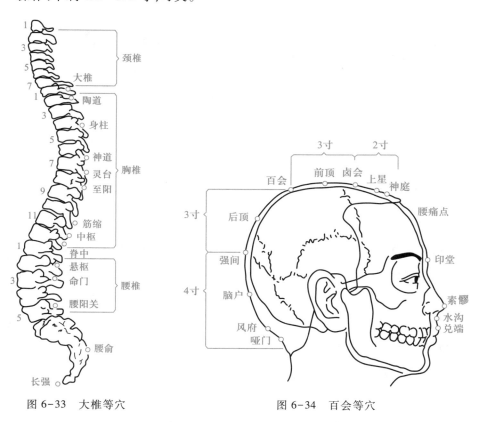

图 6-33　大椎等穴　　　　　　图 6-34　百会等穴

4. 水沟(人中)

定位:在面部,当人中沟的上 1/3 与下 2/3 交点处。

主治:昏迷、晕厥、小儿惊风、癫狂痫,口㖞,腰脊强痛。

操作:向上斜刺 0.3~0.5 寸,或指掐;不灸。

5. 印堂

定位:在额部,当两眉头的中间(图 6-35)。

主治:失眠、健忘、头痛、眩晕,鼻衄、鼻渊,小儿惊风,产后血晕。

操作:提捏局部皮肤,平刺 0.3~0.5 寸,或用三棱针点刺出血。

(十五) 经外奇穴

1. 太阳

定位:在颞部,当眉梢与目外眦之间,向后约一横指的凹陷处(图 6-36)。

主治:头痛,目疾,面瘫。

操作:直刺或斜刺 0.3~0.5 寸,或用三棱针点刺出血。

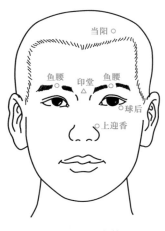
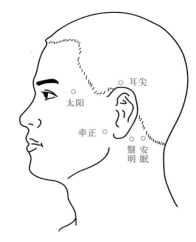

图 6-35　印堂等穴　　　　　　　　　　图 6-36　太阳等穴

2. 落枕

定位:在手背侧,当第 2、第 3 掌骨之间,掌指关节后约 0.5 寸处(图 6-37)。

主治:落枕,手臂痛。

操作:直刺或斜刺 0.5~0.8 寸;艾炷灸 5~10 壮,或艾条灸 5~15 分钟。

3. 定喘

定位:第 7 颈椎棘突下,旁开 0.5 寸处(图 6-38)。

主治:哮喘、支气管炎、支气管哮喘。

操作:直刺 0.5~1 寸。

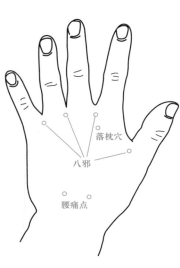
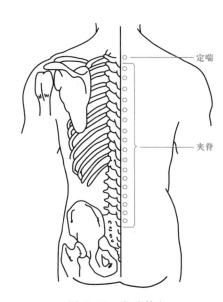

图 6-37　落枕等穴　　　　　　　　　　图 6-38　定喘等穴

本节阐述了腧穴学的基本内容,包括腧穴的基本概念、分类、作用和定位方法,及十二正经和任督脉的常用腧穴定位、主治和刺灸操作,是腧穴学的基本内容。

第三节 针推疗法

针推疗法是中医治疗方法的重要内容。本书简要介绍针灸疗法、常用推拿手法、拔罐法和刮痧法。

针灸疗法包括刺法和灸法两种治疗方法,也称刺灸法,是针灸学的重要组成部分,属于中医外治的范畴。刺法产生机械性刺激,灸法产生温热性刺激。临床把刺法和灸法常互相配合使用,以取长补短,增强疗效。

一、刺法

毫针法是刺法中应用最多的一种,因针具细如毫毛而得名。

(一) 针刺工具

毫针一般选用不锈钢作为制作材料,也有较少用金、银或合金制成的。毫针的结构可分为5个部分,即针尖、针身、针根、针柄、针尾,如图 6-39。

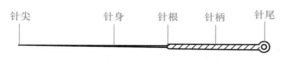

图 6-39 毫针的结构

毫针以针身的长短和粗细区分规格(表 6-4,表 6-5),以"mm"为计量单位。

表 6-4 毫针的长短规格

寸	0.5	1	1.5	2	2.5	3	3.5	4	4.5	5
毫米	15	25	40	50	65	75	90	100	115	125

表 6-5 毫针的粗细规格

号数	26	27	28	29	30	31	32	33	34	35
直径(毫米)	0.45	0.42	0.38	0.34	0.32	0.30	0.28	0.26	0.23	0.22

（二）针刺前的准备

1. 针前解释

要对初诊的或对针刺恐惧的患者做好解释工作，以解除其思想顾虑，积极配合治疗。同时，医者也要沉着冷静，切不可鲁莽浮躁。

2. 针具选择

正确地选用合适的针是保证疗效的第一步，选择针具要注意以下两点。

（1）针具的质量。针具是否带钩、变钝，针身和针根有无弯曲、缺损、毛刺或折痕。

（2）选择合适的规格。根据病情及患者的具体情况，施术的不同部位选择合适规格的针具。一般而言，男性、体壮、形胖、肉厚部位或病变较深者多选择较粗、稍长的针具。反之，则应选择较细和稍短的针具。

3. 体位选择

正确的患者体位选择是保证取穴和正确施术的基本条件。体位不当，不但可以使医者操作困难，也不宜留针，还容易发生晕针。选择好针具后，应根据针刺的腧穴，指导患者采取适宜的姿势，要以患者舒适、耐久和医者便于针刺操作为原则。一般可采用仰卧位、俯卧位、侧卧位、仰靠坐位、俯伏坐位、侧伏坐位等。

4. 消毒

针刺消毒是一项基本操作要求，一般而言，针刺前消毒包括 3 个方面：即针具消毒、医师的手指消毒和患者穴位的消毒。针具可采用煮沸消毒法或高压消毒法，也可放在 75%乙醇中浸泡 30 分钟后取出擦干备用。施术部位和医师的手指都用 75%乙醇棉球进行消毒。

（三）毫针的刺法

毫针刺法指的是从进针到出针的一系列操作。

1. 进针法

进针法是指将针刺入皮肤的方法。进针时常需左右两手配合操作，一般用右手持针，称为刺手，用左手按压穴位作辅助，称为押手，两手相互配合，运用指力使针尖迅速通过皮肤，然后缓慢将针刺入一定的深度。临床常用的有以下四种进针法。

（1）指切进针法：用左手拇指或示指指甲切按在穴位旁，右手持针，将针紧靠指面刺入皮肤，适用于短针的进针（图 6-40）。

（2）夹持进针法：以左手的拇指、示指二指夹持消毒干棉球，捏住针身下端，将针尖固定于穴位处，右手持针柄，双手同时用力，将针刺入皮肤，适用于长针的进针（图 6-41）。

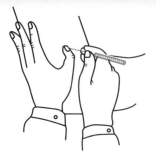

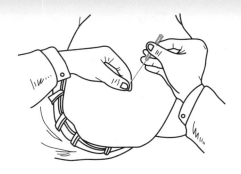

图 6-40　指切进针法　　　　　　　　　　　图 6-41　夹持进针法

（3）提捏进针法：用左手拇指和示指将针刺部位的皮肤捏起，右手持针从捏起处的上端刺入，适用于皮肉浅薄部位的进针（图 6-42）。

（4）舒张进针法：用左手拇指和示指将针刺部位的皮肤向两侧推开、绷紧，右手持针刺入，适用于皮肤松弛部位的进针（图 6-43）。

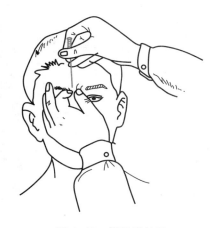

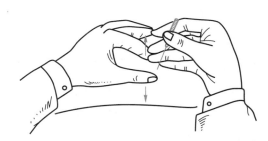

图 6-42　提捏进针法　　　　　　　　　　图 6-43　舒张进针法

2. 针刺的角度、深度和方向

在影响针刺疗效的诸多因素中，针刺的角度、深度和方向是增强针感，提高疗效，防止意外发生的重要因素。

（1）针刺的角度：是指进针时针身与皮肤表面所形成的夹角。临床上主要是依据腧穴所处的部位和治疗需要而定的。一般分为直刺、斜刺、平刺 3 种（图 6-44）。

1）直刺：进针时针身与皮肤表面成 90°垂直刺入，适用于人体的大部分腧穴，尤其是肌肉丰满部位的腧穴。

2）斜刺：进针时针身与皮肤表面成 45°左右刺入，适用于骨骼边缘或重要脏器处，或为避开血管部位而采用此法。

3）平刺：进针时针身与皮肤表面成 15°左右沿皮横向刺入，故又称为横刺或沿皮刺，适用于皮肤浅薄处的腧穴，或腧穴透刺。

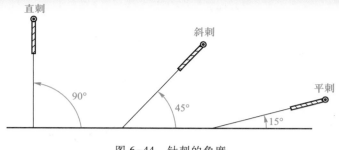

图 6-44　针刺的角度

（2）针刺的深度：即针刺入腧穴部位的深浅而言。一般在以不刺伤内脏和其他器官的前提下，出现较好的针感为原则。临床操作时，应根据具体情况灵活掌握。

（3）针刺的方向：是指进针时针尖对准的某一方向或部位，大多是以经脉循行方向和腧穴的部位特点及治疗需要而定。如虚证用补法时，应顺经脉循行方向而刺；实证用泻法时，应逆经脉循行方向而刺。为保证针刺安全，某些腧穴必须向一特定的方向刺，如针刺风池穴时，必须针尖微向下，向鼻尖方向斜刺。为使针感到达病变部位，针刺时针尖应朝向病位，即所谓"气至病所"。

3. 行针与得气

行针与得气是针刺过程中产生疗效的关键所在，一般认为，得气越快、越明显，针感传导越远，疗效就越好。反之，疗效就越差。

（1）行针：又称为运针，即将针刺入穴位后，为了使之得气，调节针感和进行补泻操作而施行的各种手法。常用的行针手法有提插法和捻转法，辅助手法有循法、刮柄法和弹柄法等。

提插法：将针刺入皮肤后，在人体一定的深度内将针由浅层刺入深层，再由深层提至浅层的操作方法。提插幅度的大小，频率的快慢和时间的长短，应根据患者的体质、病情和腧穴的部位及医者要达到的目的而灵活掌握。一般而言，幅度大，频率快，刺激量大；幅度小，频率慢，刺激量小。

捻转法：进针后，用拇指、示指、中指三指夹持住针柄做一前一后来回捻动。捻转的幅度一般在 180°~360°，捻转时不能向一个方向捻转，以免造成滞针。一般而言，泻法捻转的角度大，频率快，刺激量大；反之，刺激量小。

知识拓展

辅 助 手 法

循法：针刺后不得气或得气不显著时，用手在经络上下循按或叩打的方法。此法具有宣通气血、激发经气的作用，多适应于针感传导不良或滞针的情况。

刮柄法:针刺入一定深度后,用指甲刮动针柄的方法。如用左手拇指和示指夹持针根部,以右手拇指轻轻抵住针尾,然后用示指指甲,由下而上反复刮动针柄。此法具有催气的作用,临床上多用于加强针感。

弹柄法:将针刺入一定深度后,用手指轻弹针柄,使针身微微震动的方法。但不可用力过猛或频率过快,避免引起弯针等。此法具有催气的作用,主要用于得气迟缓的患者。

（2）得气:又称为"针感"。进针后施以一定的针刺手法,使针对针刺部位产生经气感应,即患者在针刺部位出现酸、麻、胀、重的感觉,而医者手下也有沉紧的感觉,这种针下感应就是得气。

临床实践证明,得气的有无与强弱,与治疗效果密切相关。因此,在针刺过程中如遇到得气较慢,或不得气的,应及时调整针刺角度和深度,并检查取穴是否准确,手法是否得当等,必要时留针候气或重新提插捻转,务使得气。

知识拓展 ▌

针 刺 补 泻

针刺补泻是根据病情需要而采用的两种不同的针刺操作方法。补法,能鼓舞人体正气,使低下的功能得以恢复旺盛,适用于虚证;泻法,能疏泄病邪,使亢进的功能恢复正常,适用于实证。

（1）提插补泻:先浅后深,重插轻提,幅度小,频率慢,为补法;先深后浅,轻插重提,幅度大,频率快,为泻法。

（2）捻转补泻:捻转角度小,用力轻,频率慢,时间短,为补法;捻转幅度大,用力重,频率快,时间长,为泻法。

（3）徐疾补泻:进针慢,少捻转,出针快,为补法;进针快,多捻转,出针慢,为泻法。

（4）迎随补泻:针尖随着经脉循行方向,顺经而刺,为补法;针尖迎着经脉循行方向,逆经而刺,为泻法。

（5）呼吸补泻:呼气时进针,吸气时出针,为补法;吸气时进针,呼气时出针,为泻法。

（6）开合补泻:出针后迅速按压针孔,为补法;出针时摇大针孔而不立即按压针孔,为泻法。

（7）平补平泻:进针得气后,均匀地提插、捻转后即出针。

4. 留针与出针

留针与出针也是整个针刺过程中的两个重要环节,临床上针对不同的情况,也有不同的要求。

（1）留针：将针刺入腧穴内留置称为留针。临床上留针时间的长短要视具体病情、体质及所取腧穴部位而定，不能一概而论。一般而言，慢性病、顽固性疾病、疼痛性疾病等留针时间较长，而有些疾病则不需要留针，如热证等。留针时勿让患者移动体位，小儿及精神病患者不宜留针，重要脏器附近的腧穴要慎用留针。

（2）出针：针刺后将针从腧穴拔出的操作称为出针。出针时先以左手拇指、示指按住针身旁皮肤，右手持针微捻转退至皮下，然后迅速拔出，或将针轻捷地直接向外拔出。对于血管丰富部位的皮肤可用消毒棉球按住针孔，以防出血。出针后，要查看针孔有无出血，若有出血可用消毒棉球按压针孔片刻。医者应清点针数，以免遗留在患者身上。

（四）针刺意外的处理及预防

一般而言，针刺疗法比较安全，但如操作不当，或手法不熟练，或对人体解剖不熟悉，往往会出现一些不应有的异常情况。这些异常情况一旦发生应妥善处理，以免给患者带来不必要的痛苦或危及生命。

1. 晕针

在针刺过程中，患者突然出现头晕目眩，面色苍白，身出冷汗，心慌气短，恶心，呕吐，甚至晕厥等现象。多因患者精神紧张，或体质虚弱，或饥饿、疲劳，或体位不当，或医者针刺手法过重等，导致针刺过程中发生晕针。

处理：应立即停止针刺，并将针全部取出，让患者平卧，放低头部，注意保暖，饮温开水或白糖水，休息片刻，即可恢复。重者可在上述处理的基础上，指掐或针刺人中、合谷、内关等穴，即可恢复。必要时可配合其他急救措施。

预防：要消除患者的思想顾虑和精神紧张，患者饥饿和疲劳时不予针刺，针刺时手法不要过重，取穴不要过多等。

2. 滞针

在行针或出针时，医者感到针下紧涩，提插、捻转、出针均困难，同时患者感觉针刺部位疼痛的现象。多因患者精神紧张，局部肌肉剧烈收缩，或行针手法不当，向单一方向捻转太过，使肌纤维缠绕针身所致。

处理：若因肌肉强烈收缩所致，可在局部按摩，或在附近再刺一针，以缓解肌肉紧张状况即可将针退出。如因肌纤维缠绕针身，可轻轻将针反向捻转并轻轻提插，待针松动后即可出针。

预防：让患者消除精神紧张，选好舒适体位，行针时手法要轻，捻转幅度不要过大，避免单向捻针等。

3. 断针

针体折断在人体内，亦称"折针"。多由针具质量不佳，针身或针根有腐蚀损坏；

留针时患者体位变动;弯针、滞针未及时正确处理,并强力外拔;外物碰压;行针手法过重等,均可导致断针。

处理:医者要沉着冷静,让患者切勿移动体位,以免断端继续下陷。若断端尚有部分针体露于皮外,可用手或镊子将残针拔出;若断端与皮肤相平,或稍低,可轻轻下压周围皮肤,使针身显露再用镊子取出;若断针较深,应手术取出。

预防:必须在针刺前认真检查针具;发生弯针、滞针时必须及时正确处理,不可强行拔出;针刺时勿将针全部刺入;进针、行针时,切勿用力过猛、过强等。

4. 弯针

进针或将针刺入腧穴后,针身在体内形成弯曲的现象。可见到针柄改变了原来的刺入方向或角度,多由于患者在留针过程中移动了体位,或因滞针处理不当,以及医者进针手法不熟练,用力过猛所致。

处理:医者不得再行提插捻转等手法,如因移动体位所致,应首先纠正体位,然后顺针身弯势将针退出。切忌用力强拔,以免使针身折断在体内。

预防:医者施术手法要熟练、轻巧,患者体位要舒适,留针时不要改变体位等。

5. 血肿

针刺部位出现皮下出血而引起的肿痛、青紫现象,由针尖刺破血管,或针尖带钩使皮肉受损所致。

处理:血肿较轻者,一般不必处理,可自行消退。若肿痛较重,青紫面积较大,可先做冷敷止血后,再做热敷,以促进局部瘀血吸收。

预防:医者应仔细检查针具,针刺时避开血管,针刺手法不宜过重,切忌用力捣针,出针时用干棉球按压针孔。

6. 刺伤内脏

针刺某些与内脏相应的体表腧穴时,由于针刺的深度和角度不当,偶可刺伤内脏。尤其是刺伤肺、延髓,可引起严重后果,甚至危及生命。因此必须引起高度重视,请内、外科医师会诊,对此做出迅速及时的急救处理。

预防:医者必须熟练掌握人体解剖学知识,明确腧穴下的脏腑组织器官,针刺颈、胸、背、腹部的腧穴时,一定要严格掌握针刺的角度、深度和方向,切勿深刺和大幅度的提插行针,并嘱患者不要随意改变体位。

（五）针刺的禁忌

（1）过度饥饿、疲劳和精神高度紧张者,不宜针刺。

（2）妊娠、经期者,腹部和腰骶部腧穴不宜针刺。

（3）有出血倾向者,不宜针刺。

（4）有皮肤感染、溃疡、瘢痕的部位,不宜针刺。

（5）颈、胸、背、胁、腹等内有重要脏器的部位，以及眼区、耳区等部位的腧穴，不宜深刺，不宜大幅度提插，并要严格掌握针刺角度和方向，以免损伤脏器。

二、灸法

灸法是用某些燃料熏灼或温熨体表，通过经络的调整作用，达到防治疾病目的的一种方法。

因艾叶气味芳香，辛温易燃，具有祛寒、通经作用，故多用作灸料，因此多称为"艾灸"。

（一）艾灸的种类与方法

临床常用的艾灸有艾条灸、艾炷灸、温针灸三种。

1. 艾条灸

艾条灸也称"艾卷灸"，将艾条一端点燃，对准腧穴或病患处进行熏烤的一种方法。临床常用的有温和灸、雀啄灸、回旋灸三种方法。

（1）温和灸：将点燃的艾条，对准腧穴或患处 2~3 cm 处进行烤灸，使局部有温热感而无灼痛为宜，一般每穴灸 3~5 分钟，使皮肤红润为度。

（2）雀啄灸：将点燃的艾条，对准腧穴或患处，像鸟雀啄食状，一上一下移动熏灸。

（3）回旋灸：将点燃的艾条，在腧穴或患处，做左右方向的移动或反复的旋转烤灸。

2. 艾炷灸

艾炷是指将艾绒捏成上小下大的圆锥状，形如麦粒、莲子、半个橄榄大小不等。燃烧一个艾炷称为一壮。艾炷灸可分为直接灸和间接灸。

（1）直接灸：将艾炷直接放在皮肤上施灸的一种方法。如将皮肤烫伤化脓，愈后留有瘢痕者称为"瘢痕灸"；如以局部皮肤充血、红晕，不灼伤皮肤，灸后不留瘢痕者，称为"无瘢痕灸"。

（2）间接灸：又称"间隔灸"，是在艾炷与皮肤之间加一层间隔物而施灸的一种方法。常用的间隔物有生姜、大蒜、食盐、附子饼等。

1）隔姜灸：将鲜生姜切成厚约 0.3 cm 的薄片，中间用针刺数孔后置于施术部位，上面放艾炷点燃灸之，当艾炷燃尽后，另换艾炷再灸，一般灸 5~10 壮，以皮肤红润而不起泡为度。此法适用于一切虚寒性疾患。

2）隔蒜灸：将鲜大蒜切成约 0.3 cm 的薄片，灸法同上。此法适用于痈疽初起、肺痨、毒虫咬伤等。

3)隔盐灸:用纯净的细食盐填平肚脐,然后置艾炷施灸。此法有回阳救逆之功,适用于急寒性腹痛,中风脱证等。

4)隔附子饼灸:用附子研粉,以酒调和成饼为施灸的衬垫物。此法温肾回阳,适用于肾阳虚衰的寒冷痼疾等。

3. 温针灸

针刺得气后在留针的时候,将一小团艾绒捏裹在针柄上,或用一小段艾条穿孔套在针柄上,点燃施灸,使热力通过针身传入穴位深处。适用于既需留针又需艾灸的病证。

(二)艾灸的作用与适应证

1. 温经散寒

温经散寒适用于风寒湿痹和寒邪所致的胃痛、腹痛、泄泻等。

2. 扶阳固脱

扶阳固脱适用于中气下陷、阳气欲脱所致的虚脱、昏厥、脘腹坠胀、脱肛、阴挺、崩漏等各种虚脱证和虚寒证及寒厥证。

3. 活血化瘀

活血化瘀适用于瘀血痛经、瘰疬、瘿瘤等。

4. 预防保健

如常灸足三里、关元、气海、中脘等穴,能温养气血,预防保健,益寿延年,称为"保健灸"。

(三)艾灸的禁忌及灸后处理

(1)内有实热、阴虚发热者,不宜灸。

(2)孕妇腹部和腰骶部,不宜灸。

(3)皮肤破溃处,不宜灸。

(4)颜面、五官和有大血管处,不宜采用瘢痕灸。

(5)施灸后,如局部皮肤出现小水泡,注意不要擦破,数天后可自行吸收而愈;水泡大者,可用消毒毫针刺破水泡,放出水液,或用消毒注射器抽取水液,局部涂以甲紫。瘢痕灸者,在灸疮化脓期间,勿用手搔抓疮面,以保护痂皮。

三、推拿手法

推拿是中医学的一个重要组成部分,是人类古老的一种外治疗法,又是一门比较新兴、有发展前途的医疗科学。它是在中医理论的指导下,结合现代医学理论,运用推拿手法刺激患者的体表部位与穴位,以防治疾病的一种治疗方法。

推拿手法是指用手或肢体的其他部分,按各种特定的技巧动作,在人体体表施行的操作方法。推拿治疗适应证比较广泛,包括内科病证、骨伤科病证、妇科病证、儿科病证、五官科病证等。推拿手法操作的基本要求,应做到持久、有力、均匀、柔和,从而达到深透。在临床上,要想达到以上要求,必须经过一定时间的刻苦练习和临床实践,方能运用自如,达到《医宗金鉴·正骨心法要旨》所言"一旦临证,机触于外,巧生于内,手随心转,法从手出"的境地。

推拿禁忌证包括急性传染性疾病;诊断不明的可疑骨折、肿瘤、结核、骨髓炎等;出血性疾病;患者体弱,以及其他病情严重的患者等均不宜推拿。

(一)摆动类手法

以指或掌、腕关节作协调的连续摆动的手法,称为摆动类手法。该类手法包括𢂌法、一指禅推法、揉法等。

1. 𢂌法

用手背尺侧及小鱼际着力于一定部位上,通过腕关节的屈伸和前臂的旋转运动,使手掌背部近 1/2 的面积持续作用在治疗部位上。

(1)动作要领:肩臂及腕关节放松,肘关节屈曲 120°~140°,小鱼际及手背尺侧紧贴皮肤,不要来回拖擦滑动。压力、摆动幅度要均匀,不要忽快忽慢,时轻时重。频率为每分钟 120~160 次。

(2)临床应用:

部位:本法压力大,接触面亦较大。适用于肩背、腰臀和四肢肌肉丰厚处。

作用:舒筋活络、滑利关节、缓解痉挛、增强肌肉及韧带活动能力。

治疗:风湿酸痛、麻木不仁、肢体瘫痪、运动功能障碍、颈椎病、腰椎间盘突出症等。

2. 一指禅推法

以拇指指端或螺纹面着力,前臂摆动,使所产生的功力通过拇指持续不断地作用于施术部位或穴位上。术者手握空拳,腕掌悬屈,拇指自然伸直,盖住拳眼,用拇指指端或末节螺纹面着力于体表上,沉肩、垂肘、悬腕,运用前臂的主动摆动带动腕部的横向摆动及拇指关节的屈伸活动,使功力轻重交替、持续不断地作用于经络穴位上,频率为每分钟 120~160 次。

(1)动作要领:肩关节放松,肩胛骨自然下沉,保持腋下空松,能容纳一拳的距离,不要耸肩用力,肘关节自然下垂,略低于腕部。肘部不要向外支起,亦不宜过度内收。腕关节屈曲,自然悬垂,在保持腕关节放松的基础上,尽可能地屈腕至 90°。拇指指端或罗纹面或偏锋自然着实,吸定于施术部位或穴位上,但不可拙力下压。除拇指

𢂌法

一指禅推法

外的其余四指及手掌放松,握虚拳,做到蓄力于掌,发力于指。拇指指端或罗纹面在吸定于体表的基础上,可沿经络或特定的路径缓慢移动,同时不可滑动或摩擦。

（2）临床应用：

部位：此法接触面小,压强大,渗透性好,适用于全身各部位穴位及压痛点。

作用：舒筋活络、调和营卫、祛瘀消积、健脾和胃。

治疗：临床常用于治疗头痛、胃痛、腹痛及关节酸痛等症。

3. 揉法

用手指、掌根或大鱼际等,吸定于一定部位或穴位上,作轻柔缓和的环旋转动。用指端揉的,称为"指揉法";用掌根揉的,称为"掌根揉法";用大鱼际揉的,称为"大鱼际揉法"。

（1）动作要领：肘关节微屈,腕关节放松,手法轻柔,动作协调而有规律,带动皮下组织一起运动。频率为每分钟 120~160 次。

（2）临床应用：

部位：此法轻柔缓和,刺激量小,用于全身各部。其中指揉法多用于全身各部穴位;掌根揉法多用于背、腰、臀、下肢等肌肉较丰厚处;大鱼际揉法主要用于头面、胸腹部及外伤初起处。

作用：宽胸理气、消积导滞、活血祛瘀、消肿止痛。

治疗：胃痛、胸闷、胁痛、便秘、腹泻、头痛及外伤引起的红肿疼痛等。

（二）摩擦类手法

以掌、指或肘贴附于体表作直线或环旋移动,称为摩擦类手法。该类手法主要包括推法、摩法、抹法、擦法、搓法等。

1. 推法

用指掌或其他部位着力于人体一定部位或穴位上,作单方向直线或弧线的移动称为推法。可分为平推法、直推法、旋推法等。

（1）动作要领：平推法是推法中着力较大的一种,推的时候需用一定的压力,用力要平稳,推进速度要缓慢,要沿直线作单方向运动。直推法以肘关节的伸屈带动腕、掌、指,作单方向的直线运动,所用压力较平推法为轻,动作要求轻快连续,一拂而过,如寻拂尘之状,以推后皮肤不发红为佳。旋推法要求肘、腕关节放松,仅靠拇指作小幅度的环旋运动,不带动皮下组织运动,类似指摩法。

（2）临床应用：

部位：此法接触面大,适用于背、腰、臀、腿等全身各部位经络腧穴。

作用：舒筋活络、调和营卫、消积导滞。

治疗：临床常用于治疗腰背疼痛、肢体麻木、便秘腹胀等症。

指揉法

掌根揉法

拳推法

推上肢

推下肢

推腰背部

198

2. 摩法

以手指指面或手掌掌面,附着于一定部位或穴位上,以腕关节为中心,连同前臂作有节律的环旋运动称为摩法。用手指指面操作的,称为"指摩法";用手掌掌面操作的,称"掌摩法"。

(1)动作要领:腕关节放松,肘关节微屈,指、掌自然伸直,动作缓和而协调。手法轻柔,仅在皮肤上操作,不带动皮下组织。频率每分钟 120 次。

(2)临床应用:

部位:本法轻柔和缓,刺激量小,适用于全身各部位,为胸腹、胁肋的常用手法。

作用:和中理气、消积导滞、调节肠胃蠕动。

治疗:胃脘痛、食积胀满、气滞、胸胁屏伤及跌打损伤、关节肌肉肿痛。

3. 抹法

用单手或双手拇指螺纹面紧贴皮肤,作上下或左右往返移动,称为抹法。

(1)动作要领:压力应均匀,动作宜缓和,用力宜轻而不浮,重而不滞。

(2)临床应用:

部位:本法常用于头面及颈项部。

作用:开窍醒神、镇静明目。

治疗:头晕、头痛、失眠、多梦及颈项强痛等症。

4. 擦法

用手掌掌面、大鱼际或小鱼际附着在一定部位上,进行直线来回推擦,称为擦法。

(1)动作要领:操作时腕关节伸直,手指自然伸开,以肩关节为支点,上臂主动带动手掌作前后或上下往返移动。掌下压力不宜过大,推动幅度宜大,做直线来回摩擦,不可歪斜。用力宜稳,动作均匀,呼吸自然,不宜憋气。操作时在治疗部位上应涂抹介质,如红花油、麻油等。频率为每分钟 100 次。

(2)临床应用:

部位:掌擦法多用于胸胁背腹部。大鱼际擦法多用于四肢。小鱼际擦法多用于腰背部及下肢部。

作用:温通经络、行气活血、消肿止痛、健脾和胃、温肾壮阳。

治疗:掌擦法常用于治疗虚寒性腹痛、消化不良、胸胁屏伤(岔气)、肺气肿、哮喘、背痛等症。大鱼际擦法常用于治疗四肢软组织损伤。小鱼际擦法常用于治疗腰背风湿疼痛及脾肾阳虚等病证。

5. 搓法

用双手掌面夹住患者肢体的一定部位,相对用力作快速搓揉,同时作上下往返移动,称搓法。

(1)动作要领:双手用力要对称,搓动速度要快,但移动宜慢。

（2）临床应用：

部位：适用于腰背、胁肋及四肢部，而以上肢最为常用。

作用：调和气血、舒筋通络。

治疗：本法常作为治疗的结束手法，可治疗腰背疼痛、胁肋胀痛及四肢酸痛等。

（三）挤压类手法

挤压类手法是用指、掌或肢体的其他部位对患者肢体进行挤压，或对称性挤压体表。本类手法包括按法、点法、捏法、拿法、捻法等。

1. 按法

用指、掌或肘在患者体表的一定穴位或部位上着力按压，按而留之，称为按法。以手指按压体表，称"指按法"；用单掌或双掌按压体表，称"掌按法"；用肘尖按压的，称"肘按法"。

（1）动作要领：着力部位要紧贴体表，不可移动，用力由轻到重，不宜暴力突然按压。腹部施用按法时，应在患者呼气时徐徐向深部按压。按法常与揉法结合使用，组成"按揉"复合手法。

（2）临床应用：

部位：指按法主要用于全身各部位穴位上；掌按法适用于腰背臀及下肢部；肘按法主要用于肌肉丰厚处，如臀、股后及腰脊柱两旁。

作用：开通闭塞、解痉通络、活血止痛、放松肌肉等。

治疗：头痛、胃脘痛、肢体酸痛、麻木等病证。

2. 点法

用屈曲的指间关节突起处为着力点，按压于某一治疗点上，称为点法。

（1）动作要领：点法作用面积小，刺激性强，操作时根据病情酌情用力，不宜猛然暴力按压，尤其对冠心病、高血压患者更宜注意。

（2）临床应用：

部位：适应于全身各部位，尤常用于肌肉较薄的骨缝处。

作用：开通闭塞、活血通络、解痉止痛、调整脏腑功能。

治疗：对脘腹挛痛、腰腿痛等症常用本法配合治疗。

3. 捏法

用拇指与其他手指相对用力，将治疗部位的皮肤挟持、提起并捻搓前移，称为捏法。

（1）动作要领：操作时用力要由轻渐重，不得扭绞皮肤。两手用力均匀而有节奏性，勿忽轻忽重、忽快忽慢。

（2）临床应用：

部位：适用于头部、颈项部、肩部、四肢部、脊背部。

作用:舒筋活络、行气通络止痛。

治疗:小儿疳积、腹泻、消化不良,成人消化道疾病,失眠,痛经等病证。此外,本法还有保健作用。

4. 拿法

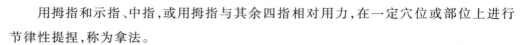

用拇指和示指、中指,或用拇指与其余四指相对用力,在一定穴位或部位上进行节律性提捏,称为拿法。

（1）动作要领:操作时用力宜由轻到重,不可突然加力。动作要缓和而连贯,不宜忽快忽慢,用力不宜时轻时重。

（2）临床应用

部位:本法常用于颈项、肩部和四肢部病证。

作用:祛风散寒、开窍止痛、舒筋通络。

治疗:头痛、项强、感冒、四肢关节及肌肉酸痛、挛急。

5. 捻法

用拇指和示指指面相对夹住施术部位,作对称的揉捏捻动,如捻线状,称为捻法。

（1）动作要领:动作要灵活连贯,柔和有力。捻动的速度稍快,在施术部位上的移动速度宜慢。

（2）临床应用:

部位:适用于手指及足趾关节部。

作用:舒筋活络、行气通络止痛。

治疗:小儿疳积、腹泻、消化不良、手指及足趾麻木不仁、厥冷等。

（四）振颤类手法

振颤类手法是以较高频率的节律性轻重交替刺激持续作用于人体,以抖法为主。

抖法:用双手握住患者的上肢或下肢远端,稍用力做小幅度上下连续的颤动,使关节有松动感。

（1）动作要领:手法操作时颤动幅度要小,频率要快。操作者肩关节要放松,肘关节微屈,动作要有连续性,具有节奏感。

（2）临床应用:

部位:适用于四肢部位,以上肢为常用。

作用:滑利关节,疏通络脉。

治疗:常作为治疗肩、肘关节功能障碍、腰腿痛的结束手法。

（五）叩击类手法

叩击类手法是用手掌、拳背、手指、掌侧面等叩打体表。拍法和击法是本类手法常用的临床应用。

1. 拍法

用虚掌拍打体表称为拍法。

（1）动作要领：操作时手指自然并拢，掌指关节微屈，使掌成虚掌，以手腕发力，平稳而有节奏地拍打体表。

（2）临床应用：

部位：适用于肩背、腰臀及下肢部。

作用：舒筋通络、行气活血、解痉止痛。

治疗：风湿酸痛、局部感觉迟钝、肌肉痉挛、麻木不仁等病证。

2. 击法

用掌根、掌侧小鱼际、拳背、指尖或桑枝棒等有节奏地打击治疗部位，称为击法。分掌根击法、侧击法、拳击法、指尖击法和棒击法。

掌根击法：手指自然伸展，腕关节略背伸，以掌根部击打体表。

侧击法：手指自然伸直，腕关节略背伸，以双手手掌小鱼际部交替击打体表。

拳击法：施术者手握拳，腕关节平直，以拳背平击体表，一般每次击打3～5下。

指尖击法：以手之五指指端合拢呈梅花状或散开呈爪状轻快敲击治疗部位。

棒击法：用特制的桑枝棒前段约1/2部着力，击打体表。

（1）动作要领：击法用劲要快速而短暂，垂直叩击体表，频率均匀有节奏。掌根击法以掌根为着力点，运用前臂的力量击打，手臂挥动的幅度可较大，一般每次击打3～5下。侧击法可单手或双手合掌操作，以肘关节为支点，前臂主动运动，击打时手掌小鱼际应与肌纤维方向垂直，动作轻快有节奏。拳击法以肘关节为支点，运用肘关节的屈伸和前臂的力量击打，着力宜平稳。指尖击法操作时，腕关节放松，运用腕关节的小幅度屈伸，以指端轻击体表，频率快如雨点落下。棒击法以手握桑枝棒下段的1/3，前臂做主动运动，使桑枝棒前段有节奏地击打施术部位。

（2）临床应用

部位：适用于巅顶、头部、肩背、腰臀及四肢肌肉丰厚部。

作用：舒筋通络、行气活血、解痉止痛。

治疗：风湿酸痛、局部感觉迟钝、肌肉痉挛、麻木不仁等病证。

（六）运动关节类手法

对关节作被动性活动的一类手法，称为运动关节类手法。本类手法主要包括拔伸法、摇法、扳法。

1. 拔伸法

固定肢体或关节的一端，牵引另一端的方法，称为拔伸法。

头颈部拔伸法:患者坐位,医者位于其背后,两手拇指顶其枕骨下方,两掌根托其两侧下颌角的下方,两前臂尺侧下按其两肩的同时,两手用力向上,做相反方向的拔伸。

肩关节拔伸法:患者坐位,医者以双手握住患侧的腕或肘部,逐渐用力牵拉,嘱患者向另一侧倾斜(或有一助手帮助固定患者身体),医者用双手握住患者腕或肘部,做相反方向用力牵拉。

腕关节拔伸法:患者坐位,医者一只手握其前臂下端,另一只手握其手部,两手同时做相反方向的用力牵拉。

指间关节拔伸法:用一只手握住被拔伸关节的近侧端,另一只手捏住其远侧端,双手同时做相反方向用力牵引。

(1)动作要领:操作时用力要均匀而持久,动作要缓和,勿突然拔伸,突然放松。

(2)临床应用:

部位:颈椎、腰椎及四肢关节部。

作用:舒筋活络、滑利关节、松解粘连、理筋整复。

治疗:颈、腰椎疾病,四肢关节功能障碍,小关节错位,软组织粘连。

2. 摇法

用一手握住关节近端的肢体,另一手握住关节远端的肢体,使关节做被动的环旋运动,称为摇法。

颈项部摇法:患者坐位,医者立于侧后方,一只手托住其下颌部,一只手扶住枕后部,双手相反方向用力,做前后左右的环转摇动。

肩关节摇法:患者坐位,医者立于侧方,用一只手托住肘部,另一只手扶其肩部,做肩关节的小幅度环转运动,称托肘摇法(又称为小幅度摇法);若一只手握住其腕部,另一只手扶其肩部,做肩关节大幅度环转运动,称为肩关节大幅度摇法。

髋关节摇法:患者仰卧位,屈膝屈髋。医者立于患者一侧,一手握住患者足跟,另一只手扶其膝部,做髋关节的环旋运动。

踝关节摇法:患者仰卧位,下肢自然伸直。医者一只手托住患者足跟部,另一只手握住其足趾部,做踝关节环转运动。

(1)动作要领:必须在各关节的生理活动范围内进行操作。操作时动作要缓慢,用力要稳,幅度由小到大。

(2)临床应用:

部位:适用于四肢关节,颈椎、肩、髋、踝关节。

作用:滑利关节、松解粘连、舒筋活血。

治疗:运动功能障碍,关节疼痛、屈伸不利。

3. 扳法

用双手向相反方向或同一方向用力扳动肢体,使被扳动的关节伸展或旋转,称为扳法。

颈部斜扳法:患者坐位,头略前倾,颈项部放松,医者立于其侧后方,一只手抵住患者侧后部,另一只手抵住对侧下颌部,两手协同施力,使头向一侧转至最大幅度时,略停顿片刻,双手同时作相反方向扳动。此时颈部发出"咔嗒"一声响,表示手法成功。一般先扳患侧,后扳健侧,左右各扳一次。

扩胸牵引扳法:患者坐位,令其双手十指交叉扣住并抱于枕后部,医者站其后方,两手托其两肘部,并用一侧膝部顶其背部,嘱患者自行扩胸,待扩胸至最大限度时,医者将其两肘部向后突然拉动,同时膝部突然向前顶抵,做扩胸牵引扳法。

腰椎斜扳法:患者侧卧位,上侧的腿屈髋屈膝,下侧的腿自然伸直。医者一只手抵住患者肩前部,另一只手或肘部抵住臀部,两手协调施力,先将其腰椎旋转至最大限度后,两手同时用力作相反方向扳动,此时腰部发出"咔嗒"一声响,表示手法成功。一般先扳患侧,后扳健侧,左右各扳一次。

腰椎后伸扳法:患者侧卧位,两下肢并拢。医者一只手托住患者两膝部,缓缓向上提起,另一只手紧压在腰部患处,当腰后伸至最大限度时,两手同时用力作相反方向扳动。

(1)动作要领:操作时用力要稳,动作宜快速,两手配合要协调。扳动幅度宜由小到大,在关节的生理活动范围内进行。

(2)临床应用:

部位:常用于颈、胸、腰椎、髋关节及四肢各大关节。

作用:舒筋活血、滑利关节、松解粘连、理筋整复。

治疗:颈、肩、腰腿痛及脊柱侧弯、小关节错位等。

四、拔罐法

拔罐法古称"角法",又称为"吸筒法",指用点火或抽气等方法使罐内形成负压,使其吸附于皮肤上,从而产生刺激,使局部皮肤充血或瘀血,以达到防治疾病目的的方法。

(一)用具

罐的种类很多,目前临床常用的有以下 4 种:竹罐、陶罐、玻璃罐、抽气罐。

(二)拔罐疗法

拔罐法具有通经活络,行气活血,消肿止痛,祛风散寒等作用。适用于肺系疾病、荨麻疹、胃肠病、疮疡、妇科病、风湿痹痛、落枕、中暑、高血压、痤疮、面瘫、肥胖、腰痛等病证。

拔罐法主要介绍火罐法,即利用燃烧的热力排出空气,形成负压吸附在皮肤上的方法。

（1）闪火法:用镊子夹住95%乙醇棉球,在罐内旋转1~3圈,并迅速扣在应拔的部位上。注意别把罐口烧热,以免烫伤皮肤。同时乙醇不宜太多,否则滴到皮肤上灼伤皮肤。本法适用于所有拔罐的部位。

（2）投火法:将燃着的棉球或纸片点燃后投入罐内,并迅速扣在所拔部位的方法。本法宜侧面横拔。

（3）贴棉法:将蘸有乙醇的棉球贴在罐的中下段或底部,点燃后迅速扣在应拔的部位。

（4）滴酒法:将95%乙醇滴入罐内几滴,沿罐内壁摇匀,用火点燃后,迅速将罐扣在应拔的部位。注意勿滴乙醇过多,以免烧伤皮肤。

知识拓展

煮　罐　法

先将完好无损的竹罐放在锅内,加水煮沸,用镊子将罐口朝下夹出,迅速用凉毛巾紧扪罐口,立即将罐扣在应拔部位,即能吸附在皮肤上。亦可放入适量的祛风活血药物,如羌活、红花、川椒、草乌等,即称为药罐,多用于治疗风寒湿痹等证。

（三）拔罐疗法的护理

拔罐疗法宜选择适当体位和肌肉丰厚部位,不宜在毛发多的部位操作;宜选择大小适宜的火罐,操作时动作应迅速;注意罐口勿破损或锋利;注意勿灼伤皮肤,若起泡,泡小者,一般不需处理;若泡太大,则宜挑破,并涂以甲紫;皮肤过敏、溃疡、水肿或大血管分布部位,不宜拔罐,高热抽搐者及孕妇的腹部和腰骶部也不宜拔罐。

知识拓展

拔罐的临床应用

临床应用常包括留罐、走罐、闪罐、刺血拔罐等操作。

1. 留罐

留罐又称为"坐罐",适用于多数疾病。拔罐后将罐留置5~15分钟。罐大吸拔力强的应适当减少留罐时间,夏季及肌肤浅薄处,留罐时间也不宜过长,以免起泡损伤皮肤。

2. 走罐

走罐又称为"推罐",一般用于面积较大,肌肉丰富的部位,如腰背部、大腿等处。

须选口径较大的玻璃罐,罐口平滑厚实,先在罐口或走罐所经皮肤上涂以润滑油,将罐吸附好后,以手握住罐底,稍倾斜,慢慢向前推动,这样在皮肤表面上下或左右或循经,来回推拉移动数次,至皮肤潮红为度。

3. 闪罐

将罐子拔上后立即取下,如此反复吸拔多次,至皮肤潮红为度。闪罐大多采用火罐法,且所用的罐不宜过大。多用于局部皮肤麻木、疼痛或功能减退的疾病。

4. 刺血拔罐

先用三棱针或皮肤针等,按病变部位的大小和出血量要求刺破皮肤,然后拔以火罐,以此可加强刺血法的疗效。施用本法需注意,不可在大血管上操作,以免造成出血过多。适用于急慢性软组织损伤、神经性皮炎、皮肤瘙痒和丹毒。

闪罐

起罐手法:一只手拿住火罐,另一只手将火罐口边缘的皮肤轻轻按下,待空气进入罐内后,罐即落下。切不可硬拔,以免损伤皮肤。

起罐

五、刮痧法

本疗法是临床常用的一种简易治疗方法,流传甚久。多用于治疗夏秋季时病,如中暑、外感、肠胃道疾病。有学者认为刮痧是由推拿手法变化而来。

知识拓展

《保赤推拿法》载:"刮者,医指挨儿皮肤,略加力而下也。"元、明时期,有较多的刮痧疗法记载,并称为"夏法"。及至清代,有关刮痧的描述更为详细。郭志邃《痧胀玉衡》曰:"刮痧法,背脊颈骨上下,又胸前胁肋两背肩臂痧,用铜钱蘸香油刮之。"吴尚先《理瀹骈文》载有如"阳痧腹痛,莫妙以瓷调羹蘸香油刮背,盖五脏之系,咸在于背,刮之则邪气随降,病自松解。"《串雅外编》《七十二种痧证救治法》等医籍中也有记载。由于本疗法无须药物,见效也快,故现仍在民间广泛应用,我国南方地区更为流行。

(一)工具

工具包括光滑的瓷器边缘、硬币、刮痧板等。刮痧器具边缘必须光滑、边角钝圆、厚薄适中、无裂纹及粗糙等现象。

(二)操作步骤

(1)涂润滑剂:刮拭时一般用润滑剂(如凡士林、甘油等)以减少摩擦或增强疗效。

（2）刮拭方法：刮痧板的边缘与皮肤之间夹角一般保持在45°~90°，以肘关节或肩关节为支点，顺着一个方向刮拭，不可来回刮拭；循经刮拭可按经脉循行路线操作，穴位刮拭用刮板的棱角在局部操作；骨骼、关节、肌肉丰满处可采用刮痧板棱角点按刮拭。要求刮拭力量均匀适中，以病人能耐受为宜，一般刮拭至皮下出现紫红或紫黑色痧点、斑块为度。

（三）补泻手法

刮痧的补泻手法与刮拭的力量、角度、刮痧板的拿法有关。一般速度慢、角度小、力量小、手拿刮痧板薄的一面、刮拭顺经脉循行方向为刮痧补法；速度快、角度大、力量大、手拿刮痧板厚的一面、刮拭逆经脉循行方向为刮痧泻法；力量均匀、速度快慢适中，或力量轻、速度快，或力量重、速度慢、角度适当为刮痧平补平泻法。

（四）注意事项

（1）刮痧的部位禁忌：妇女的乳头及妊娠期、皮肤局部有感染、小儿囟门未合者的头颈部、下肢静脉曲张、水肿的下肢要慎刮痧。

（2）方向和力度：刮痧操作时要顺一个方向刮拭，不可来回刮拭，也不可回旋刮拭；关节部位应采取点按刮拭手法，刮拭的力量由轻到重、由小到大，切忌力度忽大忽小，速度忽快忽慢。

小结

本节介绍了针灸和推拿治疗常用操作手法的基本内容和临床应用，描述了针灸和推拿治疗前后的护理重点。

实训一　十四经的走向及常用腧穴定位训练

一、实训用品

治疗床、针灸穴位挂图、针灸模型、皮尺、人体骨骼模型、经络腧穴电化模型。

二、实训目标

（1）熟记十四经的走向。

（2）熟记常用骨度分寸的起止点与尺寸。

（3）学会运用解剖标志定位法。

（4）运用手指同身寸法寻找穴位。

（5）学会常用的简便取穴方法。

（6）学会常用腧穴的定位。

三、实训内容

（1）解剖标志定位法。

（2）骨度分寸测量法。

（3）手指同身寸法。

（4）简便取穴法。

（5）常用腧穴的定位。

四、实训方法

（1）教师示范讲解。

（2）学生分组互相测量、定位。

（3）教师巡视指导、纠正。

五、讨论总结

实训二　推拿、艾灸、拔罐、刮痧训练

一、实训用品

推拿床、治疗巾、已消毒的各种规格毫针、消毒棉球、消毒用品、艾条、艾绒、姜片、蒜片、盐、火柴、玻璃罐、抽气罐、镊子或止血钳、95%乙醇棉球、刮痧板、刮痧油。

二、实训目标

（1）推拿：掌握㨰法、一指禅推法、揉法、摩法、抹法、推法、搓法、捏法、拿法、抖法、拍法的适用部位，熟悉操作方法。

（2）艾灸：掌握艾灸的基本操作方法。

（3）拔火罐：熟练掌握拔火罐的操作程序、操作方法。

（4）刮痧：熟练掌握拔火罐的操作程序、操作方法。

三、实训内容

（1）推拿：㨰法、一指禅推法、揉法、摩法、抹法、推法、搓法、捏法、拿法、抖法、拍法。

（2）艾灸：艾炷灸、艾条灸、隔姜灸、隔蒜灸、隔盐灸、温针灸。

（3）拔罐：运用闪火法、投火法将火罐吸附在皮肤上；走罐、闪罐。

（4）刮痧。

四、实训方法

（1）教师示教。

（2）学生分组，自己四肢练习，互相练习。

（3）教师巡视指导、纠正。

五、讨论总结

1. 经络系统由哪些部分组成？
2. 十二正经的走向与交接规律是怎样的？
3. 经络理论如何应用于临床？
4. 腧穴的作用有哪几个方面？
5. 常用的腧穴定位方法有哪些？
6. 如何应用常用的十四经穴治疗常见病证？
7. 常用的推拿治疗手法方法有哪些？如何进行临床应用？
8. 拔罐法和刮痧法的基本操作方法和临床应用有哪些？

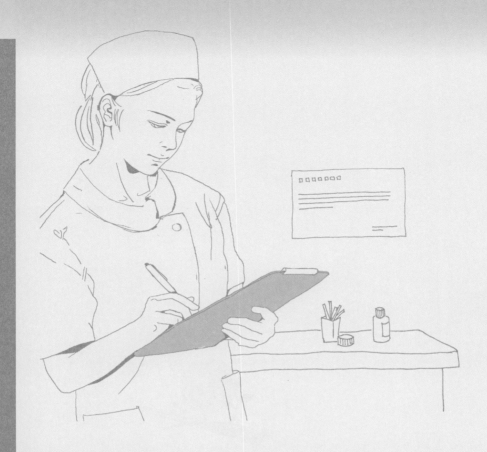

第七章　中药基本知识与用药护理

学习内容

1. 中药的性能：四气、五味、升降浮沉、归经、毒性。

2. 中药的煎煮方法。

3. 中药内服法、外治法的护理。

4. 常用中药的性能。

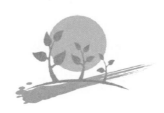

第一节　中药基本知识

中药是指在中医理论指导下,用于预防、治疗、诊断疾病并具有康复与保健作用的药物。它对维护我国人民健康、促进中华民族的繁衍昌盛做出了重要贡献。

一、中药的性能

中药的性能,是对中药作用的基本性质和特征的高度概括,是中药理论的核心,主要包括四气、五味、升降浮沉、归经及毒性等。

(一) 四气

四气又称四性,即寒、热、温、凉四种不同的药性。药性是从药物作用于机体所发生的不同反应或治疗效果概括出来的药性理论,它主要反映药物在影响人体阴阳盛衰,寒热变化方面的作用倾向。

四气中温热与寒凉属于两类不同性质的药物,温热属阳,寒凉属阴。温次于热,凉次于寒。寒性和凉性药物,具有清热泻火、凉血解毒等作用,能够减轻或消除热证;温性或热性药物,具有温里散寒、助阳通脉、回阳救逆等作用,能够减轻或消除寒证。

此外,还有一类寒热性质不很明显的药物,因其药性平和、作用较缓,故称为平性药。

(二) 五味

五味是指辛、甘、酸、苦、咸五种不同的药味。不同味道的药物作用于人体所产生的反应和获得的治疗效果不同。五味具有不同的阴阳属性,辛甘淡属阳,酸苦咸属阴,药物的味不同,作用就不同。另外,还有较少的淡味和涩味药,但习惯上称为五味。

辛:"能散、能行",即具有发散、行气、行血作用。辛味药多用于治疗表证、气滞及血瘀等病证。

甘:"能补、能和、能缓",即具有补益、调和、缓急的作用。补益药、调和药及止痛药多具有甘味,故甘味药多用于虚证、脏腑不和及拘挛疼痛等病证。

酸:"能收、能涩",即具有收敛、固涩作用。酸味药大多用于治疗体虚多汗、肺虚久咳、久泻滑脱、遗精遗尿、崩漏带下等病症。

苦:"能泄、能燥",即具有通泄、燥湿等作用。如清热燥湿药大多具有苦味,故能泄热燥湿,常用于实热火证及湿热等病证。

咸："能下、能软"，即具有泻下通便、软坚散结等作用。如泻下药、软坚药大多具有咸味，故咸味药常用于治疗大便秘结、瘰疬瘿瘤、癥瘕痞块等病证。

"淡"味药，本类药无明显味道，"淡"则"能渗、能利"，即能渗湿利小便，常用于水肿、小便不利等病证。

"涩"与"酸"味药作用相似，大多具有收敛固涩作用，常用于虚汗、久泄、遗精、出血等病证。

药物同时具有气与味，四气和五味有着密切的关系，因此两者必须结合起来才能说明药物的作用。例如两种药物都是寒性，但是味不相同，一是苦寒，一是辛寒，两者的作用就有差异。反过来说，假如两种药物都是甘味，但性不相同，一是甘寒，一是甘温，其作用也不一样。只有认识和掌握每一药物的全部性能，以及性味相同药物之间同中有异的特性，才能全面而准确地了解和使用药物。

（三）升降浮沉

升降浮沉，是指药物作用于人体的不同趋向。升，即上升提举；降，即下达降逆；浮，即向外发散；沉，即向内收敛。药物的升降浮沉，主要是由药物功能所决定。凡升浮的药物，都能上行、向外，如升阳、发表、散寒、催吐等作用的药物，药性都是升浮的。凡沉降的药物，都能下行、向里，如清热、泻下、利水、收敛、平喘、止呃等作用的药物，药性都是沉降的。药物的这种性能可用于调整机体气机紊乱，使之恢复正常的生理功能，或因势利导，驱邪外出，达到治愈疾病的目的。

（四）归经

归经是指药物对机体某部分的选择性作用，是以脏腑经络理论为基础的药物作用的定位概念。药物的归经主要是根据药物的功能决定的，同治疗作用密切相关。

一般而言，药物对某经或某几经的治疗效果明显，而对其他经的治疗作用则相对较小甚或没有作用。酸枣仁能安神，治心悸失眠，归心经；麻黄止咳平喘，归肺经；全蝎能解痉止痛，归肝经。有一些药物，可以同时归入数经，说明该药对数经病变均有治疗作用。如山药能补肾固精、健脾止泻、养肺益阴，归肾、脾、肺经。归经指明药物治病的应用范围，药物的归经不同，治疗的范围也就不同。

在应用药物时，除要掌握药物的归经外，还必须与四气五味、升降浮沉结合起来。因脏腑经络发生病变时有寒、热、虚、实的不同，临床应用时只有把中药的多种性能结合起来，方能收到满意的效果。

（五）毒性

毒性是指药物对机体的损害性。毒性反应与副作用不同，它对人体的危害性较大,甚至可危及生命。为了确保用药安全,必须认识中药的毒性。"有毒无毒"也是药物性能的重要标志之一,是掌握药性必须注意的问题。

1. 毒性的含义

(1)古代药物毒性的概念:古代药物毒性的含义较广,既认为毒药是药物的总称,毒性是药物的偏性,又认为毒性是药物毒副作用大小的标志。而后世本草书籍在其药物性味下标明"有毒""大毒""小毒"等,则大都指药物的毒副作用的大小。

(2)现代药物毒性的概念:一般系指药物对机体所产生的不良影响及损害性。包括急性毒性、亚急性毒性、亚慢性毒性、慢性毒性和特殊毒性,如致癌、致突变、致畸胎、成瘾等。所谓毒药一般系指对机体发生化学或物理作用,能损害机体引起功能障碍疾病甚至死亡的物质。

2. 引起中药中毒的主要原因

剂量过大、误服伪品、炮制不当、制剂服法不当、配伍不当。此外,药不对证、自行服药、乳母用药及个体差异也是引起中毒的原因。

3. 正确对待中药的毒性

正确对待中药的毒性,是安全用药的保证,这里包含如何总体评估中药的毒性,如何正确看待文献记载、如何正确看待临床报告及如何使用管理有毒中药。

(1)正确总体评价中药毒性:目前中药品种已多达 12 800 多种,而见中毒报告的才 100 余种,其中许多还是临床很少使用的剧毒药,因此大多数中药品种是安全的,这是中药一大优势。

(2)正确对待本草文献记载:历代本草对药物毒性多有记载,这是前人的经验总结,值得借鉴。但由于受历史条件的限制,也出现了不少缺漏和错误的地方,如《本草纲目》认为马钱子无毒;《中国药学大辞典》认为黄丹、桃仁无毒等,所以要相信文献,但不能尽信文献,实事求是,才是科学态度。

(3)重视中药中毒的临床报道:自中华人民共和国成立以来,出现了大量中药中毒报告,仅单味药引起中毒就达上百种之多,其中植物药九十多种。文献中认为大毒、剧毒的固然有中毒致死的,小毒、微毒甚至无毒的同样也有中毒病例发生,故临床应用有毒中草药要慎重,就是"无毒"的也不可掉以轻心。

(4)加强对有毒中药的使用管理:此处所称的有毒中药,系指列入《医疗用毒性药品管理办法》的中药品种。

知识拓展

有毒中药:砒石、砒霜、水银、生马钱子、生川乌、生草乌、生白附子、生附子、生半夏、生南星、生巴豆、斑蝥、青娘虫、红娘虫、生甘遂、生狼毒、生藤黄、生千金子、生天仙子、羊踯躅、雪上一枝蒿、红升丹、白降丹、蟾酥、洋金花、红粉、轻粉、雄黄。

4. 药物毒性强弱对指导临床用药的意义

（1）在应用毒药时要针对体质的强弱、疾病部位的深浅，恰当选择药物并确定剂量，中病即止，不可过服，以防止过量和蓄积中毒。同时要注意配伍禁忌，并严格毒药的炮制工艺，以降低毒性。此外，还要注意个体差异，适当增减用量。医药部门要抓好药品鉴别，防止伪品混用，注意保管好剧毒中药，从不同的环节努力，确保用药安全，以避免中毒的发生。

（2）根据中医"以毒攻毒"的原则，在保证用药安全的前提下，也可采用某些毒药治疗某些疾病。如用雄黄治疗疔疮恶肿、水银治疗疥癣梅毒、砒霜治疗白血病等，让有毒中药更好地为临床服务。

（3）掌握药物的毒性及其中毒后的临床表现，便于诊断中毒原因，以便及时采取合理、有效的抢救治疗手段，对于搞好中药中毒抢救工作具有十分重要的意义。

二、中药的用法

（一）配伍

配伍是根据病情需要和药物的性能，选择两种以上的药物合用。配伍的目的就是为了加强疗效，减低毒性和副作用。前人在长期的用药实践中把药物配伍关系总结为用药"七情"。

（1）单行：就是用单味药治病，取其效专利强。如独参汤。"独行者，单方不用辅也"。

（2）相须：性能功效相类似的药物配合应用，可增强其原有疗效。"相须者，同类不可离也"，如石膏与知母。

（3）相使：指两药同用，以一药为主另一药为辅，辅药能增强主药的治疗作用。"相使者，我之佐使也"，如黄芪配伍茯苓，茯苓能加强黄芪的利水作用。

（4）相畏：即两种药合用，一种药的毒副作用能被另一种药减轻或消除。"相畏者，受彼之制也"，如半夏、南星畏生姜。

（5）相杀：两种药合用，一种药能减轻或消除另一种药的毒副作用。"相杀者，制彼之毒也"，如生姜杀半夏、南星。

（6）相恶：两种药物合用，一种药物与另一种药物相作用而导致原有功效降低甚至丧失药效。"相恶者，夺我之能也"，如人参恶莱菔子。

（7）相反：两种药物合用，能产生毒性反应或副作用。"相反者，两不相和也"，如十八反、十九畏中的药物。

（二）禁忌

中药用药禁忌，主要包括配伍禁忌、证候禁忌、妊娠禁忌、服药禁忌四个方面。

1. 配伍禁忌

配伍禁忌主要指相反药物的禁忌应用。中药配伍禁忌主要概括为"十八反"和"十九畏"。

（1）十八反：乌头反贝母、瓜蒌、半夏、白蔹、白及；甘草反甘遂、大戟、海藻、芫花；藜芦反人参、沙参、丹参、玄参、细辛、芍药。

十 八 反 歌

本草明言十八反，

半蒌贝蔹及攻乌，

藻戟遂芫俱战草，

诸参辛芍叛藜芦。

（2）十九畏：硫黄畏朴硝，水银畏砒霜，狼毒畏密陀僧，巴豆畏牵牛，丁香畏郁金，川乌、草乌畏犀角，牙硝畏三棱，官桂畏赤石脂，人参畏五灵脂。

十 九 畏 歌

硫黄原是火中精，朴硝一见便相争；

水银莫与砒霜见，狼毒最怕密陀僧；

巴豆性烈最为上，偏与牵牛不顺情；

丁香莫与郁金见，牙硝难合京三棱；

川乌草乌不顺犀，人参最怕五灵脂；

官桂善能调冷气，若逢石脂便相欺；

大凡修合看顺逆，炮爁炙煿莫相依。

2. 证候禁忌

由于药物的性能不同，其作用各有专长和一定的适应范围，使临床用药有所禁忌，称证候禁忌。如麻黄辛温发散，解表发汗力强，适用于外感风寒表实无汗证，而表虚自汗者禁用；黄精质润甘平，滋阴补肺，适用于肺虚燥咳及肾虚精亏者，而脾虚湿盛，中寒便溏者忌用等。

3. 妊娠禁忌

凡能损害胎儿或引起流产的药物，都属妊娠用药禁忌。根据药物对胎儿损害程度的不同,分为禁用和慎用两类。属禁用者,多系毒性药或药性峻猛,堕胎作用较强的药。慎用者,则主要是具有活血祛瘀、行气破滞、攻下导积、辛热滑利等作用的药物。主要的禁用药有斑蝥、水蛭、虻虫、巴豆、牵牛、麝香、三棱、莪术、大戟、芫花、甘遂、商陆、水银、轻粉、雄黄、砒霜等。需慎用的药有川芎、牛膝、桃仁、红花、乳香、没药、王不留行、枳实、附子、大黄、干姜、肉桂、天南星等。

4. 服药禁忌

服药禁忌俗称"忌口",是指服药期间对某些食物的禁忌。一般在服药期间,应忌食生冷、油腻、腥膻和有刺激性的食物。另外,根据病情不同,饮食也有禁忌,如热性病忌食辛辣、油腻、煎炸类食物;寒性病忌食生冷类食物;疮疡及皮肤病患者忌食腥膻发物及辛辣刺激性食物等。

(三) 剂量

中药剂量是指临床应用时的分量,主要指每味药的成人一日量,其次是指方剂中药与药之间的比较分量,也即相对剂量。一般而言,药物单用时剂量可较大,而在复方中则较小;主要药物剂量相对较大,辅助药物则相对较小。

1. 计量单位

中药大多以公制重量单位,千克、克、毫克为计量单位。现按规定以如下的近似值进行市制和公制换算:1 市两 = 30 g;1 钱 = 3 g;1 分 = 0.3 g;1 厘 = 0.03 g。也有用数量、容量计算的,如生姜 3 片、蜈蚣 2 条、大枣 5 枚等。

2. 确定中药剂量的因素

中药绝大多数来源于生药,剂量的安全幅度较大。但用量得当与否,也是直接影响药效及临床效果的重要因素之一。确定中药的剂量应考虑以下几方面的因素。

（1）药物的性质:剧毒药或作用峻烈的药物,用量宜轻;质轻味浓,作用较强的药物,或干品药材,或贵重药材一般用量宜小,反之宜大。

（2）剂型和配伍:一般人汤剂或单味药使用时剂量宜大,反之宜小。

（3）病人情况:老年、小儿、体质虚弱者及妇女产后用量宜小;成人及体质壮实者用量宜重;病情轻、病势缓、病程长者用量宜小;病情重,病势急,病势短者用量宜大。

小结

中药的性能
- 四气:寒、热、温、凉
- 五味:辛、甘、酸、苦、咸
- 升降浮沉
- 归经
- 毒性

$$中药的用法\begin{cases}配伍:单行、相须、相使、相畏、相杀、相恶、相反\\禁忌:配伍禁忌、证候禁忌、妊娠禁忌、服药禁忌\\剂量\end{cases}$$

第二节　用药护理

一、中药汤剂的煎法

（一）煎药法

（1）煎药用具：以砂锅、瓦罐为最好，搪瓷罐次之，忌用铜、铁锅。

（2）煎药用水：古时曾用长流水、井水、雨水、泉水、米泔水等煎煮。现在多用自来水、井水、蒸馏水等，但总以水质洁净新鲜为好。

（3）煎煮火候：有文、武火之分。文火，是指使温度上升及水液蒸发缓慢的火候；而武火，又称急火，是指使温度上升及水液蒸发迅速的火候。补益药宜用文火慢煎；解表药宜用武火急煎。

（4）煎煮方法：先将药材浸泡 30~60 分钟，用水量以高出药面为度。一般中药煎煮两次，两次煎液去渣滤净混合后分两次服用。煎煮的火候和时间，要根据药物性能而定。一般来讲，解表药、清热药宜武火煎煮，时间宜短，煮沸后煎 3~5 分钟即可；补养药需用文火慢煎，时间宜长，煮沸后再续煎 30~60 分钟。

中药汤剂
的煎法

（二）特殊要求

（1）先煎：主要指一些有效成分难溶于水的金石、介壳、矿物类药物，如龟甲、鳖甲、赭石、石决明、牡蛎等应打碎先煎半小时以上；附子、川乌、草乌等药宜先煎 1 小时以上。

（2）后下：主要指一些气味芳香的药物，久煎其有效成分易于挥发而降低药效，须在其他药物煎沸 5~10 分钟后放入，如薄荷、荆芥、木香、砂仁、沉香、豆蔻等久煮有效成分易于挥发；大黄、钩藤等久煎有效成分破坏，故此两类药物均宜后下。

（3）包煎：主要指那些黏性强、粉末状及带有绒毛的药物，如蛤粉、滑石、旋覆花、车前子、灶心土等宜先用纱布包好，再与其他药物同煎。

（4）另煎：主要指某些贵重药材为了更好地煎出有效成分应单独另煎 2~3 小时，如人参、羚羊角、鹿角。

（5）熔化：又称烊化，阿胶、龟胶、鹿角胶、鳖甲胶等入煎粘锅，宜加热后熔化兑服。

（6）泡服：指某些有效成分易溶于水或久煎容易破坏药效的药物，可以用少量开水或复方中其他药物滚烫的煎出液趁热浸泡，加盖闷润，减少挥发，30分钟后去渣即可服用，如藏红花、番泻叶、胖大海等。

（7）冲服：指某些贵重药，用量较轻，为防止散失，常需要研成细末制成散剂，用温开水或复方其他药物煎液冲服，如麝香、牛黄、珍珠、羚羊角等。

（8）煎汤代水：指某些药物为了防止与其他药物同煎使煎液混浊，难以服用，宜先煎后取其上清液代水再煎煮其他药物，如灶心土等。此外，某些药物质轻用量多，体积大，吸水量大，如玉米须、丝瓜络、金钱草等，也须煎汤代水用。

二、服药法

（一）服药时间

汤剂一般每日一剂，煎二次分服，两次间隔时间为4~6小时。临床用药时可根据病情增减，如急性病、热性病可一日二剂。至于饭前还是饭后服则主要决定于病变部位和性质。一般来讲，病在胸膈以上者，如眩晕、头痛、目疾、咽痛等宜饭后服；病在胸膈以下者，如胃、肝、肾等脏疾患，则宜饭前服；某些对胃肠有刺激性的药物宜饭后服；补益药多滋腻碍胃，宜空腹服；治疟药宜在疟疾发作前的两小时服用；安神药宜睡前服用；慢性病定时服用；急性病、呕吐、惊厥及石淋、咽喉病须煎汤代茶饮者，均可不定时服用。

（二）服药方法

（1）汤剂：一般宜温服。但解表药要偏热服，服后还须温覆盖好衣被，或进热粥，以助汗出。寒证用热药宜热服，热证用寒药宜冷服，以防格拒于外。如出现真热假寒当寒药温服，真寒假热者则当热药冷服。

（2）丸剂：颗粒较小者，可直接用温开水送服；大蜜丸者，可以分成小粒吞服；若水丸质硬者，可用开水溶化后服。

（3）散剂、粉剂：可用蜂蜜加以调和送服，或装入胶囊中吞服，避免直接吞服，刺激咽喉。

（4）膏剂：宜用开水冲服，避免直接倒入口中咽喉，以免粘喉引起呕吐。

（5）冲剂、糖浆剂：冲剂宜用开水冲服，糖浆剂可以直接吞服。

三、药物内服法的护理

（1）严格查对制度，明确给药方法；了解过敏史，熟悉中药的不良反应。

（2）服药后应注意休息，观察有无不良反应。尤其是服用峻烈或有毒性的药物，更须严密观察和记录。

（3）观察药物效果和反应，如服解表药后，应给病人喝些热粥或热饮，以助药力；服用吐药后要观察呕吐物的性质、量和次数；服泻下药后应观察泻下次数，大便性质、量等。服排石汤要观察二便情况，检查有无结石排出等。服药后均要观察腹泻、腹痛、恶心、呕吐等不良反应。

（4）对中西药合用的患者，应告诉中西药服用的方法和间隔时间。

（5）注意食物对药效的影响。因为药性和食性都有"四气"即寒、热、温、凉和"五味"即辛、甘、酸、苦、咸的相同内容和区别。凡食性与药性相顺应，食物能增强药物的作用；食性与药性相反，食物便会降低药物的作用。

四、药物外治法的护理

外用中成药大多含有一定的毒性、刺激性药物，仅限于局部使用，通过保护作用或透皮吸收，发挥局部治疗作用。常用的用法有中草药药浴、敷药法。

（一）中草药药浴

中草药药浴，是在水中加入中草药和直接采用中草药的煎液浸浴或洗浴、蒸浴全身或局部，利用水的洁净、温热、浮力、按摩等物理作用以及药物的治疗、保健作用，达到防治的疾病作用。护理注意事项如下。

（1）应根据病情选择适宜温度进行药浴。

（2）药浴时间要依药液温度而定，水温越高，时间越短。

（3）对有冠心病、动脉硬化、重症高血压、有出血倾向、心力衰竭、严重肺功能不全或低下者禁用 39℃ 以上的热水全身浸浴。

（4）皮肤有伤口者、处于月经期的妇女、对药浴液过敏者不宜采用。

（5）浸浴时和浴后，注意避免风寒。

（二）敷药法

敷药法是将药物敷布于患处或穴位的治疗方法。使用时将新鲜的植物药捣烂，或将药碾成细末，加酒、蜜、醋等汁调和，敷贴患处。具有通经活络、清热解毒、活血化瘀、消肿止痛等作用。护理注意事项如下。

（1）要将药物均匀地平摊于棉纸上，厚薄适中。

（2）夏天如以蜂蜜、饴糖做赋形剂时，应加少量苯甲酸钠防止变质，影响药效。

（3）肿疡成脓期，以中间留空隙，围敷四周为宜，不宜完全涂布，以免阻止脓毒外泄。特殊部位如乳痈敷药时，可在敷料上剪孔或剪一缺口，使乳头露出，以免乳汁溢出污染敷料。

（4）注意观察皮肤反应，若出现局部瘙痒，反应明显者，可除去药物，用乙醇涂擦，或以青黛散软膏外擦；出现皮肤鲜红，或起丘疹，或发生水疱、瘙痒异常，甚至湿烂等现象，应停止使用药物，并报告医师，配合处理。

知识拓展

其他常用外治法如下。

（1）吹喉法：将具有清热消肿、解毒利咽、收敛祛腐作用的药物碾成极细药末，用喷粉器吹布于咽喉部，以治疗咽喉、口腔等疾病的方法。

（2）搽擦法：始见于《素问·血气形志篇》。按摩药就是用来配合按摩而涂擦的药酒。可直接涂擦于伤处或在施行理筋手法时配合外用。常用的方法有活血酒、舒筋止痛水等，有活血止痛、舒筋活络、祛寒作用。

（3）熏洗湿敷法：热敷熏洗具有舒松关节筋络，疏导理气、流通气血、活血止痛的作用，适用于强直拘挛，酸痛麻木或损伤兼夹风湿者，多用于四肢关节的损伤，对腰背部可视具体情况而酌用；湿敷洗涤多用于创伤，是以净帛或新丝绵蘸药水渍其患处。现临床上把药物制成水溶剂，供创口或感染伤口湿敷洗涤用。

（4）坐药法：是将药物制成丸剂或锭剂、片剂，或用纱布包裹药末，塞入阴道或肛门内以治疗妇女白带、阴痒及肛周疾病的方法。

（5）温烫法：是选用温经祛寒，行气活血止痛的药物，加热后用布包裹，热熨患处，借助其热力作用局部，适用于不易外洗的腰脊躯体之新伤、陈伤。其简便有效，临床用于各种风寒湿型筋骨痹痛、腹胀痛、尿潴留等症状。

（6）灸法：用艾条灸经络的穴位，起到疏通经络、调整机体阴阳气血平衡以达到治疗疾病的目的。常用于小儿遗尿、哮喘、泄泻、痢疾、痿证等病的治疗。

小结

用药护理 { 煎药法
服药法
内服法的护理
外治法的护理：中草药药浴、敷药法

第三节　常用中药

按功效和主治的不同，中药一般可作如下分类。

一、解表药

凡能发散表邪,解除表证的药物,称为解表药(表 7-1)。解表药有辛温解表、辛凉解表两大类。辛温解表药发汗力较强,适用于表寒证;辛凉解表药发汗力量较弱,适用于表热证。有些辛温解表药还具有温经通络、祛风除湿、透疹止痒等功效,可用于治疗风寒湿痹及风疹、麻疹等证。有些辛凉解表药还有透疹、解毒功效,常用于治疗风疹、麻疹和疮疡肿毒初起。

表 7-1 解 表 药

名称	性味归经	功效	适用范围	用量(g)
麻黄	辛微苦温,归肺、膀胱经	发汗解表,宣肺平喘,利水消肿	风寒感冒,咳嗽气喘,风水水肿,风寒痹证,阴疽,痰核	2~9
桂枝	辛甘温,归心、肺、膀胱经	发汗解肌,温通经脉,助阳化气	风寒感冒,寒凝血滞诸痛证,痰饮、蓄水证,心悸	3~9
生姜	辛温,归肺、脾、胃经	解表散寒,温中止呕,温肺止咳	风寒感冒,脾胃寒证,胃寒呕吐,肺寒咳嗽,解半夏、天南星毒	3~9
薄荷	辛凉,归肺、肝经	疏散风热,清利头目,利咽透疹,疏肝行气	风热感冒,温病初起,头痛眩晕,目赤多泪,咽喉肿痛,麻疹不透,风疹瘙痒,肝郁气滞,胸闷胁痛,脘腹胀痛,呕吐,泄泻	3~6
牛蒡子	辛苦寒,归肺、胃经	疏散风热,宣肺祛痰,利咽透疹,解毒消肿	风热感冒,温病初起,麻疹不透,风疹瘙痒,痈肿疮毒,丹毒,痄腮喉痹	6~12
蝉蜕	甘寒,归肺、肝经	疏散风热,利咽开音,透疹,明目退翳,息风止痉	风热感冒,温病初起,咽痛音哑,麻疹不透,风疹瘙痒,目赤翳障,急慢惊风,破伤风,小儿夜啼不安	3~10
菊花	辛甘苦微寒,归肺、肝经	疏散风热,平抑肝阳,清肝明目,清热解毒	风热感冒,温病初起,肝阳上亢,目赤昏花,疮痈肿毒	5~9
柴胡	苦辛微寒,归肝、胆经	解表退热,疏肝解郁,升举阳气	表证发热及少阳证,肝郁气滞,脏器脱垂,疟疾	3~9

名称	性味归经	功效	适用范围	用量(g)
升麻	辛微甘微寒,归肺、脾、胃、大肠经	解表透疹,清热解毒,升举阳气	外感表证,麻疹不透,齿痛口疮,咽喉肿痛,温毒发斑,脏器脱垂,崩漏下血	3~9

二、清热药

凡以清除里热为主要作用,主治热性病证的药物,称为清热药(表7-2)。清热药性寒凉,味多苦,具有清热泻火、凉血解毒、燥湿及退虚热等功效。根据不同的作用特点,清热药又分为清热泻火、清热燥湿、清热解毒、清热凉血、清虚热五大类。清热药多为苦寒之品,常有损伤脾胃阳气之弊,过用易伤阳气,故不能大量常服,脾胃虚弱,食少泄泻,阴虚津亏者应慎用。

表7-2 清热药

名称	性味归经	功效	适用范围	用量(g)
石膏	甘辛大寒,归肺、胃经	生用:清热泻火,除烦止渴;煅用:敛疮生肌,收湿,止血	温热病气分实热证,肺热喘咳,胃火牙痛、头痛、消渴,溃疡不敛、湿疹瘙痒、水火烫伤、外伤出血	15~60
知母	苦甘寒,归肺、胃、肾经	清热泻火,生津润燥	热病烦渴,肺热燥咳,骨蒸潮热,内热消渴,肠燥便秘	6~12
栀子	苦寒,归心、肺、三焦经	泻火除烦,清热利湿,凉血解毒;焦栀子:凉血止血	热病心烦,湿热黄疸,血淋涩痛,血热吐衄,目赤肿痛,火毒疮疡	5~10
黄芩	苦寒,归肺、胆、脾、胃、大肠、小肠经	清热燥湿,泻火解毒,止血、安胎	湿热痞满,黄疸泻痢,肺热咳嗽,高热烦渴,血热吐衄,痈肿疮毒,胎动不安	3~10
黄连	苦寒,归心、脾、胃、胆、大肠经	清热燥湿,泻火解毒	湿热痞满,呕吐吞酸,湿热泻痢,高热神昏,心烦不寐,血热吐衄,痈肿疔疮,目赤牙痛,消渴;外治湿疹、湿疮、耳道流脓	2~5

名称	性味归经	功效	适用范围	用量（g）
金银花	甘寒，归肺、心、胃经	清热解毒，疏散风热	痈肿疔疮，外感风热，温病初起，热毒血痢，咽喉肿痛，小儿热疮，痱子	6~15
连翘	苦微寒，归肺、心、小肠经	清热解毒，消肿散结，疏散风热，清心利尿	痈肿疮毒，瘰疬痰核，外感风热，温病初起，热淋涩痛	6~15
大青叶	苦寒，归心、胃经	清热解毒，凉血消斑	热入营血，温毒发斑，喉痹口疮，痄腮丹毒	9~15，鲜品30~60
板蓝根	苦寒，归心、胃经	清热解毒，凉血，利咽	外感发热，温病初起，咽喉肿痛，温毒发斑，痄腮，丹毒，痈肿疮毒	9~15
生地黄	甘苦寒，归心、肝、肾经	清热凉血，养阴生津	热入营血，斑疹吐衄，阴虚内热，骨蒸劳热，津伤口渴，内热消渴，肠燥便秘	10~15
牡丹皮	苦辛微寒，归心、肝、肾经	清热凉血，活血祛瘀	温毒发斑，血热吐衄，无汗骨蒸，血滞经闭，痛经，跌打伤痛，痈肿疮毒	6~12
赤芍	苦微寒，归肝经	清热凉血，散瘀止痛	温毒发斑，血热吐衄，目赤肿痛，痈肿疮疡，肝郁胁痛，经闭痛经，癥瘕腹痛，跌打损伤	6~12
青蒿	苦辛寒，归肝、胆经	清透虚热，凉血除蒸，解暑，截疟	夜热早凉，阴虚发热，劳热骨蒸，暑热外感，发热口渴，疟疾寒热	6~12

三、泻下药

凡具有泻下通便功效，以促进排便为主要作用的药物，称为泻下药（表7-3）。适用于大便秘结、肠道积滞、实热内结及水肿停饮等里实证。本类药物泻下作用峻猛，年老体弱、久病正虚者慎用，妇女胎前产后及经期忌用。

表7-3 泻 下 药

名称	性味归经	功效	适用范围	用量（g）
大黄	苦寒，归脾、胃、大肠、肝、心包经	泻下攻积，清热泻火，凉血解毒，逐瘀通经，清利湿热	积滞便秘，血热吐衄，目赤咽肿，热毒疮疡，烧烫伤，瘀血诸证，湿热痢疾、黄疸、淋证	5~15
番泻叶	甘苦寒，归大肠经	泻下通便，行水消胀	热结便秘，腹水肿胀	1.5~3
芦荟	苦寒，归肝、胃、大肠经	泻下通便，清肝，杀虫	热结便秘，烦躁惊痫，小儿疳积，癣疮	1~2
火麻仁	甘平，归脾、胃、大肠经	润肠通便，滋养补虚	肠燥便秘	10~15
甘遂	苦寒，有毒，归肺、肾、大肠经	泻水逐饮，消肿散结	水肿，鼓胀，胸胁停饮，风痰癫痫，疮痈肿毒	0.5~1
巴豆	辛热，有大毒，归胃、大肠经	峻下冷积，逐水退肿，祛痰利咽，外用蚀疮	寒积便秘，腹水臌胀，喉痹痰阻，痈肿脓成未溃，疥癣恶疮	0.1~0.3

四、祛风湿药

凡具有祛除肌表、经络风湿作用的药物，称为祛风湿药（表7-4）。本类药物能祛除留着于肌肉、经络、筋骨间之风湿，部分药物还兼有舒筋通络止痛及补肝肾、强筋骨等作用。故祛风湿药可分为祛风寒湿药、祛风湿热药，祛风湿强筋骨药三类。祛风湿药大多辛散温燥，阴虚患者应慎用。

表7-4 祛 风 湿 药

名称	性味归经	功效	适用范围	用量（g）
独活	辛苦微温，归肾、膀胱经	祛风湿，止痹痛，解表	风寒湿痹，腰膝酸痛，表证风寒夹湿，少阴头痛，皮肤湿痒	3~9
防己	苦辛寒，归膀胱、肺经	祛风湿，止痛，利水消肿	风湿痹证，水肿，小便不利，脚气，湿疹疮毒，高血压病	4.5~9
雷公藤	苦辛寒，有大毒，归肝、肾经	祛风除湿，活血通络，消肿止痛，杀虫解毒	风湿顽痹，麻风、顽癣、湿疹、疥疮、皮炎、皮疹	10~25

名称	性味归经	功效	适用范围	用量（g）
丝瓜络	甘平，归肺、胃、肝经	祛风，通络，活血	风湿痹证，胸胁胀痛，乳汁不通，乳痈	4.5~9
桑寄生	苦甘平，归肝、肾经	祛风湿，补肝肾，强筋骨，安胎	风湿痹证，崩漏经多，妊娠漏血，胎动不安，高血压病	9~15

五、芳香化湿药

凡气味芳香，具有化湿健脾作用的药物，称为芳香化湿药（表7-5）。此类药物多辛香温燥，有疏畅气机、宣化湿浊、醒脾和胃、消胀除痞的功效。适用于湿浊内阻中焦，脾失健运所致的脘腹痞满、脘闷吐泻或湿热困脾之口干多涎等。湿温、暑温等证，亦可选用。

表7-5　芳香化湿药

名称	性味归经	功效	适用范围	用量（g）
藿香	辛微温，归脾、胃、肺经	化湿，止呕，解暑	湿滞中焦，呕吐，暑湿或湿温初起	5~10
苍术	辛苦温，归脾、胃、肝经	燥湿健脾，祛风散寒，明目	湿阻中焦，风寒湿痹，风寒夹湿表证，夜盲症及眼目昏涩	5~10
厚朴	苦辛温，归脾、胃、肺、大肠经	燥湿消痰，下气除满	脘腹胀满，食积气滞，腹胀便秘，痰饮咳嗽	3~10
砂仁	辛温，归脾、胃、肾经	化湿行气，温中止泻，安胎	湿阻中焦，脾胃气滞，脾胃虚寒吐泻，气滞型妊娠恶阻、胎动不安	3~6

本类药物偏于温燥，易致伤阴，阴虚血燥者应慎用。本类药气味芳香，多含挥发油，故不宜久煎。

六、利水渗湿药

凡以通利水道、渗除水湿为主要作用的药物，称为利水渗湿药（表7-6）。服用这类药物之后，能使小便畅通，尿量增多，所以又称为利尿药。这些药物大都味淡，又称为淡渗利湿药。

淡渗利湿药可耗阴伤液,故凡阴虚津亏、尿源不足之小便不利或短涩者,水肿证之属虚性者,以及滑精、遗精无湿热者,均不宜单独使用。

表7-6 利水渗湿药

名称	性味归经	功效	适用范围	用量(g)
茯苓	甘淡平,归心、脾、肾经	利水渗湿,健脾,宁心	水肿,痰饮,脾虚泄泻,心悸,失眠	9~15
薏苡仁	甘淡凉,归脾、胃、肺经	利水渗湿,健脾,除痹,清热排脓	水肿,小便不利,脚气,脾虚泄泻,湿痹拘挛,肺痈,肠痈	9~30
车前子	甘微寒,归肝、肾、肺、小肠经	利尿通淋,渗湿止泻,明目,祛痰	淋证,水肿,泄泻,目赤肿痛,目暗昏花,翳障,痰热咳嗽	9~15
滑石	甘淡寒,归膀胱、肺、胃经	利尿通淋,清热解暑,收湿敛疮	热淋,石淋,尿热涩痛,暑湿,湿温,湿疮,湿疹,痱子	10~20
茵陈	苦辛微寒,归脾、胃、肝、胆经	清利湿热,利湿退黄	黄疸,湿疹瘙痒	6~15

七、温里药

凡以温补阳气、温散里寒为主要作用的药物,称为温里药(表7-7)。本类药物性味辛热,多能温中健运、散寒止痛,或兼有温肾助阳、回阳救逆的作用,适用于寒邪内侵,阳气受困,脏腑阳虚及亡阳厥逆等证。

温里药药性燥热,易伤阴液,当中病即止,忌用于热证、阴虚证患者及孕妇。

表7-7 温里药

名称	性味归经	功效	适用范围	用量(g)
附子	辛甘大热,有毒,归心、肾、脾经	回阳救逆,补火助阳,散寒止痛	亡阳证,阳虚证,寒痹证	3~15
干姜	辛热,归脾、胃、肾、心、肺经	温中散寒,回阳通脉,温肺化饮	腹痛,呕吐,泄泻,亡阳证,寒饮喘咳	3~10
肉桂	辛甘大热,归肾、脾、心、肝经	补火助阳,散寒止痛,温经通脉,引火归原	阳痿,宫冷,腹痛,寒疝,腰痛,胸痹,阴疽,闭经,痛经,虚阳上浮诸症	1~4.5

八、理气药

凡以疏通气机、行气解郁为主要作用,治疗气机郁滞诸证的药物,称为理气药,亦称行气药(表7-8)。本类药物主要适用于脾胃气滞所致的脘腹胀满、恶心呕吐、嗳腐吞酸,肝气郁结所致的胁肋胀痛、疝痛、月经不调、乳房胀痛,肺气壅塞所致的胸闷疼痛、咳嗽气喘等证。本类药物大多辛温香燥,易耗气伤阴,故气虚、阴虚者慎用。因本类药物含挥发油,煎煮时间不宜过长。

表7-8 理 气 药

名称	性味归经	功效	适用范围	用量(g)
陈皮	辛苦温,归脾、肺经	理气健脾,燥湿化痰	脾胃气滞证,呕吐、呃逆证,湿痰、寒痰咳嗽,胸痹	3~9
枳实	苦辛酸温,归脾、胃、大肠经	破气除痞,化痰消积	胃肠积滞,湿热泻痢,胸痹、结胸,气滞胸胁疼痛,产后腹痛,胃扩张,胃下垂,子宫脱垂、脱肛	3~9
木香	辛苦温,归脾、胃、大肠、胆、三焦经	行气止痛,健脾消食	脾胃气滞证,泻痢里急后重,腹痛胁痛,黄疸,疝气疼痛,胸痹	1.5~6
川楝子	苦寒,有小毒,归肝、胃、小肠、膀胱经	行气止痛,杀虫	肝郁化火所致诸痛证,虫积腹痛,头癣、秃疮	4.5~9

九、消食药

凡以消除胃肠积滞、促进消化为主要作用,治疗饮食积滞的药物,称为消食药(表7-9)。本类药物主要适用于食积不化、宿食停滞所致食欲不振、脘腹胀满、嗳腐吞酸、恶心、呕吐、大便失常等症。

表7-9 消 食 药

名称	性味归经	功效	适用范围	用量(g)
山楂	酸甘微温,归脾、胃、肝经	消食化积,行气散瘀	肉食积滞证,泻痢腹痛,疝气痛,瘀阻胸腹痛,痛经,冠心病,高血压病,高脂血症,细菌性痢疾	10~15

名称	性味归经	功效	适用范围	用量(g)
麦芽	甘平,归脾、胃、肝经	消食健胃,回乳消胀	米面、薯芋食滞证,断乳,乳房胀痛,肝气郁结或肝胃不和之胁痛、脘腹痛	10~15
莱菔子	辛甘平,归肺、脾、胃经	消食除胀,降气化痰	食积气滞证,咳喘痰多、胸闷食少	6~10
鸡内金	甘平,归脾、胃、小肠、膀胱经	消食健脾,涩精止遗,化坚消石	饮食积滞,小儿疳积,肾虚遗精、遗尿,石淋证,胆结石	3~10

十、驱虫药

以驱除或杀灭寄生虫为主要作用,治疗人体寄生虫病的药物,称为驱虫药(表7-10)。本类药物主要用于治疗蛔虫、蛲虫、绦虫、钩虫等所致的肠道寄生虫病。本类药物有攻伐之性,脾胃虚寒、正气亏虚及妊娠、年老体弱者宜慎用。驱虫药在空腹时服用疗效较好。

表7-10 驱 虫 药

名称	性味归经	功效	适用范围	用量(g)
使君子	甘温,归脾、胃经	杀虫消积	蛔虫病,蛲虫病,小儿疳疾	9~12
槟榔	苦辛温,归胃、大肠经	杀虫消积,行气,利水,截疟	多种肠道寄生虫病,食积气滞,泻痢后重,水肿,脚气肿痛,疟疾	3~10
南瓜子	甘平,归胃、大肠经	杀虫	绦虫病,血吸虫病	60~120

十一、止血药

凡以制止体内外出血为主要作用,治疗各种出血证的药物,称为止血药(表7-11)。本类药物主要适用于咯血、咳血、衄血、吐血、便血、尿血、崩漏、紫癜及外伤出血病证。止血药分别有凉血止血、收敛止血、化瘀止血及温经止血等作用,应根据不同出血原因选择应用。

表 7-11　止　血　药

名称	性味归经	功效	适用范围	用量(g)
小蓟	甘苦凉,归心、肝经	凉血止血,散瘀解毒消痈	血热出血证,热毒疮痈	10~15,鲜品30~60
三七	甘微苦温,归肝、胃经	化瘀止血,活血定痛	出血证,跌打损伤,瘀血肿痛,虚损劳伤	3~10
棕榈炭	苦涩平,归肝、肺、大肠经	收敛止血	出血证,崩漏,久泻久痢,妇人带下	3~10
艾叶	辛苦温,有小毒,归肝、脾、肾经	温经止血,散寒调经,安胎	出血证,月经不调,痛经,胎动不安	3~10

229

十二、活血化瘀药

凡以通利血脉、促进血行、消散瘀血为主要作用的药物,称为活血祛瘀药(表7-12)。本类药物多辛苦而性温,善于走散,具有行血散瘀,通经活络,续伤利痹、消肿止痛等功效。适用于血行不畅,瘀血阻滞之瘀痛、创伤、癥瘕、闭经、痛经、产后瘀痛、痈肿、痹痛、胸痹等证。活血祛瘀药不宜用于妇女月经过多者,或血虚无瘀者。孕妇禁用。

表 7-12　活血化瘀药

名称	性味归经	功效	适用范围	用量(g)
川芎	辛温,归肝、胆、心包经	活血行气,祛风止痛	血瘀气滞痛证,头痛,风湿痹痛	3~9
丹参	苦微寒,归心、心包、肝经	活血调经,祛瘀止痛,凉血消痈,除烦安神	月经不调,闭经痛经,产后瘀滞腹痛,血瘀心痛,脘腹疼痛,癥瘕积聚,跌打损伤,风湿痹证,疮痈肿毒,热病烦躁神昏,心悸,失眠	5~15
红花	辛温,归心、肝经	活血通经,祛瘀止痛	血滞经闭,痛经,产后瘀滞腹痛,癥瘕积聚,胸痹心痛,血瘀腹痛、胁痛,跌打损伤,瘀滞肿痛,斑疹色暗	3~10

名称	性味归经	功效	适用范围	用量(g)
益母草	辛苦微寒,归心、肝、膀胱经	活血调经,利尿消肿,清热解毒	血滞经闭,痛经,经行不畅,产后恶露不尽,瘀滞腹痛,水肿,小便不利,跌打损伤,疮痈肿毒,皮肤瘾疹	10~30
牛膝	苦甘酸平,归肝、肾经	活血通经,补肝肾,强筋骨,利水通淋,引火下行	瘀血阻滞之经闭、痛经、经行腹痛、胞衣不下及跌仆伤痛,腰膝酸痛、下肢痿软,淋证,水肿,小便不利,头痛,眩晕,齿痛,口舌生疮,吐血,衄血	6~15
三棱	辛苦平,归肝、脾经	破血行气,消积止痛	癥瘕积聚,经闭,心腹瘀痛,食积脘腹胀痛,跌打损伤,瘀肿疼痛	3~10
穿山甲	咸微寒,归肝、胃经	活血消癥,通经,下乳,消肿排脓	癥瘕,经闭,风湿痹痛,中风瘫痪,产后乳汁不下,痈肿疮毒,瘰疬	3~10

十三、化痰止咳平喘药

凡能祛除痰涎的药物,称为化痰药。能减轻或制止咳嗽和喘息的药物,称为止咳平喘药(表7-13)。化痰药主要用于痰多咳嗽,咳痰不爽以及与痰有关的癫痫、瘿瘤、瘰疬、阴疽流注和中风痰迷等证;止咳平喘药主要用于外感、内伤所致肺失宣降的咳嗽气喘、呼吸困难等证。

表 7-13　化痰止咳平喘药

名称	性味归经	功效	适用范围	用量(g)
半夏	辛温,有毒,归脾、胃、肺经	燥湿化痰,降逆止呕,消痞散结,外用消肿止痛	湿痰,寒痰证,呕吐,心下痞,结胸,梅核气,瘿瘤,痰核,痈疽肿毒,毒蛇咬伤	3~10
旋覆花	苦辛咸微温,归肺、胃经	降气化痰,降逆止呕	咳喘痰多,痰饮蓄积,胸膈痞满,噫气,呕吐,气血不和之胸胁痛	3~10

名称	性味归经	功效	适用范围	用量(g)
川贝母	苦甘微寒,归肺、心经	清热化痰,润肺止咳,散结消肿	虚劳咳嗽,肺热燥咳,瘰疬,乳痈,肺痈	3~10
桔梗	苦辛平,归肺经	宣肺,祛痰,利咽,排脓	咳嗽痰多,胸闷不畅,咽喉肿痛,失音,肺痈吐脓,癃闭,便秘	3~10
胖大海	甘寒,归肺、大肠经	清肺化痰,利咽开音,润肠通便	肺热声哑,咽喉疼痛,咳嗽,燥热便秘,头痛目赤	2~4 枚
苦杏仁	苦微温,有小毒,归肺、大肠经	止咳平喘,润肠通便	咳嗽气喘,肠燥便秘,蛲虫病,外阴瘙痒	3~10
葶苈子	苦辛大寒,归肺、膀胱经	泻肺平喘,利水消肿	痰涎壅盛,喘息不得卧,水肿,悬饮,胸腹积水,小便不利	5~10

十四、安神药

凡能安定神志,以镇惊、养心为主要作用的药物,称为安神药(表7-14)。主要适用于心气虚、心血虚或心火亢盛以及其他原因所致的心神不宁、心悸怔忡、失眠多梦以及惊风、癫痫等证。

表 7-14 安 神 药

名称	性味归经	功效	适用范围	用量(g)
朱砂	甘微寒,有毒,归心经	清心镇惊,安神解毒	心神不宁,心悸,失眠,惊风,癫痫,疮疡肿毒,咽喉肿痛,口舌生疮	0.1~0.5
龙骨	甘涩平,归心、肝、肾经	镇惊安神,平肝潜阳,收敛固涩	心神不宁,心悸失眠,惊痫癫狂,肝阳眩晕,滑脱诸证,湿疮痒疹,疮疡久溃不敛	15~30
酸枣仁	甘酸平,归心、肝、胆经	养心益肝,安神,敛汗,生津止渴	心悸失眠,自汗,盗汗,伤津口渴咽干	9~15
合欢皮	甘平,归心、肝、肺经	解郁安神,活血消肿	心神不宁,烦躁失眠,跌打骨折,血瘀肿痛,肺痈,疮痈肿毒	6~12

十五、平肝息风药

凡以平肝潜阳、息风止痉为主要作用,治疗肝阳上亢或肝风内动的药物,称平肝息风药(表 7-15)。本类药物主要适用于肝阳上亢所致头昏目眩、烦躁易怒、惊悸失眠及肝风内动所致痉挛抽搐等证。使用时应根据引起肝阳上亢及肝风内动的病因及兼证作适当配伍。

表 7-15   平肝息风药

名称	性味归经	功效	适用范围	用量(g)
石决明	咸寒,归肝经	平肝潜阳,清肝明目	肝阳上亢,头晕目眩,目赤,翳障,视物昏花,胃酸过多之胃脘痛,外伤出血	3~15
牡蛎	咸微寒,归肝、胆、肾经	重镇安神,潜阳补阴,软坚散结,制酸止痛	惊悸失眠,头晕目眩,痰核,瘰疬,瘿瘤,癥瘕,积聚,滑脱诸证,胃痛泛酸	9~30
罗布麻	甘苦凉,有小毒,归肝经	平抑肝阳,清热,利尿	头晕目眩,水肿,小便不利	3~15
羚羊角	咸寒,归肝、心经	平肝息风,清肝明目,散血解毒,解热,镇痛	惊痫抽搐,头晕目眩,目赤头痛,温热病壮热神昏,热毒发斑,风湿热痹,肺热咳喘,百日咳	1~3
牛黄	甘凉,归心、肝经	化痰开窍,凉肝息风,清热解毒	热病神昏,小儿惊风,癫痫,口舌生疮,咽喉肿痛,牙痛,痈疽疔毒	0.15~0.35
天麻	甘平,归肝经	息风止痉,平抑肝阳,祛风通络	惊痫抽搐,眩晕,头痛,肢体麻木,手足不遂,风湿痹痛	3~9
地龙	咸寒,归肝、脾、膀胱经	清热定惊,通络,平喘,利尿	高热惊痫,癫狂,半身不遂,痹证,肺热哮喘,小便不利,尿闭不通	4.5~9,鲜品10~20

十六、开窍药

凡以辛香走窜,开窍醒神为主要作用的药物,称为开窍药(表 7-16)。开窍药适用于热陷心包或痰蒙清窍所致的神志昏迷、中风昏厥、癫痫、惊厥以及猝然昏厥、痉挛抽搐等症。

开窍药多用于治疗实证，为急救、治标之品，当中病即止，只宜暂服，久服则易伤元气，虚脱证禁用。本类药气味芳香而易挥发，不宜煎服，一般多入丸、散剂服用。

表 7-16　开　窍　药

名称	性味归经	功效	适用范围	用量（g）
麝香	辛温，归心、脾经	开窍醒神，活血通经，消肿止痛	闭证神昏，疮疡肿毒，瘰疬痰核，咽喉肿痛，血瘀经闭，癥瘕，心腹暴痛，头痛，跌打损伤，风寒湿痹，难产，死胎，胞衣不下	0.03~0.1
冰片	辛苦微寒，归心、脾、肺经	开窍醒神，清热止痛	闭证神昏，目赤肿痛，喉痹口疮，疮疡肿痛，疮溃不敛，水火烫伤	0.15~0.3
苏合香	辛温，归心、脾经	开窍醒神，辟秽，止痛，温通散寒	寒闭神昏，胸腹冷痛，满闷，冻疮	0.3~1
石菖蒲	辛苦温，归心、胃经	开窍醒神，化湿和胃，宁神益志	神志昏迷，脘腹痞满胀闷疼痛，噤口痢，健忘，失眠，耳鸣，耳聋，声音嘶哑，痈疽疮疡，风湿痹痛，跌打损伤	3~9

十七、补虚药

凡以滋补人体气血阴阳之不足，改善脏腑功能，治疗各种虚证为主要作用的药物，称为补虚药，亦称补益药（表 7-17）。根据各种药物功效及其主治证候的不同，有补气药、补血药、补阴药及补阳药之分。

表 7-17　补　虚　药

名称	性味归经	功效	适用范围	用量（g）
人参	甘微苦微温，归肺、脾、心、肾经	大补元气，补脾益肺，生津，安神益智，扶正祛邪	元气虚脱证，肺脾心肾气虚证，热病气虚津伤口渴，消渴证，气虚外感或里实热结而邪实正虚之证	3~9

名称	性味归经	功效	适用范围	用量(g)
黄芪	甘微温,归脾、肺经	健脾补中,升阳举陷,益卫固表,利尿消肿,托毒生肌	脾气虚证,肺气虚证,气虚自汗证,疮疡难溃难腐或溃久难敛,痹证,中风后遗症	9~30
山药	甘平,归脾、肺、肾经	益气养阴,补脾肺肾,固精止带	脾虚证,肺虚证,肾虚证,消渴气阴两虚证	15~30
甘草	甘平,归心、肺、脾、胃经	补脾益气,祛痰止咳,缓急止痛,清热解毒,调和诸药	心气不足,脉结代,心动悸,脾气虚证,咳喘,脘腹、四肢挛急疼痛,热毒疮疡,咽喉肿痛,药物、食物中毒	1.5~9
鹿茸	甘咸温,归肾、肝经	补肾阳,益精血,强筋骨,调冲任,托疮毒	肾阳虚衰,精血不足证,腰膝无力,小儿五迟,妇女冲任虚寒,崩漏带下,疮疡久溃不敛,阴疽疮肿内陷不起	1~2
冬虫夏草	甘温,归肾、肺经	补肾益肺,止血化痰	阳痿遗精、腰膝酸痛,久咳虚喘,劳嗽痰血,病后体虚不复,自汗,畏寒	5~15
当归	甘辛温,归肝、心、脾经	补血调经,活血止痛,润肠通便	血虚证,月经不调,经闭,痛经,虚寒性腹痛,跌打损伤,痈疽疮疡,风寒痹痛,血虚肠燥便秘	5~15
熟地黄	甘微温,归肝、肾经	补血养阴,填精益髓,炒炭止血	血虚证,肝肾阴虚证,崩漏等血虚出血证	10~30
阿胶	甘平,归肺、肝、肾经	补血,滋阴,润肺,止血	血虚证,出血证,肺阴虚燥咳,热病伤阴,心烦失眠,阴虚风动,手足瘛疭	5~15
北沙参	甘微苦微寒,归肺、胃经	养阴清肺,益胃生津	肺阴虚证,胃阴虚证	4.5~9
麦冬	甘微苦微寒,归胃、肺、心经	养阴润肺,益胃生津,清心除烦	胃阴虚证,肺阴虚证,心阴虚证	6~12
枸杞子	甘平,归肝、肾经	滋补肝肾,益精明目	肝肾阴虚证,早衰	6~12

名称	性味归经	功效	适用范围	用量（g）
龟甲	甘寒，归肾、肝、心经	滋阴潜阳，益肾健骨，养血补心，止血	阴虚阳亢，阴虚内热，阴虚风动，肾虚骨痿，囟门不合，惊悸，失眠，健忘，崩漏，月经不调	9~24

十八、收涩药

凡以收敛固涩为主要作用，治疗各种滑脱证的药物，称为收涩药，亦称固涩药（表7-18）。本类药物味多酸涩，有固表敛汗、涩肠止泻、固精缩尿、止血止带、敛肺止咳等作用。临床根据其适用病证不同，有固表止汗药、敛肺涩肠药、固精缩尿止带药之分。

表 7-18　收　涩　药

名称	性味归经	功效	适用范围	用量（g）
麻黄根	甘微涩平，归肺经	固表止汗	自汗，盗汗	3~9
五味子	酸甘温，归肺、心、肾经	收敛固涩，益气生津，补肾宁心	久咳虚喘，自汗，盗汗，遗精，滑精，久泻不止，消渴，心悸，失眠，多梦	3~6
乌梅	酸涩平，归肝、脾、肺、大肠经	敛肺止咳，涩肠止泻，安蛔止痛，生津止渴，消疮毒，炒炭固冲止漏	肺虚久咳，久泻，久痢，蛔厥腹痛，呕吐，虚热消渴，窬肉外突，头疮，崩漏，便血	3~10
赤石脂	甘涩温，归大肠、胃经	涩肠止泻，收敛止血，敛疮生肌	久泻，久痢，崩漏，便血，疮疡久溃	10~20
山茱萸	酸涩微温，归肝、肾经	补益肝肾，收敛固涩	腰膝酸软，头晕耳鸣，阳痿，遗精，滑精，遗尿，尿频，崩漏，月经过多，大汗不止，体虚欲脱，消渴	5~10

十九、涌吐药

凡具有涌吐毒物、宿食、痰涎的作用的药物，称为涌吐药（表7-19）。本类药味多酸、苦、辛，归胃经，主要用于误食毒物，停留胃中，未被吸收；宿食停滞不化，尚未入肠,胃脘胀痛;痰涎壅盛阻于胸膈咽喉或上蒙清窍,癫痫发狂等。本类药物作用强烈,多具有毒性,要注意中病即止,不可连服或久服,年老体弱、小儿、妇女胎前产后及素体失血体虚者忌用。

表7-19　涌　吐　药

名称	性味归经	功效	适用范围	用量(g)
常山	苦辛寒,有毒,归肺、心、肝经	涌吐痰涎,截疟	胸中痰饮证,疟疾	4.5~9
瓜蒂	苦寒,有毒,归胃经	涌吐痰食,祛湿退黄	风痰、宿食停滞及食物中毒证,湿热黄疸	2.5~5
胆矾	酸涩辛寒,有毒,归肝、胆经	涌吐痰涎,解毒收湿,祛腐蚀疮	喉痹,癫痫,误食毒物,风眼赤烂,口疮,牙疳,胬肉,疮疡	0.3~0.6

二十、攻毒杀虫止痒药

　　凡以攻毒疗疮、杀虫止痒为主要作用的药物,称为攻毒杀虫止痒药(表7-20),本类药物主要适用于外科、皮肤科及五官科病证,如疮痈疔毒、疥癣、湿疹、聤耳、梅毒及虫蛇咬伤、癌肿等,本类药物以外用为主,内服使用宜作丸散剂应用,因多具有毒性,不可过量或持续使用。

表7-20　攻毒杀虫止痒药

名称	性味归经	功效	适用范围	用量(g)
雄黄	辛温,有毒,归肝、胃、大肠经	解毒,杀虫,祛痰截疟	痈肿疔疮,湿疹疥癣,蛇虫咬伤,癫痫,小儿喘满咳嗽,疟疾	0.05~0.1
硫黄	酸温,有毒,归肾、大肠经	外用解毒杀虫疗疮,内服补火助阳通便	疥癣,湿疹,阴疽疮疡,阳痿,虚喘冷哮,虚寒便秘	1.5~3
蟾酥	辛温,有毒,归心经	解毒,止痛,开窍醒神	痈疽疔疮,瘰疬,咽喉肿痛,牙痛	0.015~0.03
大蒜	辛温,归脾、胃、肺经	解毒杀虫,消肿,止痢,健脾温胃	痈肿疔毒,疥癣,痢疾,泄泻,肺痨,顿咳,钩虫病,蛲虫病,脘腹冷痛,食欲减退,饮食不消	5~10

二十一、拔毒化腐生肌药

凡以外用拔毒化腐、生肌敛疮为主要作用的药物,称为拔毒化腐生肌药(表7-21)。本类药物多为矿石重金属类,或经加工炼制而成,多具剧烈毒性或强大刺激性,适用于痈疽疮疡溃后脓出不畅,或溃后腐肉不去,新肉难生,伤口难以生肌愈合之证,癌肿,梅毒,皮肤湿疹瘙痒,五官科的口疮、喉证、目赤翳障等。本类药物多外用,可研末外撒、加油调敷或制成药捻、膏药,或点眼、吹喉、滴耳等。使用时应注意不可过量或过久应用。

表 7-21 拔毒化腐生肌药

名称	性味归经	功效	适用范围	用量(g)
升药	辛热,有大毒,归肺、脾经	拔毒,去腐	痈疽溃后,脓出不畅,或腐肉不去,新肉难生,湿疮,黄水疮,顽癣,梅毒	外用适量
砒石	辛大热,有大毒,归肺、肝经	外用攻毒杀虫,蚀疮去腐;内服劫痰平喘,截疟	恶疮,瘰疬,顽癣,牙疳,痔疮,寒痰哮喘	0.002~0.004,外用适量
炉甘石	甘平,归肝、胃经	解毒明目退翳,收湿止痒敛疮	目赤翳障,溃疡不敛,湿疮,湿疹,眼睑溃烂	外用适量
硼砂	甘咸凉,归肺、胃经	外用清热解毒,内服清肺化痰	咽喉肿痛,口舌生疮,目赤翳障,痰热咳嗽	1.5~3,外用适量

小结

本节主要介绍二十一类中药的适用范围及常用中药的性能。

思考题

1. 何为中药的性能?

2. 如何理解中药的毒性?

3. 药物七情的含义及具体内容各是什么?

4. 如何煎服中药?

5. 根据中药的分类,对每类中药请列举2~3味中药。

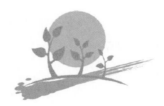

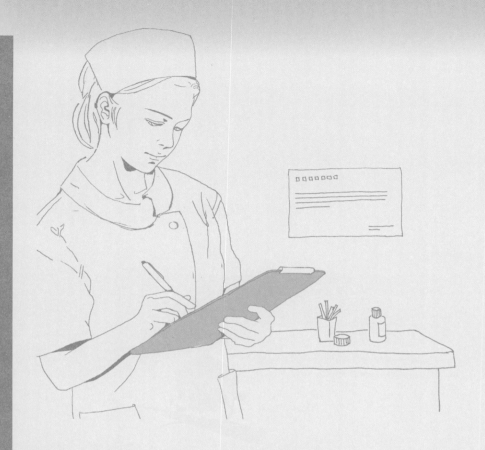

第八章　饮食疗法与护理

学习内容

1. 食物的性味。

2. 常用食物的分类及性能。

3. 饮食疗法的原则和基本要求。

4. 饮食疗法的种类与适应证。

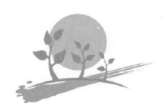

饮食是维持人体生命活动必不可少的物质基础,中医学非常重视饮食疗法与护理。饮食疗法,又称食疗或食治,即利用食物来影响机体各方面的功能,使其获得健康或愈疾防病的一种方法。临床上遵循中医学的有关理论,合理选择食物,做好饮食调护,有利于疾病的治疗和康复。

第一节　食物的性味

典型病例

> 　　陈某,女,38岁。 主诉:发作性腹泻10余年,加重2周。 现病史:患者于10余年前出现腹泻,多于受凉、疲劳、情绪变化诱发。 发作时为水样便,日达7~8次,有时休息后能自行缓解,有时需服用中西药物才可缓解。 2周前腹泻又发作,迁延不止,水样便,夹杂不消化食物和泡沫,伴纳呆乏力、畏寒肢冷。 便常规未见异常,钡餐胃镜检查:6小时后钡剂分布于盲结肠升结肠,24小时后检查钡剂完全排空。 胃、十二指肠及盲肠无器质性病变。 为求中医诊治来诊。 体格检查:面色㿠白,手足不温,舌淡胖,苔白滑,脉沉弱。 腹部平坦,未见胃肠型及逆蠕动波,无压痛、反跳痛及肌紧张,肠鸣音8~10次/分。 中医诊断:泄泻(脾阳虚型),治以温补脾阳,方用附子理中丸加减。
>
> 　　问题导向:
>
> 　　(1)该患者应选择哪些性味的饮食?
>
> 　　(2)患者适宜的饮食有哪些?
>
> 　　(3)指导患者进行饮食疗法时,基本要求有哪些?

　　性味是中药性能中最重要的方面,也是食物性能中最重要的内容。中医食疗就是利用食物的不同性味来调整人体气血阴阳,祛邪扶正,使阴平阳秘,恢复健康。

一、食物的性质

　　食物的性质主要指四气,又称为四性,即寒、热、温、凉。具体食物性质的功用分述如下。

(一)热性食物

　　热性食物具有温里祛寒、益火助阳的功能,适用于阴寒内盛的实寒证。热性食物多辛香燥烈,容易助火伤津,凡热证及阴虚者应忌用,如辣椒、羊肉、胡椒等。

(二)温性食物

温性食物具有温中、补气、通阳、散寒、暖胃的功能,适用于阳气虚弱的虚寒证或实寒证较轻者。这类食物比热性食物平和,但仍有一定的助火、伤津、耗液作用,凡热证及阴虚有火者应慎用或忌用,如生姜、狗肉、鸡肉、桂圆等。

(三)寒性食物

寒性食物具有清热、泻火、解毒的功能,适用于发热较高,热毒深重的里实热证。寒性食物易损伤阳气,故阳气不足、脾胃虚弱患者应慎用,如苦瓜、西瓜、绿豆等。

(四)凉性食物

凉性食物具有清热、养阴的功能,适用于发热、痢疾、痈肿以及目赤肿痛、咽喉肿痛等里热证。凉性食物较寒性食物平和,但久服仍能损伤阳气,故阳虚、脾气虚弱患者应慎用,如柠檬、枇杷、黄瓜等。

(五)平性食物

平性食物没有明显的寒凉或温热偏性,因而不致积热或生寒,为人们日常习用,也是病人饮食调养的基本食物。但因其味有辛、甘、酸、苦、咸之别,因而其功效也有不同,应根据患者的病情和体质灵活选用,如粳米、玉米、豆浆、猪肉、鸡蛋、蜂蜜等。

二、食物的味

食物的味主要是五味,指辛、甘(淡)、酸(涩)、苦、咸。既包括来自味觉器官对饮食的感受,也包括食物主要作用的理论概括,不同味的食物具有不同的作用。

(一)辛味食物

辛味食物具有发散、行气、行血、化湿、开胃等作用,可用于表证,如生姜、胡荽、葱等;也可用于气血运行不畅,如白酒等。

(二)甘味食物

甘味食物具有补虚和中、缓急止痛等作用,可用于素体虚弱或虚证,如山药、大枣等;用于拘急腹痛,如饴糖、蜂蜜等;用于血虚,如大枣、桂圆等。

(三)酸味食物

酸味食物具有敛汗、止泻、涩精等作用,可用于虚汗、久泻、遗精等滑脱证,如杨梅等。

(四)苦味食物

苦味食物具有清热泻火、泻下通便、止咳平喘等作用,可用于热性体质或热证,如苦瓜等。

(五)咸味食物

咸味食物具有软坚散结、泻下或润下、补肾等作用,可用于瘰疬、痰核、痞块等,如海带等;用于大便燥结,如海蜇等;用于肾虚,如海虾、海参等。

此外,淡味食物具有渗湿、利尿作用,多用于水肿、小便不利,如薏苡仁、冬瓜等。

在食疗应用上,一般以甘味食物最多,咸味和酸味食物次之,辛味食物再次,苦味用得最少。

■ 小结

食物的性味是指食物的主要性能。性即寒、热、温、凉四性,食物温热性能温里散寒,用于寒证;寒凉性能清热,用于热证;味即辛、甘、酸、苦、咸五味,食物辛味发散,甘味补虚缓急调和,酸味收涩,苦味清热燥湿,咸味软坚散结。

第二节 常用食物的分类及性能

临床应用饮食调护,常按食物的性质分类,有利于辨证选用。热性病证选用寒性或凉性的食物,如发热时食用西瓜、梨或荸荠等,可清热、生津、解渴;寒性病证选用热性或温性的食物,如阳虚怕冷的人多食羊肉、狗肉等,可温中补虚,抵御寒冷。

(一)温性食物
温性食物性能如表 8-1。

表 8-1　温性食物性能简表

品名		性味	功用	适应证	使用注意
粮食类	糯米	甘,温	补中益气 暖脾胃	脾胃气虚,胃寒疼痛,气短多汗	热证及脾不健运者禁用
	高粱	甘,温	温中健脾 涩肠止泻	脾胃虚弱,便溏腹泻	实热中满腹胀者禁用
蔬菜类	刀豆	甘,温	温中下气 益肾补元	虚寒呃逆,肾虚腰痛	胃热者禁用
	大葱	辛,温	散寒解表 通阳	外感风寒,头痛鼻塞,阴寒腹痛	表虚多汗者慎用
	洋葱	辛、甘,温	健胃理气 降血脂	食少腹胀,高脂血症	热病后不宜进食
	韭菜	辛,温	温中行气 温肾	胃寒呕吐、呃逆,肾虚阳痿	阴虚内热,目疾及疮疡者慎用
	南瓜	甘,温	补中益气 除湿解毒	消渴,肺痈,咳喘,水火烫伤	气滞湿阻者禁用
	胡荽	辛,温	发表透疹 芳香开胃	麻疹不透,外感风寒,消化不良	麻疹已透或虽未透出而热毒壅滞者不宜食用
	芥菜	辛,温	利肺豁痰 温中健胃	寒痰咳嗽、胸膈满闷,胃寒少食、呕呃	疮疡,目疾,痔疮,便血及平素热盛者禁用
	茴香	辛,温	祛寒止痛 理气和胃 温肾暖肝	下腹冷痛,胃寒胀痛、呕吐,肾虚腰痛	阴虚火旺者禁用
果品类	桃	甘、酸,温	生津润肠 活血消积 益气血 润肤色	津伤肠燥便秘,瘀血肿块,气血不足,阴虚盗汗	不宜长期食用,容易使人生内热
	杏子	甘,酸,温	润肺定喘 生津止渴	咳喘,津伤口渴	不可多食;痈疖者禁用
	石榴	甘、酸、涩,温	涩肠止泻 止咳	久泻久痢,崩漏,便血,肺痨咳嗽,喑哑,口舌生疮	多食易伤肺损齿;石榴果皮有毒

品名	性味	功用	适应证	使用注意
果品类				
山楂	酸、甘,微温	消食化积 散瘀行滞	肉食积滞,脘腹胀满,瘀血经闭,产后瘀阻	脾胃虚弱不宜食用;孕妇慎用
樱桃	甘、酸,温	益肾 健脾祛湿	脾虚泄泻,肾虚腰腿疼痛	
桂圆	甘,温	补益心脾 养血安神	气血不足,心脾两虚,心悸,失眠,健忘,脾虚泄泻	湿滞气壅中满及痰火者禁用
荔枝	甘、酸,温	养血健脾 行气消肿	病后体虚,脾虚泄泻,食少,瘰疬,疗肿	阴虚火旺者慎用
大枣	甘,温	补中益气 养血安神	脾虚体弱,倦怠乏力,气血两虚,心烦不寐	湿盛脘腹胀满者禁用
胡桃仁	甘,温	补肾温肺 润肠通便	虚寒喘咳,肾虚腰痛,肠燥便秘	痰热咳嗽,阴虚火旺,便溏禁用
松子	甘,微温	润燥,养血,祛风	肺燥干咳,大便虚秘,诸风头眩,骨节风,风痹	便溏,滑精,痰饮体质者慎用
栗子	甘,温	健脾养胃 补肾强筋	脾虚泄泻,肾虚腰膝无力,小儿筋骨不健	不宜多食;脾湿者禁用
杨梅	甘、酸,温	生津解渴 和胃消食	津伤口渴,腹胀,吐泻	多食助湿生痰,损齿
禽肉类				
鸡肉	甘,温	温中益气 补精添髓	脾虚食少,泻痢,水肿,崩漏,产后诸虚乳少,病后虚损	实热证,邪毒未清者慎用
鸡肝	甘、苦,温	补肝养血 明目 消疳	肝血亏虚目暗、夜盲,胎漏,产后贫血,小儿疳积	
鹅卵	甘,温	补五脏 补中气	虚羸,消渴	不宜多食
牛肚	甘,温	补虚羸 健脾胃	病后虚羸,脾胃虚弱,气血不足	

品名		性味	功用	适应证	使用注意
禽肉类	猪肚	甘,温	补虚损 健脾胃	虚老羸瘦,咳嗽,脾 胃虚弱,气血不足	
	狗肉	甘、咸,温	温补脾胃 温肾壮阳	脾胃虚寒,腹满食 少,肾阳不足,腰膝 酸软,遗尿,尿频	阴虚内热者慎用
	鹿肉	甘,温	补肾助阳 益气养血 祛风	虚劳羸瘦,腰膝酸 软,阳痿,中风	素有痰热,胃中有 火,阴虚火旺吐血 者慎用
	羊乳	甘,微温	补虚润燥 和胃 解毒	虚劳羸瘦,消渴,反 胃呕逆,口疮	痰湿积饮者慎用
水产类	鳝鱼	甘,温	益气血 补肝肾 强筋骨 祛风湿	虚羸瘦弱,腰膝酸 软,产后恶露不尽, 风寒湿痹	虚热及外感病者 慎用
	河虾	甘,微温	补肾壮阳 通乳 托毒	肾阳虚,宫寒不孕, 缺乳,寒性脓疡	皮肤过敏者慎用
	海虾	甘、咸,温	补肾壮阳 通乳	肾虚阳痿,乳汁不下	皮肤过敏者慎用
调味类	大蒜	辛,温	温中消食 解毒杀虫	脘腹冷痛,泻痢,食 欲不振,外感疫毒 风寒,痈疖肿毒,癣 疮,钩虫病,蛲虫病	阴虚火旺,目疾, 口喉疾者慎用
	生姜	辛,温	发散风寒 温中止呕	风寒感冒,胃寒腹 痛、呕吐	热证,阴虚发热者 禁用
	花椒	辛,温,小毒	温中止痛 杀虫	脾胃虚寒,脘腹冷 痛,吐泻,蛔虫腹痛	阴虚火旺者禁用; 孕妇慎用
	桂皮	辛,温	温中补阳 散寒止痛	中焦有寒,脘腹寒 痛,腰膝酸冷,瘀血 痛经,铁打损伤	热证,阴虚内热, 血热妄行者及孕 妇禁用

品名		性味	功用	适应证	使用注意
	醋	酸、苦,温	散瘀止血 安蛔 解毒	产后血晕,癥瘕积聚,出血证,虫积腹痛,鱼肉菜毒	脾胃湿重,外感初起,筋脉拘急者禁用
调味类	赤沙糖	甘,温	补血养肝 活血散瘀	血虚证,产后恶露未尽	痰湿偏盛,消渴,龋齿者禁用
	白酒	甘、苦、辛,温	温通血脉 引行药势	寒滞经脉、瘀血内阻证,胸痹,跌打损伤,瘀血肿痛,风寒湿痹	热证,阴虚内热,失血,湿热甚者禁用

（二）热性食物

热性食物性能如表8-2。

表8-2　热性食物性能简表

品名		性味	功用	适应证	使用注意
蔬菜类	辣椒	辛,热	温中散寒 健胃消食	寒凝腹痛吐泻,纳少,风寒湿痹	热证,阴虚火旺,出血诸证禁用
禽肉类	羊肉	甘,热	温中暖胃 益气补虚 温肾助阳	脾胃虚寒,纳少反胃,气血亏虚,虚劳羸瘦,肾阳亏虚,腰膝酸软	外感时邪,有宿热者禁用;孕妇不宜多食
调味类	胡椒	辛,热	温中止痛 开胃 解毒	胃寒疼痛,吐泻,食欲不振;鱼蟹中毒	阴虚内热,血证,痔疮及孕妇禁用

（三）凉性食物

凉性食物性能如表8-3。

表8-3　凉性食物性能简表

品名		性味	功用	适应证	使用注意
粮食类	大麦	甘,凉	和胃消积 利水	食积腹胀,小便淋沥疼痛	身体虚寒、大便溏薄者少食或不食

品名		性味	功用	适应证	使用注意
粮食类	小麦	甘,凉	养心益肾 健脾和胃 除烦止渴	脏躁,烦热,失眠健忘,虚热盗汗,小便淋涩,泄泻,消渴	
	荞麦	甘,凉	健脾除湿 消积下气	湿热泻痢,妇女白带,肠胃积滞,腹痛胀满	不宜久食;脾胃虚寒者禁用
	粟米	甘,凉	健脾和胃 补益虚损	脾胃虚热,反胃吐食,素体虚衰或产后体虚	
蔬菜类	丝瓜	甘,凉	清热解毒 祛风化痰 凉血通络	热病烦渴,肠风痔漏,疔疮痈肿,血淋,咳嗽痰喘,乳汁不通	脾胃虚寒或肾阳虚弱者不宜多食
	黄瓜	甘,凉	清热利水 解毒	热病口渴,小便短赤,水肿尿少,水火烫伤	中寒吐泻及病后体弱者禁用
	茄子	甘,凉	清热解毒 活血消肿	疮疡肿毒,皮肤溃疡,肠风下血,跌扑肿痛	虚寒腹泻不宜多食
	萝卜	辛、甘,凉	消食下气 清热化痰 凉血止血	食积气胀,腹泻痢疾,痰热咳嗽,咽痛失音,咳嗽痰多,消渴口干,衄血咳血	脾胃虚寒,大便溏薄者不宜多食
	芹菜	甘,凉	清热平肝 祛风利湿	肝阳上亢,头痛头晕,小便不利	脾胃虚弱,大便溏薄者不宜多食
	菠菜	甘,凉	养血止血 润燥止渴	血虚头晕,两目干涩,便秘,痔瘘便血,消渴	脾虚泄泻不宜多食;石淋者禁用
	金针菜	甘,凉	养血平肝 利水消肿	肝血亏虚,肝阳上亢的头晕、耳鸣,水肿,小便不利,各种血证,缺乳·	不宜生食

品名		性味	功用	适应证	使用注意
蔬菜类	莴苣	苦、甘,凉	利尿通乳 清热解毒	小便不利,尿血,乳汁不通,虫蛇咬伤,肿毒	脾胃虚弱者慎用
	豌豆	甘,平	和中下气 通乳利尿 解毒	脾胃虚弱,呕吐,呃逆,产后乳汁不下,泻痢,疮痈	
	豇豆	甘、咸,平	健脾和胃 补肾涩精	脾胃虚弱,吐泻下痢,肾虚腰痛,遗精带下	气滞便秘者禁用
	绿豆芽	甘,凉	清热消暑 解毒利尿	暑热烦渴,酒毒,小便不利,目翳	脾胃虚寒者不宜久服
	豆腐	甘,凉	和中益气 生津润燥 清热解毒	脾胃虚弱,食少腹胀,肺热咳嗽,消渴,目赤肿痛	痛风者慎用
果品类	枇杷	甘、酸,凉	清肺止咳 润燥和胃	肺热咳嗽,胸闷多痰,胃热口干,胃气不足,呕逆食少	不宜多食
	苹果	甘、酸,凉	和胃生津 除烦	脾胃虚弱,食后腹胀,咽干口渴,热病心烦	
	草莓	甘、酸,凉	清暑生津 健胃消食	风热咳嗽,咽喉肿痛,音哑口干,纳少腹胀	
	柠檬	甘、酸,凉	祛暑生津 止咳,安胎	热病口渴,中暑,肺燥咳嗽,妊娠恶阻	胃酸过多者忌食
	柑	甘、酸,凉	生津止渴 醒酒 利尿	热病口渴,咳嗽,醉酒	脾胃虚寒者不宜多食
	橙	甘、酸,凉	宽胸止呕 解酒 利水	胸膈满闷,恶心欲吐,伤酒	脾阳虚者不可多食
	茶叶	苦、甘,凉	清热利尿 消食	小便不利,痢疾,烦渴,食欲不振,暑热烦渴,痈肿疮毒	脾胃虚寒,便溏者禁用绿茶

品名		性味	功用	适应证	使用注意
禽肉类	鸭蛋	甘、凉	滋阴清肺	阴虚肺燥咳嗽,咽干喉痛	脾阳虚,寒湿泻痢,食后气滞痞闷者禁用
	兔肉	甘、凉	补中益气 清热止咳	脾胃虚弱,身体瘦弱,疲倦乏力,食少,消渴口干	脾胃虚寒者禁用
调味类	麻油	甘,凉	润肠通便 解毒生肌	肠燥便秘,蛔虫,虫积腹痛,疮肿溃疡,疥癣、皮肤皲裂	脾虚便溏者禁用

（四）寒性食物

寒性食物性能如表8-4。

表8-4 寒性食物性能简表

品名		性味	功用	适应证	使用注意
粮食类	薏苡仁	甘、淡,微寒	利湿健脾 舒筋除痹 清热排脓	小便不利,水肿,泄泻,带下,风湿痹痛,筋脉拘挛,肺痈,肠痈,扁平疣	脾虚无湿,大便燥结者及孕妇慎用
	绿豆	甘,寒	消暑利尿 清热解毒	暑热烦渴,尿赤,泻痢,丹毒,痈肿,药物及食物中毒	脾胃虚寒滑泻者慎用
蔬菜类	冬瓜	甘、淡,微寒	清热利水 生津止渴 润肺化痰 解暑	水肿,脚气,胀满,喘咳,暑热烦闷,消渴,疮疡痈肿	脾胃虚寒者不宜过食
	苦瓜	苦,寒	清热祛暑 明目 解毒	伤暑发热,热病口渴,目赤肿痛,热痢,疮痈肿毒	脾胃虚寒者慎用
	番茄	甘、酸,微寒	生津止渴 健胃消食	热病发热,口干渴,食欲不振	石淋,脾胃虚寒者不宜多食

品名		性味	功用	适应证	使用注意
	藕	甘,寒	清热生津 凉血散瘀 止血	热病烦渴,热淋,出血证	寒证禁用;脾胃虚寒者忌食生藕
	百合	甘、微苦,微寒	养阴润肺 清心安神	燥热咳嗽,肺痨咯血,虚烦惊悸,失眠多梦	风寒咳嗽及中寒便溏者禁用
	苋	甘,微寒	清热解毒 通利二便	痢疾,二便不通,蛇虫蛰伤,疮毒	脾虚便溏者慎用
	蕹菜	甘,寒	凉血清热 利湿解毒	出血证,便秘,淋浊,痔疮,痈肿,蛇虫咬伤	脾虚泄泻者不宜多食
	茭白	甘,寒	清热生津 通利二便	烦热口渴,小便不利,黄疸,大便秘结,乳汁不下	脾虚泄泻者慎用
蔬菜类	竹笋	甘,寒	清热化痰 解毒透疹 利膈下气	发热口渴,咳嗽痰多色黄,麻疹初起,肥胖,食滞腹胀	脾胃虚弱者慎用
	芦笋	甘,寒	清热生津 利尿通淋	热病口渴,心烦,淋病,小便不利	脾胃虚寒者慎用
	荸荠	甘,寒	清热化痰 清热生津 消积	肺热阴虚,咳嗽多痰,热病口渴,食积不消	脾胃虚寒及血虚者慎用
	蕨菜	甘,寒	清热利湿 降气化痰 止血	感冒发热,黄疸,痢疾,带下,风湿痹痛,肺痨咳血,肠风便血	脾胃虚寒及疥疮者慎用
果品类	梨	甘、酸,寒	清热生津 止咳消痰	热病津伤口渴,肺热咳嗽,便秘	脾虚便溏,寒咳,胃寒呕吐及产后禁用
	柿子	甘、涩,寒	清热润肺 生津止渴	肺热咳嗽,口干,口渴	不可过量食用;阳虚体弱,产后,便秘,血虚及脾胃虚寒者禁用

品名	性味	功用	适应证	使用注意
香蕉	甘,寒	清肺解毒 润肠通便	肺热咳嗽,热病烦渴,便秘,痔疮	脾虚便溏不宜多食
甘蔗	甘,寒	清热和胃 生津润燥 解酒	胃热呕吐,肺热干咳,热病烦渴,大便燥结,醉酒	脾胃虚寒者慎用
桑葚	甘,寒	滋阴补血 生津润肠	阴血亏虚眩晕,失眠,须发早白,血虚肠燥便秘	脾胃虚寒便溏者禁用
西瓜	甘,寒	清热解暑 生津止渴 利尿除烦	暑热、热病伤津烦渴,小便不利	中寒湿盛者慎用
芒果	甘、酸,微寒	益胃生津 止呕,止咳	口渴,呕吐,食少,咳嗽	饱餐后,过敏体质者禁用
甜瓜	甘,寒	清热解暑 除烦止渴 利尿	暑热烦渴,小便不利	脾胃虚寒,腹胀便溏者禁用
中华猕猴桃	酸、甘,寒	清热止渴 健胃,通淋	烦热口渴,肺热干咳,食欲不振,湿热石淋	脾胃虚寒者慎用
柚	甘、酸,寒	健胃消食,生津,解酒	食滞,口渴,醉酒	风寒感冒,痰喘,脾胃虚寒者慎用
螃蟹	咸,寒	清热散瘀 消肿解毒	湿热黄疸,产后瘀滞腹痛,跌打损伤	脾胃虚寒者慎用
海带	咸,寒	消痰软坚 利水退肿	瘿瘤,瘰疬,脚气水肿	脾胃虚寒者禁用
紫菜	甘、咸,寒	化痰软坚 利咽止咳 除烦,利湿	瘿瘤,咽喉肿痛,咳嗽,烦躁失眠,水肿,小便淋痛	脾胃虚寒者禁用,不可多食

果品类（第一组），水产类（第二组）

（五）平性食物

平性食物性能如表 8-5。

表 8-5 平性食物性能简表

品名		性味	功用	适应证	使用注意
粮食类	粳米	甘,平	健脾和胃 除烦止泻	脾胃虚弱,纳呆,泄 泻,乏力	
	玉米	甘,平	和中开胃 除湿利尿	食欲不振,水肿,小 便不利	
	红薯	甘,平	补中和血 益气生津 通利大便	脾胃虚弱,烦热口 渴,大便秘结	中满者不宜多食
	黄豆	甘,平	补脾益气 解毒消肿	诸虚劳损,疮痈肿毒	不宜多食
	黑大豆	甘,平	补肾益阴 健脾利湿 祛风解毒	肾虚消渴多饮,脾虚 浮肿,风湿痹痛,四 肢拘挛,食药中毒	脾虚腹胀,肠滑泄 泻者慎用
	赤小豆	甘、酸平	利水消肿 解毒排脓	水肿腹满,脚气浮 肿,热毒疮痈,疟腮, 丹毒,湿热黄疸	阴虚津伤者慎用
	豆浆	甘,平	补虚润燥	纳呆,阴虚燥热,皮 肤粗糙	
蔬菜类	土豆	甘,平	健脾益气 解毒消肿	胃痛,疟腮,痈肿	
	山药	甘,平	健脾益气 补肺益肾	脾虚便溏,肺虚咳 喘,肾虚带下,遗精, 消渴	湿盛中满,肠胃积 滞者禁用
	芋头	甘、辛,平	消核散结	瘰疬痰核	食滞胃痛,肠胃湿 热者禁用
	胡萝卜	甘,平	健脾和胃 滋肝明目	脾虚食欲不振,体虚 乏力,视物昏花	不宜多食
	白菜	甘,平	通利肠胃 养胃利尿	胃热阴伤,口干食 少,小便不利	
	甘蓝	甘,平	益脾和胃 缓急止痛	脾胃不和,脘腹胀痛 或拘急疼痛	
	茼蒿	辛,平	调和脾胃 利小便 化痰止咳	脾胃不和,小便不 利,痰多咳嗽	

253

品名		性味	功用	适应证	使用注意
蔬菜类	蘑菇	甘,平	健脾开胃	脾胃虚弱,食欲不振,久病体弱,乳汁减少	
	木耳	甘,平	益气和血润肺止咳止血	气血亏虚,肺虚久咳、咳血,产后血虚,崩漏	脾虚便溏者慎用
	银耳	甘,平	滋补润肺养胃生津	虚劳久咳,痰中带血,胃阴不足,咽干口燥,大便秘结	
果品类	橘子	甘、酸,平	开胃理气,润肺止渴	食欲不振,恶心,呕吐,妊娠恶阻,咳嗽痰多,胸闷,消渴	不宜多食,食多可生痰化火
	葡萄	甘、酸,平	补益气血强壮筋骨通利小便	气血两虚,心悸失眠,神疲,盗汗,痿痹,水肿,小便不利	不宜过食
	菠萝	甘、酸,平	清暑解渴,消食利尿	中暑发热烦渴,消化不良	
	落花生	甘,平	补脾和胃养血润肺	脾胃失调,肺燥咳嗽,气血亏虚,体弱便秘	腹泻便溏者慎用
	芝麻	甘,平	补益肝肾,养血通便	精血亏虚,须发早白,头晕,便秘	脾虚便溏者慎用
	莲子	甘、涩,平	补脾止泻益肾涩精养心安神	脾虚久泻久痢,肾虚遗精、滑泄、小便不禁,心烦失眠	中满痞胀,大便燥结者禁用
	南瓜子	甘,平	杀虫,下乳利水消肿	虫证,产后缺乳,产后手足浮肿	一次不可多食
禽肉类	猪肉	甘,平	补气养血滋阴润燥	体质虚弱,营养不良,肌肤枯燥,消渴	湿热、痰滞内蕴者慎用
	牛肉	甘,平	补气养血强筋健骨	气血亏虚,营养不良,筋骨酸软,腰膝酸软	

品名		性味	功用	适应证	使用注意
禽肉类	鸭肉	甘、咸,平	滋阴养胃 利水消肿	骨蒸劳热,咳嗽,水肿	外感风寒,脾虚泄泻禁用
	鸡蛋	甘,平	滋阴养血 养血安神	气血不足,失眠烦躁	
	鹅肉	甘,平	益气补虚 和胃止渴	脾胃虚弱,消瘦乏力,少食,消渴	湿热内蕴,疮疡者禁用
	鹌鹑	甘,平	健脾益气 清利湿热	脾胃虚弱,食欲不振,湿热下痢,湿痹	
	牛奶	甘,平	补益虚损 生津润肠	虚弱劳损,消渴,便秘	
	燕窝	甘,平	养阴润燥 补中益气	气阴两虚,肺虚咳喘	湿痰停滞及有表邪者慎用
水产类	甲鱼	甘,平	滋阴凉血 养筋填髓	阴血亏虚,骨蒸痨热,虚劳羸瘦,四肢乏力,腰膝酸软	脾胃阳虚及孕妇慎用
	海参	甘、咸,平	补肾益精 养血润燥	精血亏损,阳痿,遗精,血虚乏力,面色萎黄,经闭,便秘	痰湿内盛,便溏者禁用
	鲫鱼	甘,平	健脾开胃 利水通乳	脾胃虚弱,食欲不振,水肿,小便不利,缺乳	风热者慎用
	鲤鱼	甘,平	健脾开胃 利水通乳	脾胃虚弱,食欲不振,水肿,小便不利,缺乳	风热者慎用
	海蜇	甘、咸,平	清热化痰 消积化滞 润肠通便	痰热咳喘,瘰疬,小儿积滞,阴虚肠燥便秘	脾胃虚寒者慎用,生食不可过量
调味类	蜂蜜	甘,平	补脾润肺 润肠通便 缓急止痛	脾虚食少,肺虚燥咳,肠燥便秘,脘腹虚痛	湿热痰滞,胸腹痞满,便溏泄泻禁用
	白砂糖	甘,平	和中缓急 生津润燥	中虚腹痛,口干燥渴,肺燥咳嗽	湿重中满者慎用

食物按其性质分为温性、热性、寒性、凉性和平性五大类，寒性或凉性的食物能清热，常用于热性病证，热性或温性的食物能祛寒，常用于寒性病证，平性食物多能补虚，常用于虚证。

第三节　饮食疗法的原则和基本要求

一、饮食疗法的原则

饮食护理要遵循辨证施护的原则，时刻注意保护胃气，达到恢复正气，疗疾祛病，改善机体功能的目的。

（一）辨证施食，调和气味

辨证施食，调和气味是饮食疗法的基本原则。即在辨证施护的基础上，结合饮食的四气五味，科学调配适合于病证的饮食，通过饮食护理达到补虚泻实、调整阴阳的目的。如寒证用温热性饮食祛寒，热证用寒凉性饮食清热，表证用辛味饮食解表，虚热证用甘味、凉性饮食滋阴清热等。

（二）三因制宜，灵活选食

三因制宜、灵活选食是饮食疗法具体灵活运用原则。即因时、因地、因人不同而采用适宜需要的饮食，达到治病防病的目的。

（1）因时制宜：根据春、夏、秋、冬四时气候变化给以相应的饮食护理。春季宜食用平淡的食物；夏季气候炎热，阳热偏盛，应多食寒凉的食物；秋季宜食用平补或温补的食物；冬季气候寒冷，阴寒偏盛，应多食温热的食物。

（2）因地制宜：根据地域环境不同给以相应的饮食护理。东南地区气温偏高，湿气重，宜食清淡、渗湿食物；西北地区气温偏低，燥气盛，宜食温热、生津、润燥食物。

（3）因人制宜：根据年龄、体质的差异，给以相应的饮食护理。儿童身体娇嫩，宜用性平、易消化食物。老年人气血、阴阳虚弱，宜进补气助阳或养血滋阴之品。体质偏寒者，宜食热性食物；体质偏热者，宜食凉性食物；体质过敏者，不宜吃海鲜腥发之物。

二、饮食疗法的基本要求

（一）按时定量

按时进食,与脾胃弛张有序的运化功能相符,有利于消化吸收功能有节奏地进行。反之,食无定时,或饥而不食,或暴饮暴食,均会损伤脾胃,使消化能力减弱,食欲逐渐减退,损害身体健康。

定量进食,一是保证生命活动的需求;二是在脾胃运化功能承受范围之内。不可过饥过饱,切忌暴饮暴食。过饥则营养不足,正气日衰,影响疾病康复;过饱或暴饮暴食则加重胃肠负担或损伤脾胃,影响消化吸收和营养物质的输布,同样影响疾病康复。

（二）卫生清洁

饮食不洁可导致胃肠疾病或加重原有病情。所以饮食要新鲜卫生,选择符合国家食品安全卫生标准的食品,注意食品购置、加工、保质各环节的卫生,保证饮食安全卫生。

（三）习惯良好

良好的进食习惯,一是进食宜和缓,细嚼慢咽;二是进食宜专一,注意力要集中,做到"食不语";三是进食宜愉悦,即用餐时要选择良好的环境并保持愉快的心情。此外,食后要漱口,保持口腔清洁卫生;夜晚睡前不宜进食。

（四）饮食禁忌

饮食禁忌,习称食忌、忌口,是指在某种情况下某些食物不能食用,否则会导致身体出现偏差,甚至引起病态。

（1）病证禁忌:指某些病证不宜食用某些食物。如热性病,忌食辛辣、油腻、煎炸性食物;寒性病,忌食生冷瓜果、清凉饮料等;胸痹患者,忌食肥肉、脂肪、动物内脏及烟、酒等;肝阳上亢而头晕目眩、烦躁易怒者,忌食胡椒、辣椒、大蒜、白酒等辛热助阳之品;脾胃虚寒者,忌食油炸粘腻、寒冷固硬、不易消化的食物;肾病水肿应忌食盐;疮疡、皮肤病者,忌食鱼、虾、蟹等腥膻发物及辛辣刺激性食品。

（2）配食禁忌:指几种食物搭配食用时,不宜同食某些食物。如蜂蜜不宜与生葱同食;鳖肉不宜与苋菜同食等。

（3）药食禁忌:指有些食物与药物同用时,会降低原有食物或药物的疗效,甚至产生副作用,即"药食相反"。一般服药期间忌食黏腻、气腥等不易消化的食物;另据文献记载,猪肉反乌梅、桔梗;鲫鱼反厚朴,忌麦冬;鸡蛋、螃蟹忌荆芥;人参恶黑豆,忌萝卜、茶叶;常山忌葱;地黄、何首乌忌葱、蒜、萝卜;党参、茯苓、茯神忌醋;土茯苓、使君子忌茶;薄荷忌鳖肉等。这些经验之谈,我们在食疗应用时可加以参考。

(4)胎产禁忌:妊娠期母体的阴血相对不足,而阳气则偏盛,应避免食用辛热温燥之品;妊娠恶阻者,应避免进食油腻之品。产后产妇多呈虚寒或兼见瘀血内滞状态,另一方面产妇还要以乳汁喂养婴儿,应慎食或忌食辛燥伤阴、寒性生冷食物。

(5)时令禁忌:春夏阳气旺盛,少食温燥发物;秋季气候干燥,少食辛热食物,冬季严寒,少食寒凉伤胃的食物。

(6)食物质变禁忌:食物变质发霉腐烂,应忌食;有些食物必须新鲜,如土豆发芽不能食;有些食物必须是活的,如鳝鱼、甲鱼、螃蟹等,否则可引起中毒,应忌食。

知识拓展

食疗与药膳的差异

食疗与药膳在概念上有一定的差异:食疗是指以膳食作为手段治疗疾病,其从膳食的效能作用阐述了这种疗法的属性,表达的是膳食的功能概念;药膳是指包含有传统中药成分、具有保健防病作用的特殊膳食,从膳食的内容和形式阐述膳食的特性,表达的是膳食的形态概念。药膳发挥防病治病的作用,即是食疗。食疗中"食"的概念远比药膳广泛,它包含了药膳在内的所有饮食。

小结

饮食疗法的原则一是辨证施食、调和气味,二是三因制宜,灵活选食。饮食疗法的基本要求是按时定量、卫生清洁、习惯良好及饮食禁忌。

第四节 饮食疗法的种类与适应证

一、饮食疗法的种类

食物的种类很多,除某些干鲜果品和蔬菜可以直接食用外,多数食品均应经过加工和烹调后食用。在临床中,主要以粥、汤、羹、菜肴类为主,结合其他种类来进行饮食护理。

（1）粥食：是以粳米、粟米、大麦、小麦等富含淀粉的粮食和某些果实、蔬菜或肉类单独或同时加入其他食物煎煮而成，为半流质食品，具有益气养阴、醒脾开胃作用。多用于脾胃虚弱，疾病恢复期，服用解表药后用热粥可助药力发汗，服用峻下药后用米粥以养胃气等。

（2）汤羹：有汤和羹之分，较稠厚的为羹，清稀的为汤。汤羹是以水与食物一同煎煮或蒸、炖而成。可根据食物的滋味、性能加入适当的佐料，食用其汤羹与食物。所用食物多是具有补益的肉、蛋、鱼、海味、蔬菜、水果、调料等。临床多用于身体虚弱的滋补。

（3）米饭和面食：以米、面、豆等粮食为主要原料做成的各种米饭、糕点、小吃等食物。常为健康人和一般病人的正常饮食。

（4）膏滋：是用补益性食物加水煎煮，去滓取汁，再浓缩至一定稠度，然后加入蜂蜜、白糖或冰糖等，制成半固体状。滋补作用较强，多用于虚证。

（5）菜肴：指具有治疗作用的各类蔬菜、肉、蛋、水产品等为基本原料，经加工制作成荤素食品的总称。其种类繁多，制法各异，有蒸、煮、煎、炒、炸、烩、烧、爆、炖、煨、渍、腌、凉拌等多种。根据食物性味和制法的差别，而有不同作用。

（6）饮料：酒、乳、果汁、菜汁和茶水等。根据各类饮品的性味作用和调制方法的不同而有不同的作用。

（7）散剂：是将干果、谷物等食物晒干或烘干，研磨成细粉末。用时以沸水冲调或用温开水、米饮送服。根据散剂所用食物的性味作用差异而有不同的作用。

二、饮食疗法的适应证

（1）寒凉性食物：具有清热泻火、解毒凉血等作用，适用于热性体质和病证。

（2）温热性食物：具有温里散寒、益火助阳等作用，适用于寒性体质和病证。

（3）平性食物：具有补益和中的作用，适用于疾病恢复期。

（4）辛散食物：具有发散、行气的作用，适用于外感之证。

（5）补益食物：具有益气、养血、滋阴、助阳的作用，适用于气、血、阴、阳之虚证。根据寒热温凉四性的不同，分为温补、清补和平补三类。

1）清补食物：清补类食物一般是补而不滋腻碍胃，性质平和或偏寒凉性质，有清热、泻火、解毒的作用，适用于阴虚证或热性病。

2）温补食物：具有温中、助阳、散寒的作用，适用于气虚、阳虚、寒证或久病体弱、禀赋不足的患者。

3）平补食物：性质平和的食物，具有既补气、又补血，或既补阳、又补阴的作用。适用于气、血、阴、阳之虚证。

小结

饮食疗法的种类有粥食、汤羹、米饭和面食、膏滋、菜肴、饮料、散剂等。饮食疗法的适应证是寒凉性食物用于热证,温热性食物用于寒证,平性食物用于疾病恢复期,辛散食物用于外感证,补益食物用于虚证。

典型病例答案

食物的性味病例解答:

(1)选择饮食性味:温性或平性,甘味。

(2)适宜的饮食:高粱、粳米、樱桃、桂圆、荔枝、栗子、莲子、鸡肉、牛肚、猪肚、狗肉、羊肉、鹅肉、鲫鱼、鲤鱼、生姜、花椒、桂皮、胡椒,山药、胡萝卜、蘑菇等。

(3)基本要求:① 按时定量。② 卫生清洁。③ 习惯良好。④ 饮食禁忌:忌食生冷瓜果、清凉饮料、油炸黏腻、寒冷固硬、不易消化的食物。

思考题

1. 饮食的性味有哪些?

2. 饮食疗法的原则是什么?

3. 饮食疗法的基本要求有哪些?

4. 举例说明常用温性食物、凉性食物。

5. 饮食疗法的主要种类有哪些?

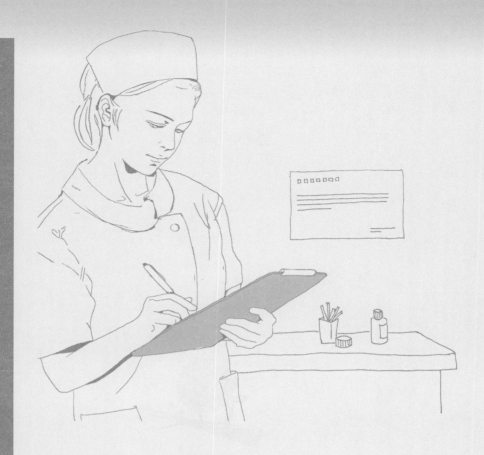

第九章　养生保健

学习内容

1. 养生的基本原则。

2. 常用的养生方法。

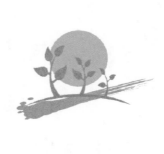

第一节　养生的基本原则

养生原则,指人们在实施养生保健时应该遵循的法则。人们在长期的生活实践中,不断地研究人体生命活动现象,探索生老病死的原因,结合中国古代哲学思想,逐渐形成了一套基本的原则。

一、适应自然规律

"人与天地相应",人的生命活动是随自然界的变化而进行的,人体自身具有与自然变化规律相适应的能力,人们需要掌握这种规律,主动地适应其变化,就能达到预防保健,延年益寿的效果。例如:《素问·四气调神大论》即提出"春夏养阳,秋冬养阴,以从其根"。这种"顺时摄养"的原则,就是顺应四时气候变化进行养生,让人体生理活动与自然界变化同步,保持身体内外环境的协调统一。

二、重视精神调养

一是要避免精神受到不良刺激。比如优美的自然环境,良好的社会环境,和谐美满的家庭氛围等都有利于我们精神的调养,所以要积极的创建这种环境和氛围,尽量避免其带来的不良刺激。二是要积极地治疗躯体性疾患,防止其内源性因素的不良刺激。躯体疾患既可给患者造成痛苦等不良刺激,重病或久病常易形成患者的精神负担,其内源性刺激还可产生异常的情志变化,加重病情,影响康复,导致早衰。三是提高自我心理调节能力。过喜、过悲的情志刺激只有在超过我们的心理调节范围时才会成为致病因素。

三、注意形体锻炼

形体的锻炼,可以促进自身气血运行,强壮筋骨,提高脏腑功能,增强抗病能力。还可以调节人的精神情志,心情愉悦。因此,运动养生是养生活动中的一个重要内容。对于形体的锻炼,运动量要适度,不可过度;要求循序渐进,持之以恒,方能达到良好的效果。

四、谨慎合理膳食

脾为后天之本,良好的饮食习惯不仅是机体发育的需要,也是维护脾胃正常功能的要求。饮食要有规律,不可过饥过饱,不可过于肥甘厚腻,寒热温凉要适度。"百病皆从口入",适当忌口有助于保持脏腑功能正常,减少疾病。因而,要求膳食的调配应尽可能地全面、合理、互补。

五、防止病邪侵害

病邪是导致疾病发生的重要条件,要做到未病先防。如讲究卫生,防止环境、水源和食物的污染;避免六淫、疫气、七情、饮食与劳逸等致病因素的侵害;对于外伤和虫兽伤,也要小心防范。

第二节 养生的主要方法

一、顺时调养

顺时调养,系指顺应四时气候、阴阳变化的规律,从精神、起居、饮食、运动诸方面综合调养的养生方法。

春季是万物生发的季节,阳气升发,利于人体化生精气血津液,养生活动应注意养阳,以促进人体的新陈代谢。起居上宜晚睡早起,初春乍暖还寒之际要注意衣着保暖,防止感冒;饮食上宜选取用辛甘微温之品,辛甘发散以助阳气升发,温食以护其阳;并可选择轻柔舒缓的户外锻炼项目,炼形以养生,以利于人体的吐故纳新,气血调畅。

夏季是万物繁茂的季节,阳旺之时,人体的阳气最易外泄,因而养生时要注意养阳。在起居上宜晚睡早起,中午暑热最盛之时适时午睡,以避炎热并消除疲劳;饮食宜清淡爽口,易于消化,切忌贪凉饮冷太过,注意保养阳气;运动要适度,宜安排在傍晚或清晨进行,以避其暑热,防止对人体的阳气津液消耗过大。

秋季是万物成熟的季节,阳气始敛,阴气渐长。养生时应注意收敛精气,保津养阴。起居上宜早睡早起,衣着要根据初秋与深秋的气候特点而增减;秋燥季节,要注意保持室内一定的湿度,饮食上要防燥护阴;秋令的特点以收为主,故宜静功锻炼。

冬季是万物收藏的季节,阴寒盛极,阳气闭藏。养生时应注意敛阳护阴,以养藏为本。在起居上宜早睡晚起,衣着尤应注意保暖;饮食宜热食,以护阴潜阳为原则,燥热辛辣之品亦不宜过食,以免化热伤阴;冬季的锻炼可因人而异,早晨锻炼时间以待日光为宜,而大雪浓雾时空气多有污染,不宜户外锻炼。

春夏养阳，秋冬养阴

春夏气候温热，其病多见腠理开泄，汗出伤阴，阳无依附而外泄，寒邪内滞更伤阳气；秋冬气候寒凉，其病多见腠理闭塞，津液不行，阴无气化而虚损，热郁于内更伤阴液。由于阴阳互根互用，阴损及阳，阳损及阴是疾病发展的必然趋势。因此，春夏养阳，秋冬养阴，应遵循张景岳指出的："善补阳者，必于阴中求阳，阳得阴助而生化无穷；善补阴者，必于阳中求阴，阴得阳升而泉源不竭"。

二、精神调养

精神调养的方法主要包括以下几个方面。

（一）精神内守

让自己的思想保持在一种少思、少欲、淡泊宁静状态的养生方法。俗话说："常人不可无欲，又复不可无争"，这是人之常理。但不可欲望太高，超越现实。保持精神愉快，摒除各种妄念，不为利欲所诱惑，养成"知足常乐"的思想，处于静心安神的状态，有益于身心健康。

（二）修德养性

通过加强品德修养以保健防病的养生方法。培养开朗的性格，协调好周围的人际关系，会让自己心情自然恬静。人的情操是否高尚及性格是否豁达，直接影响情绪的变化。人只要有了理想抱负，就可产生积极的行动和良好的情感。生活中运动、书法、音乐、园艺、文娱活动等均能使人精神有所寄托，陶冶情操，达到移情养性的作用。

（三）调和七情

通过控制过激的七情活动以保持身心健康的养生方法。《素问》中指出："百病生于气也。怒则气上，喜则气缓，悲则气消，恐则气下……思则气结。"说明了七情与人的脏腑密切联系，能影响人体的阴阳气血的运行。要学会控制自己的情绪，善于疏泄抑郁在心中的不良情绪，用适当的方式进行调节，摆脱不良的刺激因素。

三、健身调养

健身调养是指在中医学理论指导下，使用各种传统健身方法，达到强身健体、养生防病的作用。

（一）五禽戏

五禽戏由虎、鹿、熊、猿、鸟（鹤）五种动物的动作组成的一种功法。每种动作都是左右对称地各做一次，并配合气息调理。相传为东汉末年华佗所创，故又称华佗五禽戏。五禽戏能治病养生，强壮身体。练习时，全身放松，呼吸均匀，形神合一，活动腰背，壮腰强肾，补益心脾，从而达到强身健体的目的。详细动作可参阅现有五禽戏的书籍，学习整套动作。

（二）易筋经

易筋经是一种锻炼筋肉以保健强身的导引方法。相传为天竺和尚达摩在少林寺面壁坐禅九年所创。除了锻炼肌肉、筋骨外，它还训练气和意，是一种意念、呼吸、动作紧密结合的功法。在练功时要求精神放松，形意合一；呼吸自然，贯穿始终；刚柔相济，虚实相兼；循序渐进，以人为本。

易筋经包括内功和外功两种锻炼方法，各有 12 势。包括韦驮献杵（3 势）、摘星换斗、三盘落地、出爪亮翅、倒拽九牛尾、九鬼拔马刀、青龙探爪、卧虎扑食、打躬式、工尾式。易筋经内功采用站式，外功注重外壮。

（三）八段锦

八段锦是由八节不同肢体动作组成的医疗康复体操，有保健作用。包括两手托天理三焦、左右开弓似射雕、调理脾胃单臂举、五劳七伤向后瞧、摇头摆尾去心火、两手攀足固肾腰、攒拳怒目增气力、背后七颠百病消，共八式。每节动作针对不同的脏腑，有疏通经络气血、调节五脏六腑功能的作用。八段锦源于宋代，曾是民间流行的健身方法之一，男女老幼皆可锻炼，体势有坐势和站势之分。前者练法恬静，运动量小，适于起床前或睡觉前锻炼；后者运动量大，适于各种年龄、身体状况的人锻炼。

（四）太极拳

太极拳，每一个动作圆柔连贯，每一式都是绵绵不断，犹如太极图的拳术。历史上有陈式、杨式、孙式、吴式、武式、赵堡、武当七大流派，国家套路主要有：八式、十六式、二十四式、三十二式、四十二式、四十八式、八十八式太极拳。太极拳是姿势优美，动作柔和，男女老幼皆宜，不受时间和季节的限制，是我国最为流行的民间健身方式。练习太极拳头身要正，由全身各部位协调运动发劲，要放弃杂念，呼吸自然，气要沉，凝神敛气，动作自如柔和。

（五）气功

气功是一种以呼吸的调整、身体活动的调整和意识的调整为手段的一种身心锻炼方法。气功之所以能治病养生，主要是通过练气达到疏通经络、行气活血、激发脏腑功能的目的，从而达到预防保健、强身健体、延年益寿的效果。气功锻炼包括调心、调身、调息三类手段。气功又分动功与静功两大类，前者也叫外功，后者也叫内功。外功以内功为基础，静极才能生动，所谓"内练精气神，外练筋骨皮"，精气神充足了，筋骨才能强壮。静功以吐纳呼吸为主要练功方法；动功练形，以运动肢体为主要练功方法。

四、饮食调养

饮食调养习称"食养""食疗"，是泛指利用饮食来达到营养机体、增进健康，进而辅助治疗疾病的活动。《素问·五常政大论》所说的："谷肉果菜，食养尽之"。药王孙思邈在《千金要方·食治篇》中则指出："食能祛邪而安脏腑，悦神，爽志，以资气血"。说明食物不仅维持人体的正常生命活动，还具有调理补养及治疗作用。

（一）饮食有节

饮食有节是指饮食要有节制，不能随心所欲，要讲究吃的科学方法。《黄帝内经》中说："饮食有节……故能形与神俱，而尽终其天年，度百岁乃去。"一是饮食要适量。过饱则伤及脾胃，过饥则致机体营养不足。人们吃东西不要太多，也不要太少，要恰到好处，饥饱适中。只有这样，才不致因饥饱而伤及五脏。二是饮食应定时。"不时，不食"，这是孔子的饮食习惯，即不到吃饭的时间就不吃东西，这是非常正确的。

（二）合理配餐

1. 种类多样

饮食物的种类多种多样，所含营养成分各不相同，只有做到合理搭配，才能使人得到各种不同的营养，以满足生命活动的需要。因此，全面的饮食，适量的营养，乃是保证生长发育和健康长寿的必要条件。早在二千多年前，《素问·脏气法时论》中就指出："五谷为养，五果为助，五畜为益，五菜为充，气味合而服之，以补精益气。"其中，以谷类为主食品，肉类为副食品，用蔬菜来充实，以水果为辅助。人们必须根据需要，兼而取之。这样调配饮食，才会供给人体需求的大部分营养，有益于人体健康。

2. 五味调和

中医将食物的味道归纳为：酸、苦、甘、辛、咸五种，统称"五味"。五味与五脏有密切的关系,即酸入肝,苦入心,甘入脾,辛入肺,咸入肾。饮食调配得当,五味和谐,则有助于机体消化吸收,滋养脏腑、筋骨、气血,因而有利于健康长寿。反之,长期偏食,就会引起机体阴阳平衡失调导致疾病。另一方面饮食不当还会加重病情,如肝属木,辛味归肺属金,金克木,所以肝病应忌食辛味食物,否则会使肝病更盛,病必加剧。

3. 寒热调和

饮食物也有寒热温凉的不同性质,若过分偏嗜寒或热,能导致人体阴阳的失调,发生某些病变。如多食生冷、寒凉之物,可以损伤脾胃阳气,使寒湿内生,出现腹痛、泄泻等证;多食油煎、温热之物,可以损伤脾胃阴液,使肠胃积热,出现口渴、口臭、嘈杂易饥、便秘病证。因此,饮食必须注意寒热,不可凭自己的喜恶而偏嗜过寒过热之品。

(三) 饮食卫生

自古以来,饮食卫生一直为人们所重视,把注意饮食卫生看成是养生防病的重要内容之一。一是要饮食宜新鲜:新鲜、清洁的食品,可以补充机体所需的营养,饮食新鲜而不变质,其营养成分很容易被消化、吸收,对人体有益无害。食品清洁,可以防止病从口入,避免被细菌或毒素污染的食物进入机体而发病。二是要以熟食为主:食物更容易被机体消化吸收,同时,也使食物在加工变热的过程中,得到清洁、消毒,除掉一些致病因素。

(四) 药膳保健

药膳,是将中药与食物相配,就能做到药借食味,食助药性,变"良药苦口"为"良药可口"。所以说药膳是充分发挥中药效能的美味佳肴,特别能满足人们"厌于药,喜于食"的天性,且易于普及,取材广泛,可在家庭自制,是中药的一种特殊的、深受百姓喜爱的剂型。

1. 药膳分类

(1) 米面食类:以米、面粉为基本原料,制成馒头、面条、米饭、汤圆、包子、馄饨等各种饮食。

(2) 菜肴类:以肉菜为基本原料,可以制成冷菜、蒸菜、炖菜、炒菜、卤菜等各种食品。

(3) 粥食类:以米、麦、豆等为基本原料,加入其他成分如枸杞子、山楂、百合等煮成的半流体饮食。

(4) 糕点类:此类药膳是按糕点的制作方法制成的,花样繁多,如茯苓饼、栗子膏、核桃酥等。

(5) 汤羹类:以肉、蛋、奶、海味品等原料为主,煮、炖、煲而成的较稠厚的汤液。

（6）饮料类：将药物和食物浸泡和压榨、煎煮或蒸馏制成的一种专供饮用的液体，如山楂汁、秋梨汁、萝卜汁等。

（7）茶类：将药物直接冲泡而成的液体，如菊花茶、决明子茶、山楂茶等。

（8）蜜饯类：以植物的干、鲜果实或果皮为原料，经药液煎煮后，再加入适量的蜂蜜或白糖而制成。

2. 药膳的特点

（1）药膳以中医学理论为基础，按照辨证诊治用料。食物同药物一样，必须辨证施治，选药组方或选食配膳，才能取得良效。《内经》提出"药以祛之，食以随之""人以五谷为本"。

（2）食物的选择注重药物和食物的性味属性。"寒则热之，热则寒之。"寒病用热性药膳，如当归生姜羊肉汤等；热病用寒性药膳，如绿豆粥等。

（3）药膳以中药与食物一起烹调，它既不同于食品，也不同于药物治疗。良药不苦口，食之美味，效用在保健治疗。

3. 药物与食物配伍禁忌

药物与食物配伍禁忌是古人的经验，后人多遵从。主要配伍禁忌见前面所述。

五、节欲保精、起居养生

（一）节欲保精

广义的精是指一切精微物质，包括气血津液等物质；狭义的精指生殖之精。要使身体强壮，健康长寿，节欲保精是极其重要的。要保精，必先节欲，指对于男女间性欲要有节制。因此，张景岳认为"善养生者，必保其精。精盈则气盛，气盛则肾全，神全则身健，身健则病少，神气坚强，老而益壮，皆本乎精也"。性欲是人的正常生理要求，房事既不可无，也不应太过，但要注意适度。性欲望过强，会致耗伤肾精，所欲不遂可致相火妄动而耗伤精液。对房事要做到恬淡虚无，精神内守，身体乃安。

（二）起居养生

起居养生，要注意顺应自然环境的四时变化，在起居、劳逸等方面作适当的调整，才能进一步促进身体健康，精力充沛，以达到延年益寿的目的。

1. 择地而居

居处环境，是指空气、水源、阳光、土壤、植被、住宅等居住的综合因素。古人历来重视择地而居，民间有"前池后丘""负阴抱阳"等选宅的说法。所以，选择一个空气新鲜，风景优美，水源清洁，整洁安宁的自然环境，可以使人赏心悦目，精神舒畅，体魄健壮,颐养天年。

2. 改造环境

现在,城市环境十分严峻,空气质量差,噪声大,水质污染严重超标,城市居民的身心健康不可避免地会受到一定影响。如城市住宅选择尽量依托自然山水,植树绿化,种花栽草,建造人文公园、开发天然景点等,既可美化环境,又能调节气温,降低噪音,减少污染,保持空气的新鲜。讲究环境卫生和居室清洁,注意住宅内光线、温度、湿度、气流等的变化,都直接影响着人体的健康。

3. 作息有时

古人常说:"起居有时,作息有常""春生夏长,秋收冬藏"。人生活在自然环境中,都有内在的规律和守时的节律。我们的生活起居必须顺应这些自然规律,遵循一定的作息制度,这是中医养生的重要原则。"日出而作,日入而息",我们要早睡早起,既不能过度劳累熬夜,也不能睡懒觉不起床。良好的作息规律,使人能更好地适应环境,提高人体的抗病能力。

4. 劳逸结合

正常的运动,可疏通气血,舒筋活络,增强体质;适当的休息,可消除疲劳,恢复活力。所以在日常生活中,劳逸结合是非常重要的。

过劳包括劳力过度、劳神过度和房劳过度三个方面。劳力过度易耗伤气血,轻则倦怠乏力,少气懒言,精神疲惫,肌肉消瘦;重则筋骨、肌肉劳伤,引起腰痛、关节疼痛等。劳神过度易伤心脾,导致心血耗伤,心神失养而心悸、健忘、失眠、多梦;脾气受损而纳呆、腹胀、倦怠、便溏等。房劳过度易伤肾精,可见腰膝酸软、眩晕耳鸣、精神萎靡、遗精、早泄等。

贪逸无度,不进行适当的体力或脑力劳动,不参加体育锻炼,易使气血运行不畅,脾胃功能减弱,精神不振,体质衰退。

5. 慎避外邪

随着自然界的污染越来越严重,人们对一些对人体有害的因素,一定要加以避免和防范。《素问·上古天真论》说:"虚邪贼风,避之有时,恬淡虚无,真气从之,精神内守,病安从来。"所以顺四时而适寒暑乃是慎避外邪的主要内容。早春宜捂,不可急于减衣,以助阳气的升发;夏日首防中暑,又防因暑取凉,而致感寒;长夏防湿;秋季及时加衣,避风寒,防干燥;冬季重在避寒,养阴护阳,衣着要保暖。

六、药物调养

在中医辨证施治的指导下,选用天然的中药组方,或用药膳,来调理身体,提高机体的抗病能力,从而达到强壮体质,延缓衰老、益寿延年的目的。从《神农本草经》

《本草纲目》《千金方》《外台秘要》等记载的养生方药,到不断实践中的炼丹服石,古人一直都对药物养生非常重视。

(一) 药物调和

1. 调畅气机

肝主疏泄,主气机的调节。肝郁气滞,会出现胸胁胀满或窜痛,胸闷不舒,两乳房或下腹胀痛,疼痛随情绪变化有关,口苦,经痛等症状。可以采用疏肝解郁的方法,常选用柴胡,白芍、川芎、佛手、郁金、川楝子等药物,方用柴胡疏肝散或丹栀逍遥散等。

2. 调和脾胃

"脾宜升则健,胃宜降则和"。胃失和降,则呕恶、腹胀满、嗳气、口臭等;脾气不升,则面色不华、眩晕、易汗、短气、食少、倦怠、腹胀、便溏等。中药对脾胃调和具有良好的效果。前者采用行气和胃的方法,常常用木香、陈皮、砂仁、生姜、半夏、山楂等药物,如枳术丸、旋覆代赭石汤;后者采用补益脾胃、益气升提的方法,如人参、黄芪、白术、甘草、大枣等药物,如四君子汤、参苓白术散、保和丸等药方。

3. 活血通经络

机体的经脉往往会因为内伤或外伤出现瘀阻,特别是老年人。常表现为疼痛,痛处不移,反复发作;肿块坚硬,固定不移,拒按;有暗红色出血,或挟有血块;伴皮肤、唇舌出现瘀点瘀斑。瘀血不仅导致局部经络不通,还是引起其他疾病的主要病因。治疗应该通经脉活气血。常用三七、红药、桃仁、丹参、当归、川芎、五灵脂等药物。方用补阳还五汤、圣愈汤、桃红四物汤、膈下逐瘀汤,适当辅以补气、行气等药。

(二) 药物补虚

1. 补气

先天禀赋不足、久病重病、老年人均可出现气虚现象。常见的症状有:神疲乏力,气短息弱,面白无华,少气懒言,形体消瘦,头晕自汗,肢体麻木等。常用药物有:人参、西洋参、黄芪、党参、太子参、白术、茯苓、山药、黄精、灵芝、甘草、莲子、扁豆等。元气不足者,用独参汤;中气不足者,用补中益气丸;脾虚为主者,可选用四君子汤;气血双虚者,可选用十全大补汤;气阴两虚者,可用生脉饮。

2. 补血

血虚证主要表现为面色无华、头晕眼花、心悸怔忡、失眠健忘、月经减少甚至闭经。常用药物有:何首乌、当归、熟地黄、阿胶、龙眼肉等。治疗以四物汤为基本方加味。伴阴虚火旺用知柏四物汤;子宫虚冷用胶艾四物汤;冲任虚损用芎归胶艾汤;气血两虚用八珍汤、归脾汤;伴瘀血证用桃红四物汤。

3. 补阴

阴虚证常因久病劳损或热病后期致阴液内耗所致。阴虚不能制火,火炽则灼伤阴液而阴液更虚。主要表现为五心烦热、口干咽燥、潮热盗汗、骨蒸、形体消瘦、尿少大便干燥。常用药物有:麦门冬、天门冬、龟板、鳖甲、枸杞、石斛、玉竹等。在不同的脏腑阴虚证有不同的表现和治疗处方。肺阴虚用沙参麦冬汤;心阴虚用天王补心丹、朱砂安神丸;胃阴虚用益胃汤、麦门冬汤;肝阴虚用一贯煎、加减复脉汤;肾阴虚用六味地黄丸、左归丸;阴虚火旺者用青蒿鳖甲汤。

4. 补阳药

阳虚证指阳气亏损,温煦功能减退所表现的症状。常表现为面色苍白、畏寒肢冷、口淡不渴、少气懒言、精神萎靡、小便清长、大便溏泄等。常用药物有鹿茸、紫河车、冬虫夏草、淫羊藿、巴戟天、菟丝子、狗肾等。心阳虚用桂枝汤;脾阳虚用理中汤;胃阳虚用黄芪建中汤;肾阳虚用金匮肾气丸、右归丸;脾肾阳虚用附桂理中汤;心肾阳虚用真武汤合保元汤。

▌ 小结

　　本章主要介绍了养生的基本原则和养生方法。养生需要坚持适应自然规律、重视精神调养、注意形体锻炼、谨慎合理膳食、防止病邪侵害的原则;使用顺时调养、精神调养、健身调养、饮食调养、节欲保精、起居养生、药物调养等方法,从而真正达到养生的目的。

▌ 思考题

1. 自然与养生保健有什么关系? 如何进行顺时调养?
2. 精神调养与养生有什么关系? 如何进行精神调养?
3. 常用养生方法有哪些?
4. 如何进行饮食调养?

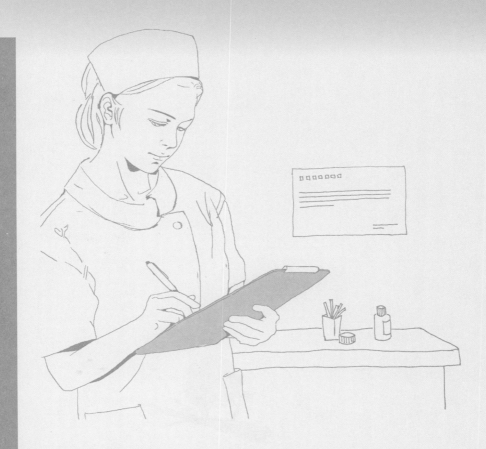

附录一　常用中成药

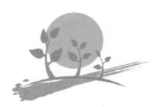

中成药是以中药材为原料,在中医理论指导下,按照规定的处方和方法,加工制成一定的剂型,标明药物作用、适应病证、剂量、服法,供医生、患者直接选用,符合药品法规定的药物。

一、内科用药

内科常用中成药简表

名称	功能主治	用法用量
感冒清热颗粒	疏风散寒,解表清热。用于风寒感冒,头痛发热,恶寒身热,鼻流清涕,咳嗽咽干	口服。一次1袋,一日2次,开水冲服
银翘解毒片	疏风清热,解毒。用于风热感冒,恶寒发热,头晕目眩,咳嗽,咽痛,两腮赤肿等	口服。一次4片,一日2次,用芦根汤或温开水送服
双黄连口服液	疏风解表,清热解毒。用于外感风热所致的感冒,症见发热,咳嗽,咽痛	口服。一次20 ml,一日3次,小儿酌减或遵医嘱
板蓝根冲剂	清热解毒,凉血利咽,消肿。用于感冒,扁桃体炎,腮腺炎,咽喉肿痛,防治传染性肝炎	冲服,一日4次,一次1袋
藿香正气片(胶囊)	解表化湿,理气和中。用于外感风寒、内伤湿滞或夏伤暑湿所致的感冒,症见头痛昏重,胸膈痞闷,脘腹胀痛,呕吐,泄泻;胃肠型感冒见上述证候者	口服。一日3次,一次4片或4粒
银黄片	清热解毒。用于上呼吸道感染,急性扁桃体炎、急性咽炎、肺炎、疮疖脓肿等	口服,一日4次,一次2~4片
清开灵口服液	清热解毒,镇静安神。用于外感风热时毒,火毒内盛所致的高热不退、烦躁不安、咽喉肿痛;上呼吸道感染、病毒性感冒、急性化脓性扁桃体炎、急性咽炎、急性支气管炎、高热等病证	口服。一次20~30 ml,一日2次,小儿酌减
强力枇杷露	养阴敛肺,止咳祛痰。用于支气管炎咳嗽	口服。一次15 ml,一日3次,小儿酌减
蛇胆川贝液	清肺,止咳,除痰。用于肺热咳嗽,痰多	口服。一次10 ml,一日2次,小儿酌减
复方鲜竹沥液	清热化痰,止咳。用于痰热咳嗽,痰黄黏稠	口服。一次20 ml,一日2~3次
橘红丸	清肺,化痰,止咳。用于咳嗽痰多,痰不易咳出,胸闷口干	口服,一日2次,一次2丸

名称	功能主治	用法用量
急支糖浆	清热化痰、宣肺止咳。用于外感风热所致的咳嗽，症见发热、恶寒、胸膈满闷、咳嗽咽痛；急性支气管炎、慢性支气管炎急性发作见上述症状者	口服。一次 20~30 ml；小儿 1 岁以内一次 5 ml，1~3 岁一次 7 ml，3~7 岁一次 10 ml，7 岁以上一次 15 ml，一日 3~4 次
蛤蚧定喘胶囊	滋阴清肺，止咳平喘。用于肺肾两虚、肾虚肺热所致的虚劳久咳、年老哮喘、气短烦热、胸满郁闷、自汗盗汗	口服。一次 3 粒，一日 2 次，或遵医嘱
复方丹参片	活血化瘀，理气止痛。用于瘀血阻滞之冠状动脉粥样硬化性心脏病、胸中憋闷、心绞痛	口服，一日 3 次，一次 3~4 片
冠心苏合丸	理气宽胸，止痛。用于气滞、寒郁痰阻所致心绞痛	嚼碎服，一日 1~3 次，1 次 1 丸
速效救心丸	增加冠脉血流量，缓解心绞痛。用于冠状动脉粥样硬化性心脏病、胸闷、憋气、心前区绞痛	含服，一次 4~6 粒，一日 3 次；急性发作时，一次 10~15 粒
银杏叶片	活血化瘀，通脉舒络。用于脑卒中之舌强语謇，半身不遂及血瘀引起的胸闷痛	口服，一日 3 次，一次 4~6 粒
生脉饮	益气复脉，养阴生津。用于气阴两亏，心悸气短，自汗脉微	口服，一日 3 次，一次 10 ml
天王补心丹	滋阴养血，宁心安神。用于血虚头晕，心悸，失眠等	口服，一日 2~3 次，一次 3~10 g
健胃消食片	健胃消食。用于脾胃虚弱所致的食积，症见不思饮食、嗳腐酸臭、脘腹胀满、消化不良等	口服。糖衣片一次 4~6 片，一日 3 次；薄膜衣片一次 3 片，一日 3 次，可以咀嚼。小儿酌减
木香顺气丸	行气化湿，健脾和胃。用于脘腹胀痛，恶心，嗳气	口服。一次 6~9 g，一日 2~3 次
香砂养胃丸	温中和胃。用于胃气不足、湿阻气滞所致的胃痛、痞满，症见胃痛隐隐，脘闷不舒，呕吐酸水，嘈杂不适，不思饮食，四肢倦怠	口服。一次 9 g，一日 2 次
补中益气丸	补中益气，升阳举陷。用于脾胃虚弱，中气下陷证引起的体倦乏力，食少腹胀，久泻脱肛，子宫脱垂	口服，一日 2~3 次，一次 6 g

名称	功能主治	用法用量
人参归脾丸	健脾养心,益气补血。用于心脾两虚所致心悸怔忡,失眠,健忘,崩漏,血小板减少性紫癜等	口服,一日2次,一次1丸
气滞胃痛颗粒	疏肝理气,和胃止痛。用于肝郁气滞,胸痞胀满,胃脘胀痛	口服。一次5 g,一日3次,开水冲服
葛根芩连片	解肌,清热,止泻、止痢。用于湿热蕴结所致的泄泻,症见如身热烦渴,下痢臭秽,腹痛不适	口服。一次3~4片,一日3次
六一散	清暑利湿。内服用于暑热身倦,口渴,泄泻,小便黄少,外治痱子刺痒	调服或包煎服。一日1~2次,一次6~9 g
理中丸	温中散寒,健胃。用于脾胃虚寒,呕吐,泄泻,胸满腹痛;消化不良见上述症状者	口服,大蜜丸,一次1丸,一日2次,小儿酌减。浓缩丸,一次8丸,一日3次
四神丸	温肾暖脾,涩肠止泻。用于命门火衰,脾胃虚寒,五更泄泻	口服,一日1~2次,一次9 g
保和丸	消食,导滞,和胃。用于食积停滞,脘腹胀满,嗳腐吞酸,不欲饮食	口服,一日2次,一次1丸
麻仁润肠丸	润肠通便。用于肠胃积热,胸腹胀满,大便秘结	口服。一次1~2丸,一日2次
清火片	清热泻火,通便。用于咽喉肿痛,牙痛,头目眩晕,口鼻生疮,风火目赤,大便不通	口服。一次6片,一日2次
黄连上清丸	散风清热,泻火止痛。用于风热上攻,肺胃热盛所致的头晕目眩,暴发火眼,牙齿疼痛,口舌生疮,咽喉肿痛,耳痛耳鸣,大便秘结,小便短赤	口服。水丸或水蜜丸一次3~6 g,大蜜丸,一次1~2丸,一日2次
芎菊上清丸	清热解毒,散风止痛。用于外感风邪引起的恶风身热,偏正头痛,鼻流清涕,牙痛、喉痛	口服。一次6 g,一日2次
牛黄上清片	清热泻火,散风止痛。用于热毒内盛、风火上攻所致的头痛眩晕,目赤,耳鸣,咽喉肿痛,口舌生疮,牙龈肿痛,大便燥结	口服。一次4片,一日2次

名称	功能主治	用法用量
三黄片	清热解毒、泻火通便。用于三焦热盛,目赤肿痛,口鼻生疮,咽喉肿痛,牙齿出血,尿赤便秘,急性胃肠炎,痢疾气血两虚,面色萎黄,食欲不振,月经过多	口服,一日2次,一次4片
加味逍遥丸	舒肝清热,健脾养血。用于肝郁血虚,肝脾不和,两胁胀痛,头晕目眩,月经不调	口服,一日2次,一次6g
龙胆泻肝丸	清肝胆,利湿热。用于肝胆湿热,头晕,目赤,耳鸣,耳聋,尿赤涩痛,湿热带下	口服,一日2次,一次3~6g。
片仔癀	清热解毒、消肿止痛。用于热毒所致急慢性肝炎,扁桃体炎,痈疽疮疖,外伤所致瘀血肿痛及水火烫伤	口服。一日2~3次,成人一次0.6g,小儿酌减。外用适量
安宫牛黄丸	清热解毒,镇惊开窍。用于热入心包,高热惊厥,神昏谵语	口服。一日1次,一次1丸
紫雪散	清热开窍,解毒镇痉。用于急性传染病或其他原因引起的高热烦躁、神志昏迷、四肢抽搐、小儿高热痉厥等	口服,一日1~2次,一次1.5~3g,小儿酌减
正天丸	疏风活血,通络止痛。用于外感风邪、瘀血阻络引起的头痛、神经性头痛	口服。一次6g,一日2~3次,饭后服用,15日为一个疗程
清眩丸	散风清热。用于风热头晕目眩,偏正头痛,鼻塞牙痛	口服。一次1~2丸,一日2次
脑立清丸	平肝潜阳,醒脑安神。用于肝阳上亢,头晕目眩,耳鸣,口苦,心烦难寐;高血压见上述症状者	口服。一次10丸,一日2次
补脑丸	滋补精血,安神镇惊。用于健忘,记忆力减退,头晕耳鸣,心烦失眠,心悸不宁	口服。一次2~3g,一日2~3次
大活络丹	祛风止痛,除湿豁痰,舒筋活络。用于中风后遗症,四肢痿痹及风湿性关节疼痛等	开水化服,一日2次,一次1丸
华佗再造丸	活血化瘀,化痰通络,行气止痛。用于瘀血或痰湿闭阻经络所致中风瘫痪、拘挛麻木、口眼㖞斜、言语不清	口服,一日2次,每次8g,30天为一个疗程

名称	功能主治	用法用量
十全大补丸	温补气血。用于气短心悸,头晕自汗,体倦乏力等气血两虚证	口服,一日3次,每次6~9g
桂附地黄丸	温补肾阳。用于肾阳不足,腰膝酸冷,肢体水肿,小便不利,痰饮咳嗽,消渴	口服。大蜜丸一次1丸,水蜜丸一次6g,小蜜丸一次9g,一日2次;浓缩丸,一次8丸,一日3次
五子衍宗丸	补肾益精。用于肾虚精亏所致的阳痿不育,遗精早泄,腰痛,尿后余沥	口服。大蜜丸一次1丸,水蜜丸一次6g,小蜜丸,一次9g,一日2次
六味地黄丸	滋阴补肾。用于肾阴亏虚,头晕耳鸣,腰膝酸软,骨蒸潮热,遗精,盗汗,消渴	口服。浓缩丸,一次8丸,一日3次
知柏地黄丸	滋阴降火。用于阴虚火旺,潮热盗汗,口干咽痛,耳鸣,遗精,小便短赤	口服。浓缩丸,一次8丸,一日3次
八珍丸	补气益血。用于气血两虚,面色萎黄,食欲减退,四肢乏力,月经过多或过少	口服。大蜜丸一次1丸,水蜜丸一次6g,一日2次
壮腰健肾丸	壮腰健肾,祛风活络。用于肾亏腰痛,风湿骨痛,膝软无力,神经衰弱,小便频数,遗精梦泄	口服。水蜜丸一次3.6g,大蜜丸一次1丸,一日2~3次
附子理中丸	温中健脾。用于脾胃虚寒,脘腹冷痛,呕吐,泄泻,手足不温,肢冷便溏	口服。大蜜丸一次1丸,一日2~3次;水蜜丸一次6g,一日2~3次;浓缩丸一次8~12丸,一日3次

二、外科用药

外科常用中成药简表

名称	功能主治	用法用量
如意金黄散	清热解毒,消肿止痛。用于热毒瘀滞肌肤所致的疮疡肿痛,丹毒流注,症见肌肤红、肿、热、痛;亦用于跌打损伤	外用。疖肿、烦热、疼痛,用清茶调敷;漫肿无头,用醋或葱酒调敷;亦可用植物油或蜂蜜调敷;一日数次

279

名称	功能主治	用法用量
伤湿止痛膏	祛风湿、活血止痛。用于风湿性关节炎,肌肉疼痛,关节肿痛	外用。贴于患处
利胆排石片	清热利湿,舒肝利胆,排石。用于胆管结石,胆道感染,胆囊炎	口服,一日2次,1次8~16片
正红花油	止血止痛,消炎消肿。用于心腹诸痛,风湿骨痛,扭伤瘀肿,烫伤,烧伤	外用,擦敷患处
京万红	活血解毒,祛瘀止痛,解毒排脓,消肿止痛,去腐生肌。用于轻度水、火、电灼烫伤,疮疡肿痛,皮肤损伤,创面溃烂	外用。用生理盐水清理创面,涂敷本品或将本品涂于消毒纱布包扎,每日换药1次
马应龙麝香痔疮膏	清热解毒,活血消肿,去腐生肌,用于湿热瘀阻所致的各类痔疮、肛裂,症见大便出血或疼痛,有下坠感;亦用于肛周湿疹	外用。取适量涂擦患处。用于痔疮出血肿痛时,应将备用的注入管轻轻插入肛门内,挤入2g左右药膏;用于肛裂时,把药膏敷于裂口内

三、妇科用药

妇科常用中成药简表

名称	功能主治	用法用量
七制香附丸	开郁顺气,调经养血,用于气滞经闭,胸闷气郁,两胁胀痛,饮食减退,四肢无力,腹内作痛,湿寒白带	口服。一次6g,一日2次
定坤丹	补气养血,调经止带。用于气血两虚,身体瘦弱,腰膝酸软,月经不调,崩漏带下	口服。大蜜丸一次1丸,水蜜丸一次6g,小蜜丸一次9g,一日2次
复方益母草膏	调经养血,化瘀生新。用于血瘀气滞引起的月经不调,经行腹痛,量少色暗	口服。一次10~20g,一日2~3次
元胡止痛片	理气,活血,止痛。用于气滞血瘀所致的胃痛,胁痛,头痛及痛经	口服。片剂,一次4~6片,一日3次,或遵医嘱

名称	功能主治	用法用量
妇科千金片	清热除湿,益气化瘀。用于湿热瘀阻所致的带下病、腹痛,症见带下量多、色黄质稠、臭秽,小腹疼痛,腰骶酸痛,神疲乏力;慢性盆腔炎、子宫内膜炎、慢性宫颈炎见上述证候者	口服。一次6片,一日3次
妇炎康片	活血化瘀,软坚散结,清热解毒,消炎止痛。用于慢性附件炎,盆腔炎,膀胱炎,慢性阑尾炎,尿路感染	口服。一次6片,一日3次

四、儿科用药

儿科常用中成药简表

名称	功能主治	用法用量
小儿退热口服液	疏风解表,解毒利咽。用于小儿风热感冒,发热恶风,头痛目赤,咽喉肿痛,喉痹	口服。5岁以内一次10 ml,5~10岁一次20~30 ml,一日3次,或遵医嘱
金银花露	清热解毒,用于小儿痱毒,暑热口渴	口服。一次60~120 ml,7岁以内一次30~60 ml,一日2~3次
小儿咳喘灵颗粒	宣肺,止咳,平喘。用于发热或不发热,咳嗽有痰,气促	口服。2岁以内一次1 g,3~4岁一次1.5 g,5~7岁一次2 g,一日3~4次,开水冲服
小儿止咳糖浆	润肺清热,止嗽化痰。用于内热发热,咳嗽黄痰,口干舌燥,腹满便秘,久嗽痰盛	口服。一次10 ml,一日2次
肥儿宝颗粒	利湿积,驱虫,健脾益气。用于小儿疳积,暑热腹泻,纳呆自汗,烦躁不眠	口服。5岁以下一次5 g,5岁以上一次10 g,一日5次,开水冲或咀嚼服
龙牡壮骨颗粒	强筋壮骨,和胃健脾。用于治疗和预防小儿佝偻病、软骨病;对小儿多汗、夜惊、食欲减退、消化不良、发育迟缓等也有治疗作用	口服。2岁以下一次5 g,2~7岁一次7 g,7岁以上一次10 g,一日3次,用水或牛奶冲服

五、五官科用药

五官科常用中成药简表

名称	功能主治	用法用量
鼻窦炎口服液	疏散风热,清热利湿,宣通鼻窍。用于风热犯肺、湿热内蕴所致的鼻塞不通、流黄稠浊涕;急、慢性鼻炎,鼻窦炎见上述证候者	口服。一次 10 ml,一日 3 次,20 日为一疗程
鼻炎康片	清热解毒,宣肺通窍,消肿止痛。用于急、慢性鼻炎,过敏性鼻炎	口服。一次 4 片,一日 3 次
耳聋左慈丸	滋肾平肝。用于肝肾阴虚的耳鸣,耳聋,头晕,目眩	口服。大蜜丸一次 1 丸,一日 2 次,小蜜丸一次 9 g,一日 2 次,水蜜丸一次 6 g,一日 2 次
桂林西瓜霜含片	清热解毒,消肿止痛。用于风热上攻、肺胃热盛所致的乳蛾、喉痹、口糜,症见咽喉肿痛,喉核肿大,口舌生疮,牙龈肿痛或出血;急慢性咽炎,扁桃体炎。口腔炎,口腔溃疡,牙龈炎见上述证候者及轻度烫伤(表皮未破)者	含服。一次 2 片,一日 5 次;5~7 日为一个疗程
复方草珊瑚含片	疏风清热,消肿止痛,清利咽喉。用于外感风热所致的喉痹,症见咽喉肿痛、声哑失音;急性咽喉炎见上述证候者	含服。小片一次 2 片,每隔 2 小时一次,一日 6 次;大片一次 1 片,每隔 2 小时一次,一日 5~6 次
黄氏响声丸	疏风清热,化痰散结,利咽开音。用于风热外束、痰热内盛所致的急、慢性喉瘖,症见声音嘶哑,咽喉肿痛,咽干灼热,咽中有痰或寒热头痛,或便秘尿赤;急、慢性喉炎及声带小结、声带息肉初起见上述证候者	口服。糖衣丸一次 20 丸,一日 3 次,饭后服用;儿童减半
六神丸	清热解毒,消炎止痛。用于烂喉丹痧,咽喉肿痛,喉风喉痛,痈疡疔疮,无名肿毒等。	口服,一日 3 次,温开水吞服。成人一次 10 粒,小儿酌减。外用适量
杞菊地黄丸	滋肾养肝。用于肝肾阴亏,眩晕耳鸣,畏光,迎风流泪,视物昏花	口服。浓缩丸一次 8 丸,一日 3 次

名称	功能主治	用法用量
珍视明滴眼液	清热解痉,去翳明目。适用于肝阴不足,肝气偏盛所致的不能久视,轻度眼胀,眼痛,青少年远视力下降;青少年假性近视、视力疲劳、轻度青光眼见上述证候者	滴眼。一次1~2滴,一日3~5次,滴于眼睑内
明目地黄丸	滋肾,养肝,明目。用于肝肾阴虚,目涩畏光,视物模糊,迎风流泪	口服。水蜜丸一次6 g,小蜜丸一次9 g,大蜜丸一次1丸,一日2次

六、骨伤科用药

骨伤科常用中成药简表

名称	功能主治	用法用量
正骨水	活血祛瘀,舒筋活络,消肿止痛。用于跌打扭伤,骨折脱位以及体育运动前后消除疲劳	用药棉蘸药液清搽患处;重症者用药液湿透药棉敷患处1小时,一日2~3次
颈复康颗粒	活血通络,散风止痛。用于风湿瘀阻所致的颈椎病,症见头晕,颈项僵便,肩痛酸痛,手臂麻木	口服。一次1~2袋,一日2次,饭后开水冲服
云南白药酊	活血散瘀,消肿止痛。用于跌打损伤,风湿麻木,筋骨及关节疼痛,肌肉酸痛,冻伤	口服,常用量一次3~5 ml,一日3次,最大量一次10 ml。外用,取适量擦揉患处,每次3分钟左右,一日3~5次,可止血消炎;风湿筋骨疼痛、蚊虫叮咬、一度冻伤、二度冻伤,可擦揉患处数分钟,一日3~5处

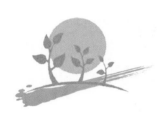

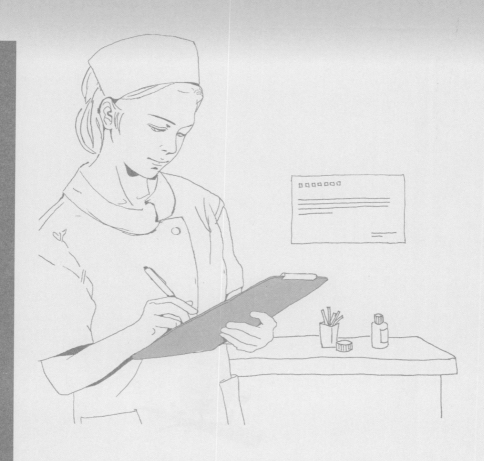

附录二　常见病证的饮食护理

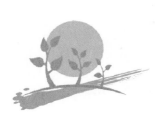

一、胃脘痛的饮食护理

（一）脾胃虚寒型

【证候】胃脘隐痛，泛吐清水，喜暖喜按，手足不温或大便溏薄，舌淡白，脉虚弱或迟缓。

【药膳】砂仁鲫鱼。砂仁 6 g，大鲫鱼 2 条，陈皮、荜茇各 3 g，胡椒、辣椒、葱、姜、食盐、蒜适量，小茴香 6 g，花生油 1 000 g。

【功效】温中和胃，祛寒止痛。

【制作方法】鲫鱼去鳃、鳞、鳍，剖腹去内脏，洗净切开。胡椒略碎，同辣椒、陈皮、砂仁、荜茇、小茴香、葱段、姜片、蒜片用食盐合匀，装入鱼腹内。锅中放花生油烧至七成热时，将鲫鱼下油中煎制，待鱼色黄至熟，捞出沥去油。锅内放少许油，炸炒姜葱，注入清汤，调好味后，放入炸熟的鲫鱼，待汤沸后，即可起锅。

【用法】食鱼喝汤。

（二）胃热炽盛型

【证候】胃脘灼热疼痛，身热汗出，口渴喜冷饮，大便干结，小便短赤，舌红，苔黄，脉滑数。

【药膳】三花茶。金银花 10 g，佛手花（片）5 g，代代花 5 g。

【功效】清胃理气。

【制作方法】将金银花、佛手花、代代花去杂质，洗净，晾干，放入大杯中，用 80~90℃ 开水冲泡，加半盏，浸泡 10 分钟即成。

【用法】当茶频频饮用，一般可冲泡 3~5 次。

（三）脾胃虚弱型

【证候】胃脘隐隐作痛，喜温喜热，胀满不适，食后尤甚，纳食减少，知饥不欲食，面色无华，神疲乏力，大便溏，舌质淡胖，苔白或腻，脉缓无力。

【药膳】山药茯苓香藕羹。淮山药 50 g，茯苓 50 g，花香藕 150 g，红糖 30 g。

【功效】健脾益气，和胃温中。

【制作方法】淮山药、茯苓研细粉末，花香藕洗净后切成薄片，入锅加水适量，大火煮沸后，用中火煮至藕酥烂，将山药末、茯苓粉倒入，煮成稠羹，调入红糖即成。

【用法】每日 1 剂，上、下午分服。

二、消渴病的饮食护理

（一）燥热伤肺型

【证候】烦渴多饮，口干舌燥，尿频量多，舌边尖红，苔薄黄，脉洪数。

【药膳】麦冬乌梅茶。麦冬 15 g，乌梅 6 枚。

【功效】生津止渴，养阴润肺。

【制作方法】将麦冬、乌梅分别洗净，麦冬切碎后与乌梅同入砂锅，加 2 200 ml 水，中火煎煮 20 分钟，过滤，取煎液约 2 000 ml 即成。

【用法】当茶，频频饮用，当日饮完。

（二）阴虚火旺型

【证候】尿频量多，小便味甘，浑如膏脂，口渴喜饮，形体消瘦，五心烦热，骨蒸潮热，皮肤干燥，舌红少苔，脉细数。

【药膳】杞子炖兔肉。枸杞子 15 g，兔肉 250 g，食盐少许。

【功效】滋阴补肾，清热降火。

【制作方法】枸杞子、兔肉分别洗净，兔肉切块，入锅加水炖熟，加盐调味即可。

【用法】饮汤吃肉，每 1~2 日服 1 次。

三、胸痹的饮食护理

（一）气血亏虚型

【证候】胸痛隐隐，气短乏力，多汗口干，五心烦热，舌淡胖，舌质偏红少苔，脉虚细或结代。

【药膳】杞黄炖鸭。黄芪、枸杞子各 20 g，当归 10 g，鸭肉 250 g。

【功效】益气滋阴，补血活血。

【制作方法】共入盆蒸煮，至肉熟调味，弃黄芪、枸杞子、当归。

【用法】佐餐，每周 1 次。

（二）心阳不振型

【证候】心悸不安，气短或气促，胸闷或心痛时作，畏寒肢冷，面色苍白，唇甲淡白，舌青紫或紫暗或舌淡苔白，脉沉细或结代。

【药膳】薤白姜葱粥。薤白 20 g（鲜品 40 g），葱白 5 根，生姜 5 片，粳米 100 g，精盐适量。

【功效】温阳化浊,宣痹止痛。

【制作方法】将薤白、葱白洗净,切成细段。粳米洗净入锅加料共煮成粥。

【用法】每日早餐顿服。

四、中风的饮食护理

(一)肝肾阴虚型

【证候】中风后遗症半身不遂,舌强语謇或失语,口眼㖞斜。肝肾阴虚头痛头晕,耳鸣目眩,少寐多梦,腰膝酸软,舌红脉细,或舌淡红,脉沉细。

【药膳】杞菊珍珠粥。珍珠母 50 g,菊花 10 g,枸杞子 15 g,粳米 60 g。

【功效】滋阴潜阳。

【制作方法】先将珍珠母入锅加水适量,煎煮 30 分钟,再入菊花、枸杞子煎煮 30 分钟,去渣取汁,与淘洗干净的粳米同入锅中,加水煮成稀粥即成。

【用法】早餐食用,或代饭常服。

(二)气血不足型

【证候】中风后遗症半身不遂,舌强语謇或失语,口眼㖞斜。气血虚弱面色萎黄,神疲乏力,心悸头晕,脉象虚大无力。

【药膳】归芪蒸鸡。炙黄芪 100 g,当归 20 g,嫩母鸡 1 只(1 500 g),绍酒 30 g,味精 3 g,胡椒粉 3 g,精盐 3 g,葱、姜各适量。

【功效】补气生血。

【制作方法】将鸡宰杀后去净毛,剖腹去内脏洗净,剁去爪不用,用开水焯去血水,再于清水中冲洗干净,沥干水待用。当归洗净,块大者顺切几刀;葱洗净剖开,切成寸许长段;姜洗净去皮,切成大片。把当归、黄芪装于鸡腹内,将鸡置锅内,腹部朝上,闭合剖口;姜、葱布于鸡腹上,注入适量清水,加入食盐、绍酒、胡椒粉,用湿棉纸将锅口封严。上笼蒸约 2 小时后,去封口纸,去姜、葱,加适量味精调味,装盘即成。

【用法】佐餐,每周 1 次。

五、癌症的饮食护理

(一)肝胃不和型胃癌

【证候】胃脘胀满疼痛,可触及肿块,痛引两胁,情志不舒痛发或甚,嗳气酸腐,或呃逆,呕吐,纳减,舌质淡,苔薄黄,脉弦。

【药膳】山慈菇元胡蜜饮。山慈菇 30 g,麦冬 20 g,延胡索 30 g,蜂蜜 30 g。

【功效】理气和胃,养阴生津,清胃活血,抗癌止痛。

【制作方法】先将山慈菇、麦冬、延胡索分别拣杂,洗净,晒干或烘干,共研为细末,混匀瓶装,备用。

【用法】每日 3 次,每次取山慈菇、麦冬、延胡索细末 20 g,用蜂蜜 10 g 调拌均匀,以温开水送服。

（二）气血两虚、瘀毒内阻型胃癌

【证候】面色萎黄无华,形体消瘦,神疲乏力,纳呆,胃脘疼痛拒按,腹部肿块,舌暗红,舌边有瘀,脉细。

【药膳】人参三七炖猪瘦肉。高丽参 10 g,三七 10 g,猪瘦肉 30 g。

【功效】健脾补胃,祛瘀止痛。

【制作方法】将高丽参、三七洗净,用开水浸 30 分钟后切成薄片;把猪瘦肉洗净,切薄片,把全部用料一齐放入炖盅内,加适量开水,炖盅加盖,文火隔开水炖 2 小时。

【用法】佐餐当菜,随意饮用,吃肉饮汤。服本汤期间,忌服生冷食物和萝卜。

（三）肝郁气滞型肺癌

【证候】胸闷胸痛,咳嗽气喘,呼吸困难,喘咳痰盛,呼多吸少,气短难续,汗多足冷,口唇青紫,舌质淡红,苔薄白,脉沉弦滑。

【药膳】土茯苓郁金蜜饮。土茯苓 60 g,郁金 30 g,蜂蜜 30 g。

【功效】疏肝解郁,行气活血,抗癌止痛。

【制作方法】将土茯苓、郁金分别洗净,晒干或烘干,切成片,同放入砂锅,加水浸泡片刻,浓煎 30 分钟,用洁净纱布过滤,去渣,收取滤汁放入容器,温热时调入蜂蜜,拌和均匀,即成。

【用法】早晚 2 次分服。

（四）气阴两虚型肺癌

【证候】咳嗽痰少或痰稀,咳声低弱,气短喘促,神疲乏力,面色㿠白,形瘦恶风,自汗或盗汗,口干少饮,舌质红或淡,脉细弱。

【药膳】百合三七炖白鸭。百合 30 g,三七 15 g,白鸭 1 只。

【功效】养阴润肺,益气抗癌。

【制作方法】先将百合择洗干净,分成百合瓣,备用。再将三七洗净,晒干或烘干,切成饮片,待用。白鸭宰杀后,去毛及内脏,洗净,入沸水锅中焯透,捞出,用冷水过凉,切成白鸭块,放入煨炖的砂锅,加水适量,置火上用大火煮沸,烹入料酒,改用小火煨炖 1 小时,待鸭肉熟烂,加入百合、三七饮片,继续用小火煨炖 30 分钟,加入葱花、姜末、精盐、味精、五香粉,拌和均匀,再煨炖至沸,淋入麻油即成。

【用法】佐餐当菜,随意服食,吃鸭肉,嚼食百合、三七饮片,并饮汤汁。

(五)肝肾阴虚型肝癌

【证候】胁肋胀痛,腹大胀满,或青筋暴露,面色晦暗,消瘦乏力,低热盗汗,五心烦热,便干尿少,舌质红绛,少苔,脉弦细数。

【药膳】杞子青果饮。枸杞子 20 g,青果 10 g。

【功效】滋阴养肝,化瘀清热。

【制作方法】枸杞子、青果分别洗净,置锅中,加清水 1 000 ml,急火煮开 3 分钟,改文火煮 20 分钟,滤渣取汁。

【用法】分次饮用。

参 考 文 献

[1] 耿杰,薛文隽.中医护理.北京:高等教育出版社,2014.

[2] 黄涛,朱宏建.中医护理学.郑州:郑州大学出版社,2010.

[3] 潘年松,陈平.中医学.4 版.北京:人民卫生出版社,2009.

[4] 王彩霞.中医学基础.北京:人民卫生出版社,2010.

[5] 温茂兴.中医护理学.2 版.北京:高等教育出版社,2010.

[6] 倪世美,金国梁.中医食疗学.北京:中国中医药出版社,2010.

[7] 申惠鹏.中医护理.北京:高等教育出版社,2011.

[8] 耿杰.中医护理学.北京:人民军医出版社,2012.

[9] 陈文松.中医护理学.2 版.北京:人民卫生出版社,2011.

免费教学支持说明

为帮助广大院校教师不断提升教学质量和水平,我们将向采用本教材的教师免费提供教学课件。

为尊重课件作者的知识产权,确保本资源仅为教学所用,请填写如下证明,盖章后发送至本书责任编辑(拍照或扫描后传真、邮寄、发邮件、发 QQ 等均可),我们收到后将立即免费赠送本书配套教学课件。

证　　明

兹证明＿＿＿＿＿＿＿＿＿＿学院＿＿＿＿＿＿＿＿＿＿系/院第＿＿＿＿＿＿学年
(□上/□下学期)开设的＿＿＿＿＿＿＿＿课程,采用高教社的＿＿＿＿＿＿＿＿＿/＿＿＿
(书名/作者)为教材。

任课教师为＿＿＿＿＿＿＿＿＿＿＿＿,职称:＿＿＿＿＿＿＿＿＿＿＿＿,授课年
限:＿＿＿＿＿年,学生＿＿＿＿＿个班,共＿＿＿＿＿人。

电话(手机):＿＿＿＿＿＿＿＿＿　E-mail:＿＿＿＿＿＿＿＿＿＿＿

地址:＿＿＿＿＿＿＿＿＿＿＿　邮编:＿＿＿＿＿＿＿＿＿＿＿

系/院主任:＿＿＿＿＿＿(签字)

(系/院办公室章)

年　月　日

责任编辑:陈鹏凯

高等教育出版社　高等职业教育出版事业部　综合分社

地　　　址:北京朝阳区惠新东街 4 号富盛大厦 1 座 19 层

邮　　编:100029

联系电话:010-58586503　　传真:010-58556017

E-mail:chenpk@ hep. com. cn　　QQ:2484585991

专业 QQ 群:191320409

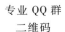

专业 QQ 群
二维码

表格电子
版下载

教师使用教材意见反馈表

　　高等教育出版社 高等职业教育出版事业部 综合分社以"铸传世精品、育天下英才"为目标。为不断锤炼精品,我们期待您使用教材的宝贵意见和建议。您可以填写本教材使用意见反馈表,并发送至本书责任编辑。根据采纳情况,您有可能获得纪念品一份。

一、您的基本情况

您现正使用的教材:_____/_____(书名/作者)

姓名:_____,职称:_____,授课年限:____年,班级:____个,学生数:____人

您的电话(手机):_____　　E-mail:_____

地址:_____　　邮编:_____

二、问题反馈(请举例说明,如不够可以另附页)

1. 教材中是否有格式、文字、科学等方面的错误?(□是/□否_____
_____)

2. 教材的编排设计是否科学合理?(□是/□否_____
_____)

3. 教材的内容与课程的理念及要求是否相符合?(□是/□否_____
_____)

4. 教材内容是否体现产教融和,贴近最新的应用实际?(□是/□否_____
_____)

5. 教材配套的教学和学习资源制作水平和质量如何?是否够用?(□是/□否_____
_____)

6. 教材的表达方式和呈现方式等是否有不合适的地方?(□是/□否_____
_____)

7. 您在使用教材时遇到的最大问题是什么?您是怎样解决的?
_____

8. 与同类教材相比,您有何建议与意见?您觉得在哪些方面还可以有所创新?
_____
_____